なぜ効く？どう違う？を
理解し処方するための

治療薬の臨床薬理
データブック

編者 渡邉裕司
浜松医科大学 臨床薬理学講座教授
国立国際医療研究センター 臨床研究センター長

謹 告

本書に記載されている事項に関しては，発行時点における最新の情報に基づき，正確を期するよう，著者・出版社は最善の努力を払っております。しかし，医学・医療は日進月歩であり，記載された内容が正確かつ完全であると保証するものではありません。したがって，実際，診断・治療等を行うにあたっては，読者ご自身で細心の注意を払われるようお願いいたします。本書に記載されている事項が，その後の医学・医療の進歩により本書発行後に変更された場合，その診断法・治療法・医薬品・検査法・疾患への適応等による不測の事故に対して，著者ならびに出版社は，その責を負いかねますのでご了承下さい。

序

〈必要とする人に，必要な薬を，必要なだけ〉理想の薬物治療を実現する

　本書『治療薬の臨床薬理データブック』を手に取って下さり，ありがとうございます。

　いまや薬物治療の進歩によって多くの病気がコントロール可能となりました。その一方で，薬物の有害事象に起因する入院や死亡が決して少なくないことも報告されています。

　ランダム化プラセボ対照臨床試験の重要性を示した歴史的な試験としてCAST試験が挙げられます。この試験では心室性不整脈を合併する心筋梗塞患者に対して，フレカイニドあるいはエンカイニドというIc群に属する抗不整脈薬の有効性が検証されました。しかし期待に反して，これら抗不整脈薬投与群の死亡率はプラセボ投与群の2倍以上となることが明らかになり，早期に試験は終了しています。この試験以降も複数のI群抗不整脈薬の有効性が心筋梗塞後の心室性不整脈患者を対象に検討されましたが，生存率の向上を示したものはありません。

　CAST試験結果が報告されるまでは，患者に有益だと信じて同じような薬物治療が世界中で行われていました。外科医の使うメスと同様に，薬も時に患者を傷つけ，死に至らしめることさえあることをCAST試験は示しています。だからこそ，患者に投与する薬は，その特徴をよく理解したものを慎重に選択していただきたいと思います。

臨床薬理学は，吸収・分布・代謝・排泄の過程での薬物血中濃度の変化，すなわち薬物動態学や薬力学，さらに薬理遺伝学的な情報に基づき『必要とする人に，必要な薬を，必要なだけ』という薬物治療を実現することを目的としています。本書を刊行した意図もまさにそこにあります。

　本書は日常臨床で頻用される治療薬群について，その特徴を冒頭に簡潔に記し，各群の代表的薬剤について，作用機序（なぜ効くか？　どこに効くか？），吸収経路と吸収率，代謝・排泄経路，最高血中濃度到達時間と半減期などの臨床薬理データを図示しました。続いて，適応症と投与法を副作用や禁忌，相互作用の可能性とともに紹介し，さらに同種同効薬が存在する場合にはどのような相違点があるのかについて解説しています。

　日常臨床でお忙しい先生が，短い時間の中で治療薬の特徴を要領よく把握していただけるように工夫して構成したつもりです。

　執筆を担当したのは，いずれも臨床薬理学に造詣の深い専門家です。執筆にあたっては，地域医療の最前線に立つ臨床医の目線で日常診療でよく使う治療薬のみに対象を絞り，臨床薬理学の最新知見に基づいて，できる限りコンパクトに情報をまとめ，わかりやすく解説いただきました。

　本書が，副作用を回避しつつ，有効性を最大化する，そのような理想的な薬物治療を日常臨床の場で先生方が実現する一助となれば幸いです。

2018年11月

渡邉裕司

執筆者一覧

◆編者

渡邉 裕司　浜松医科大学理事・副学長／浜松医科大学医学部臨床薬理学講座教授
国立国際医療研究センター臨床研究センター長

◆執筆者 (掲載順)

内田 信也　静岡県立大学薬学部実践薬学分野准教授

小田切 圭一　浜松医科大学医学部附属病院臨床研究管理センター特任准教授

乾 直輝　浜松医科大学医学部臨床薬理学講座准教授

古田 隆久　浜松医科大学医学部附属病院臨床研究管理センター病院教授

山田 静雄　静岡県立大学大学院薬学研究院特任教授／薬食研究推進センター長

田中 紫茉子　静岡県立大学薬学部実践薬学分野助教

山田 浩　静岡県立大学薬学部医薬品情報解析学分野教授

古郡 規雄　弘前大学大学院医学研究科神経精神医学講座准教授

Contents

■ 糖尿病治療薬 ［内田信也］

01 スルホニル尿素（SU）薬 　　　　　　　　2

02 速効型インスリン分泌促進薬 　　　　　　6

03 αグルコシダーゼ阻害薬（α-GI） 　　　　9

04 ビグアナイド系薬（BG薬） 　　　　　　12

05 チアゾリジン系薬 　　　　　　　　　　15

06 DPP-4阻害薬 　　　　　　　　　　　　18

07 GLP-1受容体作動薬 　　　　　　　　　22

08 SGLT2阻害薬 　　　　　　　　　　　　25

09 インスリン 　　　　　　　　　　　　　29

■ 循環器疾患治療薬 ［小田切圭一］

01 ジヒドロピリジン系カルシウム拮抗薬 　　34

02 非ジヒドロピリジン系カルシウム拮抗薬 　44

03 アンジオテンシン変換酵素（ACE）阻害薬 　47

04 アンジオテンシンⅡ受容体拮抗薬（ARB） 　51

05 レニン阻害薬 　　　　　　　　　　　　55

06 β遮断薬 　　　　　　　　　　　　　　58

07 α遮断薬 　　　　　　　　　　　　　　70

08 ループ利尿薬 　　　　　　　　　　　　73

09 サイアザイド系利尿薬 　　　　　　　　77

10 カリウム保持性利尿薬（抗アルドステロン薬） 　80

11 バソプレシン拮抗薬 　　　　　　　　　84

12	心房性Na利尿ペプチド製剤	88
13	抗不整脈薬	91
14	亜硝酸薬	105
15	ジギタリス製剤	109
16	カテコラミン製剤	112
17	ホスホジエステラーゼⅢ阻害薬	115
18	抗血小板薬	118
19	経口抗凝固薬	132
20	経口抗凝固薬（NOAC/DOAC）	135
21	血栓溶解薬	142

■ 脂質異常症（高脂血症）治療薬　　　　　［小田切圭一］

01	HMG-CoA還元酵素阻害薬	148
02	フィブラート系薬	151
03	小腸コレステロールトランスポーター阻害薬	154
04	コレステロール異化促進薬	157
05	陰イオン交換樹脂（レジン）	159

■ 呼吸器疾患治療薬　　　　　　　　　　　［乾　直輝］

01	鎮咳薬	162
02	去痰薬	166
03	β_2刺激薬	168
04	抗コリン薬	172

05	キサンチン誘導体	176
06	吸入ステロイド薬	179
07	LABA＋吸入ステロイド薬配合剤	183

■ アレルギー治療薬 ［乾 直輝］

01	抗ヒスタミン薬（ヒスタミンH_1受容体拮抗薬）	188
02	ロイコトリエン受容体拮抗薬	191
03	メディエーター遊離抑制薬	194
04	舌下免疫療法治療薬	197

■ 上部消化管疾患治療薬 ［古田隆久］

01	H_2受容体拮抗薬	200
02	プロトンポンプ阻害薬（PPI）	205
03	カリウム競合型アシッドブロッカー（P-CAB）	209
04	選択的ムスカリン受容体拮抗薬	213
05	抗ガストリン薬	216
06	副交感神経遮断薬	219
07	制酸薬	222
08	プロスタグランジン製剤	225
09	粘膜防御因子増強薬	227
10	アセチルコリンエステラーゼ阻害薬	230
11	セロトニン受容体作動薬	233
12	アセチルコリン作動薬	235

13	ドパミン受容体拮抗薬	238
14	オピアト作動薬	242

■ 下部消化管疾患治療薬 ［古田隆久］

01	炎症性腸疾患治療薬	246
02	浸透圧性下剤	250
03	大腸刺激性下剤	253
04	上皮機能変容薬	256
05	胆汁酸トランスポーター阻害薬	259
06	止痢薬	262
07	整腸薬	266
08	消化管ガス駆除薬	268

■ 肝胆膵疾患治療薬 ［古田隆久］

01	肝機能改善薬（肝庇護薬）	272
02	胆汁酸製剤	275
03	蛋白分解酵素阻害薬	278
04	膵消化酵素補充薬	281

■ 泌尿生殖器疾患治療薬 ［山田静雄］

01	頻尿治療薬	284
02	神経因性膀胱治療薬	286

03	過活動膀胱治療薬	289
04	前立腺肥大症治療薬	295
05	夜尿症治療薬	303
06	勃起不全 (ED) 治療薬	306
07	月経困難症治療薬	309

■ 痛風・高尿酸血症・甲状腺疾患治療薬

［内田信也］

01	尿酸産生抑制薬	314
02	尿酸排泄促進薬	318
03	痛風発作治療薬	322
04	甲状腺機能低下症治療薬 (甲状腺ホルモン製剤)	325
05	甲状腺機能亢進症治療薬 (抗甲状腺薬)	328

■ 骨粗鬆症治療薬

［内田信也・田中紫茉子］

01	カルシウム製剤	332
02	ビタミン K_2 製剤	335
03	活性型ビタミン D_3 製剤	338
04	ビスホスホネート製剤	341
05	選択的エストロゲン受容体モジュレーター (SERM)	345
06	副甲状腺ホルモン	348
07	抗RANKLモノクローナル抗体	351

■ 抗菌薬・抗ウイルス薬・抗真菌薬 ［乾 直輝］

01 ペニシリン系薬 — 356

02 セフェム系薬 — 359

03 カルバペネム系薬 — 364

04 モノバクタム系薬 — 367

05 ペネム系薬 — 369

06 グリコペプチド系薬 — 372

07 アミノグリコシド系薬 — 376

08 テトラサイクリン系薬 — 379

09 マクロライド系薬 — 383

10 ニューキノロン系薬 — 387

11 ST合剤 — 391

12 抗インフルエンザウイルス薬（ノイラミニダーゼ阻害薬） — 394

13 ヘルペスウイルス感染症治療薬 — 398

14 抗結核薬 — 403

15 ポリエンマクロライド系薬 — 411

16 アゾール系抗真菌薬 — 415

17 キャンディン系抗真菌薬 — 420

■ 抗てんかん薬 ［山田 浩］

01 抗てんかん薬 — 424

■ 認知症治療薬 [山田 浩]

| 01 認知症治療薬 | 434 |

■ パーキンソン病治療薬 [山田 浩]

| 01 パーキンソン病治療薬 | 440 |

■ 片頭痛治療薬 [山田 浩]

| 01 片頭痛治療薬 | 450 |

■ 鎮痛薬 [内田信也]

01 非ピリン系解熱鎮痛薬	456
02 非ステロイド系抗炎症薬 (NSAIDs)	459
03 麻薬性鎮痛薬 (オピオイド)	463
04 非麻薬性鎮痛薬	468

■ 抗不安薬・睡眠薬 [古郡規雄]

01 ベンゾジアゼピン系睡眠薬	472
02 ベンゾジアゼピン系抗不安薬	476
03 非ベンゾジアゼピン系薬	480
04 セロトニン作動薬	483
05 メラトニン受容体作動薬	486
06 オレキシン受容体拮抗薬	489

| **07** | エスゾピクロン | 492 |

■ 抗うつ薬 [古郡規雄]

01	三環系抗うつ薬・四環系抗うつ薬	496
02	SSRI（選択的セロトニン再取り込み阻害薬）	500
03	SNRI（セロトニン・ノルアドレナリン再取り込み阻害薬）	504
04	NaSSA（ノルアドレナリン作動性・特異的セロトニン作動性抗うつ薬）	507
05	SARI（トリアゾロピリジン系抗うつ薬）	511
06	情動安定剤	513

■ 抗精神病薬 [古郡規雄]

01	セロトニン・ドパミン拮抗薬（SDA）	518
02	多元受容体標的化抗精神病薬（MARTA）	523
03	ドパミン受容体部分作動薬	528

■ その他 [田中紫茉子・内田信也]

01	抗めまい薬	534
02	鉄欠乏性貧血治療薬	537
03	肥満症治療薬	540
04	禁煙補助薬	544

◆本書の読み方・使い方◆
～各項目の基本構成～

＊本書は主に外来の日常診療で頻用される治療薬を取り上げています。

❶ 特徴

01 HMG-CoA還元酵素阻害薬

代表的薬剤　ピタバスタチン
同種同効薬　アトルバスタチン，ロスバスタチン

特徴 HMG-CoA還元酵素阻害薬は主に高LDLコレステロール血症の治療目的で使用される。その強力なコレステロール低下作用と，コレステロール低下作用を介さない作用（血管内皮機能改善作用，抗炎症作用，プラーク安定化作用など）により動脈硬化の発症・進展予防作用があるとされ，現在では豊富なエビデンスから心筋梗塞の2次予防において標準的な薬物療法に位置づけられている。

どんな薬？

まず治療薬群の特徴を大まかに知る

❷ 作用機序

ピタバスタチン（リバロ®）

作用機序：なぜ効くか？　どこに効くか？

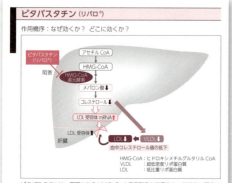

HMG-CoA：ヒドロキシメチルグルタリルCoA
VLDL：超低密度リポ蛋白質
LDL：低比重リポ蛋白質

ピタバスタチンは，肝臓にあるHMG-CoA還元酵素を特異的かつ拮抗的に阻害する。肝細胞内のコレステロール含量低下により，LDL受容体の発現を促進し，血液中のLDLコレステロールの取り込みが増加する。また肝臓からのVLDL分泌を抑制することも認められている。

なぜ効く？
どこに効く？

作用機序（作用メカニズム）のイラストと簡潔な説明で，代表的薬剤の薬理作用を視覚的に把握

❸ 吸収・代謝・排泄・最高血中濃度到達時間等

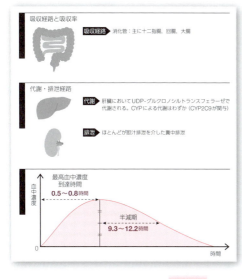

体内でどう動く？

吸収経路・吸収率，代謝・排泄経路，最高血中濃度到達時間・半減期（＋効果発現時間・効果持続時間）など，薬物動態の基本情報を把握

❹ 適応症と投与法

どんな病気にどう使う？

添付文書に記載された適応症（効能・効果）と投与法（用法・用量）を確認

❺ 副作用と禁忌，相互作用と併用注意薬剤・食品

どこに気をつける？

作用機序や吸収・代謝経路に基づき，副作用と禁忌，相互作用と併用注意薬剤・食品のポイントを理解

❻ 同種同効薬差分解説

同種同効薬差分解説

アトルバスタチン（リピトール®）
- ▶適応症：小児への適応はない
- ▶併用注意薬：肝臓、小腸でCYP3A4により代謝を受けるため、CYP3A4阻害薬（シクロスポリン、エリスロマイシン、グレープフルーツジュース）などの併用時に本剤の血中濃度が増加する。またCYP3A4誘導薬（リファンピシンなど）との併用時に本剤の血中濃度が低下する

ロスバスタチン（クレストール®）
- ▶相互作用・副作用：CYP3A4およびP糖蛋白の阻害薬との併用では薬物相互作用はない。比較的横紋筋融解症、ミオパチーの頻度が少ない

解説　HMG-CoA還元酵素阻害薬は高コレステロール血症の患者の第一選択薬として用いられる。特に効果の高いストロングスタチンと呼ばれるピタバスタチン、アトルバスタチン、ロスバスタチンなどは使用頻度が高い。また虚血性心疾患における1次予防、2次予防のエビデンスも確立しており、心筋梗塞や狭心症患者において頻用される薬剤である。虚血性心疾患などの患者に用いる場合には他薬剤と併用されることが多く、薬物相互作用が問題となることがある。この場合、薬剤により薬物相互作用が異なるので注意が必要である。

代表的薬剤と同種同効薬の違いは？

同種同効薬には何があり、代表的薬剤とはどこが違うのか、基本データとわかりやすい解説で、各薬剤の相違点と使い分けのポイントを理解

臨床薬理学の最新知見を踏まえた薬物治療の実践へ

●本書で使われている主な略語

T_max	：最高血中濃度到達時間
t_{1/2}	：半減期
C_max	：最高血中濃度
AUC	：血中濃度－時間曲線下面積
MIC	：最小発育阻止濃度
Time above MIC	：血中濃度がMIC（最小発育阻止濃度）を超えている時間

●一般名の表記は、添付文書の成分名を基本としつつ、一部簡略化しています

（例）
ピタバスタチンカルシウム水和物　→　ピタバスタチン
オセルタミビルリン酸塩　→　オセルタミビル
ドネペジル塩酸塩　→　ドネペジル

なぜ効く？どう違う？を理解し処方するための
治療薬の臨床薬理データブック

糖尿病治療薬

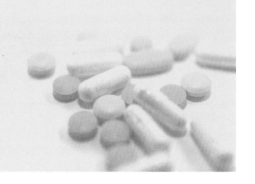

01 スルホニル尿素 (SU) 薬

代表的薬剤　グリメピリド
同種同効薬　グリベンクラミド，グリクラジド

特徴　経口血糖降下薬は，病態に応じた薬剤選択が推奨されている。SU薬は他の経口糖尿病薬に比べて血糖降下作用は強く，また最も低血糖の頻度も多い。診断されてからの期間が短い患者，内因性のインスリン分泌能が保たれている患者，インスリン治療歴のない患者などに著効しやすい。グリメピリドはインスリン分泌作用に加えて，インスリン感受性の改善作用も有することから，汎用されている。食事療法や運動療法がおろそかになると体重増加が起こりやすい。また長期間使用していると，血糖が次第に上昇してくる（二次無効）ことがあり，注意が必要である。

グリメピリド (アマリール®)

作用機序：なぜ効くか？ どこに効くか？

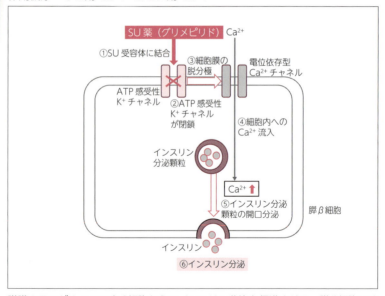

膵臓のランゲルハンス島β細胞からのインスリン分泌を促進させる。膵β細胞にはATP感受性カリウムチャネルと隣接してSU受容体が存在する。SU薬がSU受容体に結合すると，ATP産生の亢進によりATP感受性カリウムチャネルが閉鎖し，細胞膜が脱分極する。それによりカルシウムチャネルの開口と細胞外Ca^{2+}流入が

引き起こされ，細胞内Ca²⁺濃度の上昇によりインスリン分泌顆粒の開口分泌が起こり，インスリンが分泌される。

吸収経路と吸収率

吸収経路 ▶ 消化管

吸収率 ▶ バイオアベイラビリティは**100%**

代謝・排泄経路

代謝 肝臓で主にCYP2C9で代謝され，腎臓で排泄される。重篤な肝・腎障害患者では投与禁忌

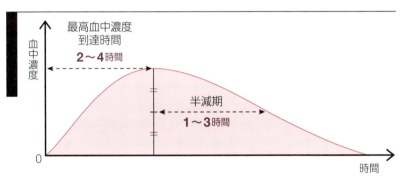

最高血中濃度到達時間 **2〜4時間**

半減期 **1〜3時間**

適応症と投与法

〔2型糖尿病（ただし食事療法・運動療法のみで十分な効果が得られない場合）〕
- ▶初期：1日0.5〜1mg，1日1〜2回朝または朝夕，食前または食後
- ▶維持：1日1〜4mg
- ▶最高投与量：1日6mgまで

── 作用機序から理解する副作用と禁忌

❏ 本薬物の最も重要な副作用は低血糖である。SU薬は作用が持続しているうちはインスリン分泌を継続して起こすため，重症かつ遷延性の低血糖を

起こすことがある。グルコースの静脈内投与や患者による摂取などでいったん回復しても，再び低血糖に陥ることがあり注意が必要である
- □その他の副作用として，肝障害や造血障害がある。また体重増加に注意が必要である
- □禁忌はインスリンが絶対適応となる状態で1型糖尿病，糖尿病昏睡，重症ケトーシス，重篤な感染症，全身管理が必要な外科手術時など。また，重篤な肝・腎機能障害時には低血糖を起こす可能性があり禁忌である

―――→ 吸収・代謝経路から理解する相互作用と併用注意薬剤・食品
- □本薬物は血糖降下作用を有するため，糖尿病薬を含め血糖降下作用を有する薬剤との併用は注意する
- □本薬物はCYP2C9で代謝されるためCYP2C9阻害作用を有するアゾール系抗真菌薬（ミコナゾールなど），蛋白結合率が高い（99%）ため結合抑制を起こしうるプロピオン酸系消炎薬（ロキソプロフェンナトリウムなど）とは併用注意である
- □一方，副腎皮質ホルモンや甲状腺ホルモンなど血糖降下作用を減弱する薬剤との併用にも注意が必要である

同種同効薬差分解説

グリベンクラミド (オイグルコン®, ダオニール®)
- ▶投与法：1日1.25〜2.5mg，1回投与の場合は朝食前または後，2回投与の場合は朝夕食前または後。最大投与量は1日10mgまで
- ▶その他：第二世代のSU薬に分類され，強力な血糖降下作用を有する。作用時間も長く遷延性の低血糖の発症や体重増加が懸念される

グリクラジド (グリミクロン®)
- ▶投与法：初期は1日40mg，1日1〜2回朝または朝夕，食前または食後。維持量は1日40〜120mg。最大投与量は1日160mgまで
- ▶その他：第二世代のSU薬に分類される。血糖降下作用や持続時間は，グリベンクラミドより弱く短い

SU薬は強力な血糖降下作用を有する一方，低血糖を起こしやすい。低血糖の症状と出現した場合の対処法など十分な患者への指導が大切である。また漫然とした投与が行われていないかチェックする必要がある。SU薬は長年の間，臨床の現場で使用されており，エビデンスが豊富である。細小血管症の抑制効果については，血糖コントロールに関連し薬物間での差はないものと考えられているが，現在のところ，古くから使用され，かつ血糖降下作用の強いSU薬のみで発症・進展を抑制するエビデンスが報告されている。

02 速効型インスリン分泌促進薬

代表的薬剤　ナテグリニド
同種同効薬　ミチグリニド，レパグリニド

 特徴　速効型インスリン分泌促進薬はSU薬と同様のメカニズムでインスリンの分泌を促進する。しかし，SU薬に比べて，効果の発現が速やかで短時間で消失する。速効型インスリン分泌促進薬は食後の血糖上昇を抑制することができるため，食後高血糖がみられる患者に適している。効果的に食後の血糖上昇を抑えるため食直前（食前10分以内）に服用する。なお空腹時血糖がかなり高い患者ではその効果は限定的である。

ナテグリニド（ファスティック®，スターシス®）

作用機序：なぜ効くか？　どこに効くか？

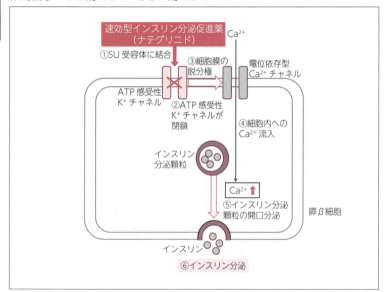

速効型インスリン分泌促進薬はD-フェニルアラニン誘導体の構造を持つ。その作用機序はSU薬と同様で，膵臓のランゲルハンス島β細胞のSU受容体に結合し，インスリンが分泌され，血糖降下作用を発揮する。

代謝・排泄経路

代謝 肝臓で主としてCYP2C9で代謝される。

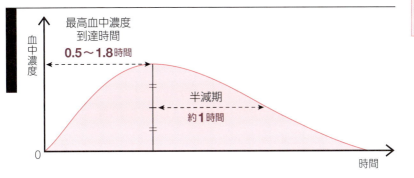

適応症と投与法

〔2型糖尿病（ただし食事療法・運動療法のみ，または食事療法・運動療法に加えαグルコシダーゼ阻害薬，ビグアナイド系薬剤，あるいはチアゾリジン系薬剤を使用して十分な効果が得られない場合）〕

▶ 1回90mgを1日3回毎食直前（食前10分から食事開始前）
▶ 1回120mgまで増量可能

作用機序から理解する副作用と禁忌
- SU薬と同様に代表的な副作用は低血糖であるが，SU薬に比べその頻度は少ない
- 重篤な副作用として肝機能障害，黄疸，心筋梗塞が報告されている
- インスリンが絶対適応となる患者，あるいは重篤な腎障害のある患者には禁忌である
- 動物実験で胎児毒性が認められており，妊婦には投与禁忌である

吸収・代謝経路から理解する相互作用と併用注意薬剤・食品
- 本薬物は血糖降下作用を有するため糖尿病薬を含め血糖降下作用を有する薬剤，あるいは血糖降下作用を減弱する薬剤との併用は注意する
- SU薬と同じように本薬物はCYP2C9で代謝され，蛋白結合率も高い。そのためCYP2C9阻害作用や蛋白結合抑制を起こしうる薬物との併用に

- は注意が必要である
- ❏ 本薬物を食直後に服用すると，吸収の遅延が認められるため，食直前の投与が必要である

同種同効薬差分解説

ミチグリニド（グルファスト®）
- ▶**代謝**：CYP2C9だけでなくUGT1A9とUGT1A3で代謝される

レパグリニド（シュアポスト®）
- ▶**代謝**：CYP2C8とCYP3A4で代謝される
- ▶**その他**：HbA1c低下効果はナテグリニドに比べ有意に高いとの報告がある

解説　速効型インスリン分泌促進薬は食後高血糖の改善作用が強いことから，一般に罹病期間が短く，空腹時血糖がさほど高くない（＜140mg/dL）患者で，食事・運動療法に加えαグルコシダーゼ阻害薬の投与でも食後血糖が下がらない場合などに，単独使用あるいは併用する。αグルコシダーゼ阻害薬，ビグアナイド系薬，チアゾリジン系薬との併用も行われる。なおSU薬との併用は認められていない。レパグリニドでメトホルミンと同様の大血管症予防効果を持つと報告されている。

03 αグルコシダーゼ阻害薬（α-GI）

代表的薬剤　アカルボース
同種同効薬　ボグリボース，ミグリトール

特徴

αグルコシダーゼ阻害薬（α-GI）は，食後の糖質吸収を遅延させ，食後過血糖を改善し血糖の日内変動を小さくすることで良好な血糖コントロールを実現することを目的とする。食事・運動療法や経口血糖降下薬，インスリン製剤の投与を行っても十分な血糖コントロールが得られない患者に対しての追加投与に適している。食直前に投与すること，低血糖時にはショ糖ではなくブドウ糖の対処が必要なことが特徴である。

アカルボース（グルコバイ®）

作用機序：なぜ効くか？　どこに効くか？

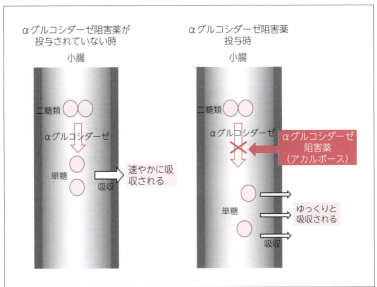

糖質は膵液，唾液中に含まれるαアミラーゼや小腸粘膜微絨毛膜に存在するαグルコシダーゼ（二糖類分解酵素，グルコアミラーゼ，スクラーゼ，マルターゼなど）により単糖にまで分解され吸収される。α-GIは，これらの酵素の阻害作用を有し，小腸粘膜微絨毛刷子縁における糖質の消化・吸収を遅延させる。その結果，食後の血糖上昇を抑制する。

吸収経路と吸収率

吸収率 ▶ ほとんど吸収されない

適応症と投与法
〔糖尿病の食後過血糖の改善〕
▶1回100mg，1日3回食直前（1回50mgより投与開始も可）

──→ **作用機序から理解する副作用と禁忌**
- 放屁，腹部膨満や下痢などの消化器症状が最も頻繁にみられる。これは本薬物により消化・吸収されなかった糖質が大腸で腸内細菌によって分解発酵されてできたガスによるものである。通常，継続使用するうち（2週間ほど）に症状は改善する
- 高齢者や腹部手術症例などは腸閉塞などの重篤な副作用に注意する
- 重篤な肝障害が報告されている

──→ **吸収・代謝経路から理解する相互作用と併用注意薬剤・食品**
- ラクツロースとの併用で消化器症状が増強されることがある。未吸収性の二糖類であるラクツロースが本薬物の作用で未消化のまま大腸へ移行し，腸内細菌で分解されるためである
- また，ジアスターゼなどの炭水化物消化酵素剤との併用では，効果が減弱する可能性がある。いずれも消化管内の糖の分解に関連する

同種同効薬差分解説

ボグリボース（ベイスン®）
▶**投与法**：1回0.2mg，1日3回食直前（効果不十分な場合は1回0.3mgまで増量可）

ミグリトール（セイブル®）
▶**投与法**：1回50mg，1日3回食直前（効果不十分な場合は1回75mgまで増量可）

> **解説** α-GIは単独投与での作用は弱いものの，ユニークな作用機序を持っていることから他の薬物との併用でしばしば用いられる。ただし食直前での投与が必要なこと，特に投与初期での消化器症状があること，低血糖時にはグルコースで対処することなど，患者に対して十分な説明と服薬アドヒアランスの維持が重要である。アカルボースによる大血管症抑制効果を示唆するエビデンスが出されている。

糖尿病治療薬

04 ビグアナイド系薬（BG薬）

代表的薬剤　メトホルミン
同種同効薬　ブホルミン

特徴　ビグアナイド系薬は肝臓からグルコース放出を抑制し，筋肉などの末梢組織でのインスリンの感受性を高めることで，血糖値を低下させる。インスリン分泌作用はないので，この薬物単独では低血糖を起こさない。体重増加が起こりにくく，トリグリセライドやLDLコレステロールを下げる働きもある。以上の特徴から，インスリン抵抗性が亢進している2型糖尿病患者に良い適応である。2010年にメトホルミンの高用量製剤が承認された。なお，本薬物にはまれに重篤な乳酸アシドーシスが起こる危険性があり，アシドーシスを起こしやすい症例での使用は注意が必要である。

メトホルミン（メトグルコ®）

作用機序：なぜ効くか？　どこに効くか？

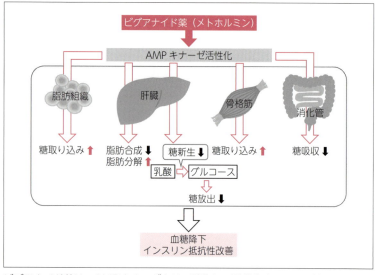

ビグアナイド薬は，AMPキナーゼをリン酸化して活性化する。その結果，肝臓では乳酸からグルコースの産生（糖新生）を抑制し，肝臓からのグルコース放出が抑制されて，血糖値を低下させる。また骨格筋や脂肪組織におけるグルコースの取り込み促進（GLUT4の細胞膜への移動）によるインスリン抵抗性の改善作用，ならびに消化管における糖吸収抑制作用により血糖値を低下させる。

吸収経路と吸収率

吸収経路 ▶ 主に小腸から吸収

吸収率 ▶ バイオアベイラビリティは約**60**％

代謝・排泄経路

代謝 ▶ 代謝されずに未変化体のまま尿中に排泄される

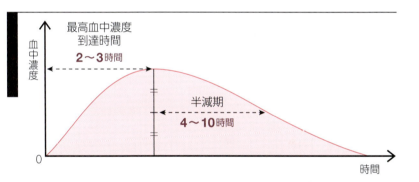

適応症と投与法

〔2型糖尿病（ただし食事療法・運動療法のみ，または食事療法・運動療法に加えSU薬を使用して十分な効果が得られない場合）〕

▶初期：1日500mgから開始し，1日2〜3回に分割して食直前または食後に経口投与

▶維持：通常1日750〜1,500mgとする。1日最高投与量は2,250mgまで
（10歳以上の小児では，通常1日500〜1,500mgとする。1日最高投与量は2,000mgまで）

―▶ 作用機序から理解する副作用と禁忌

❏ 本薬物の最も問題となる副作用は乳酸アシドーシスである。これは本薬物が，AMPキナーゼ活性化により糖新生を抑制し，乳酸が貯留傾向になる

ためである

❏ 乳酸アシドーシスにより死亡例も報告されているが，それらのほとんどが高齢者あるいは透析患者を含む腎不全症例であり，禁忌や適応基準に注意すれば臨床使用上大きな問題にはならない

❏ 禁忌は，乳酸アシドーシスを起こしやすい以下の状態である：乳酸アシドーシスの既往，中等度以上の腎機能障害，透析患者，重度の肝機能障害，低酸素血症を伴いやすい状態（ショック，心不全，肺機能に高度の障害など），過度のアルコール摂取者，脱水症や脱水状態が懸念される患者

❏ インスリン療法を必要とする患者にも禁忌である

❏ 75歳以上の高齢者にも原則禁忌となっている

❏ 上記以外の副作用として，消化器症状（下痢，食欲不振，腹痛など）が比較的高頻度で認められる

──▶ **吸収・代謝経路から理解する相互作用と併用注意薬剤・食品**

❏ 腎機能低下を起こしやすい薬物との併用は注意を要する

同種同効薬差分解説

ブホルミン（ジベトス®）

▶ **適応症**：インスリン非依存型糖尿病（ただしSU薬が効果不十分または副作用で使用不適当な場合）

▶ **投与法**：1日100mg，1日2〜3回食後（症状により1日150mgまで）

解説 メトホルミンには大血管症抑制のエビデンスがあり欧米では第一選択薬として推奨されている。わが国のガイドラインでは，他の系統の薬物よりも強く推奨する根拠はないとしているが，日本人においても十分な血糖降下作用が認められるとしている。

05 チアゾリジン系薬

代表的薬剤　ピオグリタゾン

特徴　ピオグリタゾンは末梢組織（筋肉組織，脂肪組織）や肝臓でのインスリン抵抗性を改善することにより，血糖値を低下させる。インスリン抵抗性が亢進し，高インスリン血症を示す患者では血糖改善効果は大きい。インスリン分泌を介さずに血糖値を下げるため，単独使用では低血糖を起こしにくい。体液貯留による心不全の悪化に対し注意が必要である。

ピオグリタゾン（アクトス®）

作用機序：なぜ効くか？　どこに効くか？

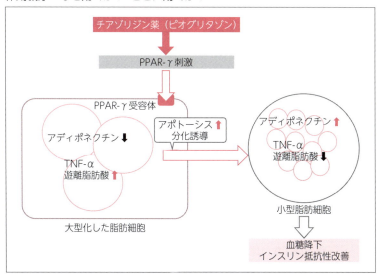

ピオグリタゾンは脂肪細胞に発現しているペルオキシソーム増殖因子活性化受容体（PPAR-γ）を刺激し，小型の脂肪細胞への分化誘導を促進する。大型化した脂肪細胞は，インスリン抵抗性を悪化させるTNF-αの分泌が亢進し，インスリン抵抗性改善作用を持つアディポネクチンが減少している。ピオグリタゾンはこの大型脂肪細胞のアポトーシスを促進し，小型脂肪細胞に分化誘導する。その結果，脂肪細胞からのアディポネクチンは増加し，遊離脂肪酸やTNF-αは減少するため，インスリン抵抗性が改善する。

代謝・排泄経路

代謝 CYP2C8およびCYP3A4で代謝を受ける。活性代謝物が存在する

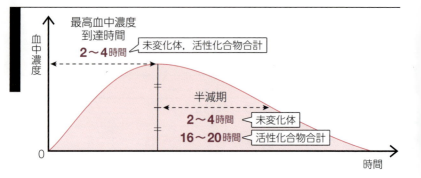

適応症と投与法
〔2型糖尿病で下記のいずれかの治療で十分な効果が得られずインスリン抵抗性が推定される場合(BMIが24以上，または空腹時血中インスリン値で5μU/mL以上)〕
▶①食事療法・運動療法のみ，または食事療法・運動療法に加えSU薬，αグルコシダーゼ阻害薬，ビグアナイド系薬剤で効果不十分な場合：15〜30mgを1日1回朝食前または朝食後に経口投与，1日最大45mgまで（女性，高齢者では15mgから開始）
▶②食事療法・運動療法に加えインスリン投与で効果不十分な場合：15mgを1日1回朝食前または朝食後に経口投与，1日最大30mgまで

作用機序から理解する副作用と禁忌
- 体液貯留作用と脂肪細胞分化作用があるので，体重増加がしばしば起こる。また体液貯留による浮腫が発現し，心不全が悪化する場合があるので注意が必要である
- 肝機能障害，黄斑浮腫，女性では骨折のリスクの増大に注意する
- 膀胱がん治療中の患者には投与を避ける
- 禁忌は，心不全の患者および心不全の既往歴のある患者，1型糖尿病患者，インスリン投与が必要な患者（重症ケトーシス，糖尿病性昏睡，重症感染症，手術前後など），重篤な腎機能ないし肝機能障害患者，妊婦である
- ピオグリタゾンの高用量の長期使用で膀胱がん発現率が高くなる可能性が

示唆されている。

──● 吸収・代謝経路から理解する相互作用と併用注意薬剤・食品
❏ CYP2C8の誘導薬でピオグリタゾンの血漿中濃度低下の報告がある

解説 ピオグリタゾンに関して大血管症の二次予防効果と動脈硬化進展抑制効果が報告されている。日本人において大血管症の1次予防効果は認めなかった。海外の糖尿病患者を対象とした疫学研究（10年間の大規模コホート研究）において膀胱がんの発生リスク増加の可能性が疑われていたが，その結論はいまだに得られていない。リスク増大の程度は最大でも2倍弱であり，膀胱がん自体の発症率を考慮すると過度な心配は必要ないと思われる。

06 DPP-4阻害薬

代表的薬剤　シタグリプチン
同種同効薬　ビルダグリプチン，アログリプチン，リナグリプチン，
　　　　　　テネリグリプチン，アナグリプチン，サキサグリプチン，
　　　　　　トレラグリプチン，オマリグリプチン

特徴　インクレチン分解酵素であるジペプチジルペプチダーゼ-4（DPP-4）活性を阻害して，インクレチンの濃度を高め，食後のインスリン分泌作用を増強する。DPP-4阻害薬の作用は血糖依存的で，かつ単独使用時の低血糖のリスクは極めて少ない。ただしSU薬との併用で重篤な低血糖を起こす場合があり，SU薬の減量が望ましい。さらにDPP-4阻害薬は体重を増加させにくい。

　DDP-4阻害薬は，それぞれの薬剤ごとに排泄の様式（腎排泄，胆汁排泄），代謝を受けるか否か，作用の持続時間に特徴があり，各症例にあわせた薬剤選択が可能となっている。また最近になって週1回の投与で効果を発揮する薬剤も使用できるようになり，その選択肢が広がっている。

シタグリプチン（ジャヌビア®，グラクティブ®）

作用機序：なぜ効くか？　どこに効くか？

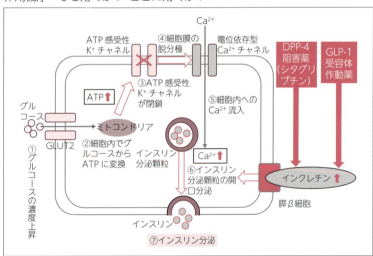

1. インクレチンとその作用

インクレチンは，食事の摂取によって消化管から分泌されるホルモンで，GIPと

GLP-1の2種類が知られている。食事を摂取すると血糖の上昇によって膵β細胞からインスリンが分泌されるが，インクレチンはこのインスリン分泌を促進する。すなわちインクレチンは，グルコース濃度が高いときにはよりインスリンの分泌を助け，空腹時（インスリン濃度が低いとき）にはインスリン分泌は促進しないという，血糖依存的な作用を持つ。さらにインクレチンには，膵β細胞の保護作用，グルカゴン分泌抑制作用，さらに膵外作用として食欲抑制，胃排泄抑制，肝臓におけるグルコース取り込み促進および産生抑制などの作用が知られている。インクレチンは分泌されると，通常は速やかに（1〜2分），DPP-4によって分解される。

2．DPP-4阻害薬の作用
DPP-4阻害薬はインクレチンの分解酵素であるDPP-4を阻害し，インクレチンの濃度を上げることでインクレチンの作用であるインスリン分泌促進作用やグルカゴン分泌抑制作用を増強する。インクレチンの作用を増強するため，DPP-4阻害薬の作用は血糖依存的であり，単独使用での低血糖は少ない。

適応症と投与法
〔2型糖尿病〕
▶50mgを1日1回経口投与。最大1日100mgまで
▶中等度腎障害（30≦Ccr＜50）では，25mgを1日1回（最大50mgまで）
▶重度，末期腎不全（Ccr＜30）では，12.5mgを1日1回（最大25mgまで）

---• 作用機序から理解する副作用と禁忌
  ❏主な副作用は消化器症状で，便秘，腹部膨満等がみられる
  ❏単独投与では低血糖のリスクは比較的少ないが，SU薬やインスリンとの併用により低血糖の頻度が増加する危険性が指摘されている。特に65歳以上の高齢者や軽度の腎機能低下患者にはSU薬の減量が推奨されている
  ❏そのほかDPP-4の副作用として，急性膵炎，間質性肺炎，腸閉塞などが挙げられている
  ❏メタアナリシスの結果からは急性膵炎や膵がん，感染症の発症頻度を増加させる可能性に関しては否定的である

同種同効薬差分解説

DPP-4阻害薬の特徴

薬物名	商品名	1回用量，用法	T_{max}（時間）	$t_{1/2}$（時間）
シタグリプチン	ジャヌビア，グラクティブ	50mg（100mgまで），1日1回	2～5	9～12
ビルダグリプチン	エクア	50mg，1日2回（朝・夕）あるいは1回（朝）	1～2	1.5～2
アログリプチン	ネシーナ	25mg，1日1回	1	17
リナグリプチン	トラゼンタ	5mg，1日1回	1.5～6	97～113
テネリグリプチン	テネリア	20mg（40mgまで），1日1回	1～2	20～30
アナグリプチン	スイニー	100mg（200mgまで），1日2回（朝・夕）	1～2	5～6
サキサグリプチン	オングリザ	5mg，1日1回	1（未変化体），1.5～2（活性代謝物）	6～7（未変化体），9～11（活性代謝物）
トレラグリプチン	ザファテック	100mg，1週間に1回	1.5	54
オマリグリプチン	マリゼブ	25mg，1週間に1回	0.5～1.5	39～83

糖尿病治療薬

主な消失経路	未変化体の腎排泄の割合	代謝酵素等	腎機能低下時の用量調節（添付文書）
腎	79〜88%	−	中等度：25mg 重度・末期：12.5mg
代謝，腎	23%	加水分解	中等度以上：50mg， 1日1回（朝）
腎	73%	−	中等度：12.5mg 重度・末期：6.25mg
胆汁	− （胆汁に73%）	一部CYP3A4で代謝	−
代謝＋胆汁＋腎	20%	CYP3A4，FMO1，FMO3	
代謝＋腎	50%	DPP-4，コリンエステラーゼ，カルボキシルエステラーゼ	重度・末期：100mg， 1日1回
代謝＋腎	16%未変化体＋22%活性代謝物	未変化体はCYP3A4/5で代謝	中等度以上：2.5mg， 1日1回
腎	76〜77%	−	中等度50mg，週1回 高度の腎機能障害， 透析中は禁忌
腎	74%	−	重度・末期：12.5mg， 週1回

> **解説**　DPP-4阻害薬は低血糖リスクが低い，体重増加を起こしにくい，大きな副作用が少ない，などの理由から特に高齢患者などに使いやすく，近年使用が広まっている。DPP-4阻害薬の投与が有効と考えられる患者として①ベースラインのHbA1cが高値である，②BMIが低値である，③糖尿病の罹病期間が短い患者──が挙げられる。アジア人で，特にBMI低値の場合にDPP-4の効果が高いと報告されている。心血管疾患発症リスクについてのエビデンスでは，TECOS試験においてシタグリプチンは従来療法と比較して有害イベント発生リスクを増加させないことが報告されている。

07 GLP-1受容体作動薬

代表的薬剤　リラグルチド
同種同効薬　エキセナチド，リキシセナチド，デュラグルチド

特徴　インクレチンの一つであるGLP-1の受容体を刺激し，インスリンの分泌を促進する薬物である．いずれの薬物もDPP-4による分解，不活化を受けにくくしており，インクレチン作用が持続する．GLP-1受容体作動薬には，GLP-1の構造を修飾したヒトGLP-1アナログ（リラグルチド，デュラグルチド）と，アメリカドクトカゲから単離したペプチドをもとに合成したペプチド（エキセナチド，リキシセナチド）の2種類がある．また製剤的には，短時間作用型（1日2回投与）と長時間作用型（1日1回投与，1週1回投与）があり，いずれもインスリン製剤同様，皮下に自己投与することが想定されている．

　GLP-1受容体作動薬は，DPP-4阻害薬と同様に血糖依存的なインスリン分泌作用を示し，単独使用での低血糖のリスクも低い．またSU薬やインスリンとの併用で低血糖のリスクが増加する．インクレチン濃度がDPP-4阻害薬投与時よりも高くなるため，食欲抑制作用や胃排泄運動抑制作用が想定され，これが体重増加抑制効果に関与すると考えられている．

リラグルチド（ビクトーザ®）

作用機序：なぜ効くか？　どこに効くか？

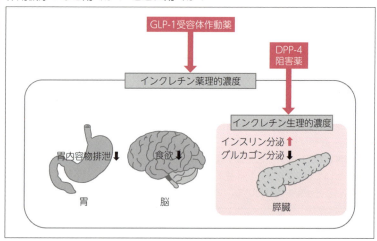

GLP-1はインクレチンの一つで膵β細胞のインクレチン受容体に作用し，インス

リン分泌を促進する。またグルカゴンの分泌を抑制する。さらにGLP-1受容体作動薬の投与では，インクレチンは生理的濃度より高くなることから，摂食中枢抑制作用や胃内容物排泄抑制作用を発揮する。

適応症と投与法
〔2型糖尿病〕
▶0.9mgを1日1回（朝または夕）皮下注射
▶0.3mg/日から開始し，1週間以上の間隔で0.3mgずつ増量（0.9mgを超えない）

──● 作用機序から理解する副作用と禁忌
- ❏ 悪心，便秘（いずれも5％以上），嘔吐，下痢，胃不快感など消化器系の副作用の頻度が高い。低用量より投与を開始し用量の漸増を行う
- ❏ 重大な副作用として膵炎，腸閉塞が挙げられている
- ❏ 単独投与での低血糖の頻度は低いが，SU薬やインスリン製剤との併用でリスクが高くなる
- ❏ GLP-1受容体作動薬はインスリンの代替薬ではなく，特にインスリン分泌が低下している症例において，インスリンから切り替えると高血糖をもたらす可能性がある
- ❏ インスリンが絶対適応となる患者（1型糖尿病，糖尿病性ケトアシドーシス，昏睡，重症感染症など）には禁忌である

糖尿病治療薬

同種同効薬差分解説

GLP-1受容体作動薬の特徴

薬物名	商品名	用量	用法	使用上の注意	T$_{max}$（時間）	t$_{1/2}$（時間）
リラグルチド	ビクトーザ皮下注	0.9mg 1週以上間隔をあけ0.3 → 0.6 → 0.9mgと増量	1日1回（朝または夕）		7.5〜12	10〜15
エキセナチド	バイエッタ皮下注	1回5μg（1回10μgまで）	1日2回（朝・夕食前）	SU薬（ビグアナイド薬，チアゾリジン薬併用を含む）を使用しても十分な効果が得られない場合に使用	1〜1.5	1〜1.5
	ビデュリオン皮下注	2mg	週1回	SU薬，ビグアナイド薬，チアゾリジン薬（併用を含む）を使用しても十分な効果が得られない場合に使用	2	−
リキシセナチド	リキスミア皮下注	20μg 1週以上間隔をあけ10 → 15 → 20μgと増量	1日1回朝食前		1.5〜2	2〜3
デュラグルチド	トルリシティ皮下注	0.75mg	週1回		48〜50	108

> **解説** GLP-1受容体作動薬が有効な症例は，投与前に経口血糖降下薬の使用が少ないこと，HbA1cが高いこと，インスリンが未使用であることが示されている。最近のエビデンスでは，急性膵炎や大血管症の発症リスクを増加させることに関しては否定的である。また心血管リスクの高い2型糖尿病患者を対象とした試験（LEADER試験）では，標準治療にリラグルチドを追加投与した場合，心血管イベントを低下させることが報告されている。

08 SGLT2阻害薬

代表的薬剤　イプラグリフロジン
同種同効薬　ダパグリフロジン，ルセオグリフロジン，トホグリフロジン，
　　　　　　カナグリフロジン，エンパグリフロジン

特徴 SGLT2阻害薬は，近位尿細管での糖の再取り込みを阻害して，尿糖排泄を促進して血糖を低下させる。2014年から発売された新しい機序の糖尿病薬である。インスリンの作用とは独立して血糖低下作用を発揮する。さらに体重を減少させる作用も強い。SGLT2を阻害してもSGLT1を介したグルコースの再吸収があるため，単独では低血糖のリスクは低いが，インスリンとの併用では低血糖に特に注意を払う必要がある。そのほか尿路感染症，脱水および脱水に関連する脳梗塞に注意する必要がある。

イプラグリフロジン（スーグラ®）

作用機序：なぜ効くか？　どこに効くか？

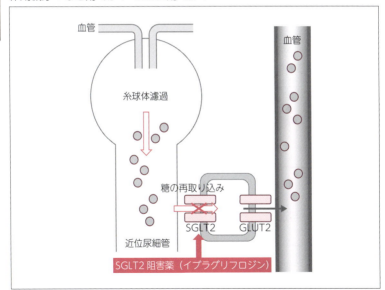

腎臓の近位尿細管に発現しているSGLT2は，糸球体で濾過された糖を血中に再吸収する役割を果たしている。すなわち血液中の糖は，糸球体で濾過され尿中に入るが，その後近位尿細管に発現しているSGLT2の働きで，再度血中に取り込まれる。

SGLT2阻害薬はこの再取り込み機構を阻害することで,尿中への糖の排泄を促進させ,血糖値を低下させる。さらに尿中への糖排泄促進は,エネルギーの喪失につながり,その結果,脂肪分解が促進され体重が減少する。

吸収経路と吸収率

吸収経路 消化管

吸収率 吸収は良好で,バイオアベイラビリティは **90%**

代謝・排泄経路

代謝 主要な代謝酵素はUGT2B7。未変化体は腎臓から排泄されない

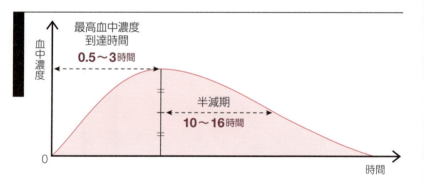

最高血中濃度到達時間 **0.5〜3時間**

半減期 **10〜16時間**

血中濃度

時間

適応症と投与法

〔2型糖尿病〕
▶ 50mgを1日1回,朝食前または後
▶ 100mgまで増量可能

── **作用機序から理解する副作用と禁忌**
　　❑ SGLT2阻害薬は糖の再吸収を阻害するため,尿の浸透圧が上がり,尿量が増加する。そのため副作用として脱水が起きやすく,特に高齢者や利尿

薬を併用している場合には注意が必要である

❏ さらに脱水は脳梗塞などの血栓症につながる危険性がある。尿への糖排泄増加は尿路や性器感染症につながる

❏ 脂肪分解によりケトン体の産生増加が起こるため，ケトアシドーシスも注意すべき副作用である

❏ SGLT2阻害薬の単独投与では低血糖は起こしにくいが，インスリンやSU薬との併用で低血糖の頻度は増加する

❏ そのほか，全身性の皮疹が報告されている

❏ 本薬物は腎機能障害がある場合には作用が出にくく，重度の腎障害患者には使用しない

❏ インスリン依存状態にある患者にも禁忌である

■ 同種同効薬差分解説

ダパグリフロジン（フォシーガ®）

▶ **投与法**：5mgを1日1回経口投与（10mgまで）

▶ **最高血中濃度（経口）**：1〜1.5時間

▶ **半減期（経口）**：8〜12時間

▶ **代謝**：主要な代謝酵素はUGT1A9。未変化体は腎臓から排泄されない

ルセオグリフロジン（ルセフィ®）

▶ **投与法**：2.5mgを1日1回朝食前または朝食後（5mgまで）

▶ **最高血中濃度（経口）**：1〜1.5時間

▶ **半減期（経口）**：9〜13時間

▶ **代謝**：主としてCYP3A4/5，4A11，4F2，4F3BおよびUGT1A1が関与する。未変化体は腎臓からほとんど排泄されない

トホグリフロジン（デベルザ®，アプルウェイ®）

▶ **投与法**：20mgを1日1回朝食前または朝食後

▶ **最高血中濃度到達時間**：1時間

▶ **半減期**：5.4時間

▶ **代謝**：CYP2C18，4A11，4F3Bにより代謝

カナグリフロジン（カナグル®）

▶ **投与法**：100mgを1日1回朝食前または朝食後

- ▶**最高血中濃度到達時間**：1.75時間
- ▶**半減期**：10時間
- ▶**代謝・排泄**：UGT1A9，2B4で代謝。胆汁を介して糞中に排泄

エンパグリフロジン（ジャディアンス®）
- ▶**投与法**：10mgを1日1回朝食前または朝食後
- ▶**最高血中濃度到達時間**：1.5時間
- ▶**半減期**：9.9時間
- ▶**代謝**：ほとんど代謝を受けない

解説 SGLT2阻害薬は新しい作用機序を持つ糖尿病治療薬であり，インスリンとは独立した血糖低下作用と体重減少作用を有している。一方，安全性への配慮が必要であり，日本糖尿病学会では本薬物の適正使用に関するrecommendationを発し，特に75歳以上の患者での使用に対し注意喚起を行っている。

最近になり，SGLT2阻害薬が心血管死のリスクを減少させることが報告され注目されている。心血管リスクの高い2型糖尿病患者を対象とした試験（EMPA-REG OUTCOME試験）では，標準治療にエンパグリフロジンを追加した場合に心血管イベント（心血管死，心筋梗塞，脳卒中）を有意に低下させることが報告されている。また腎疾患の悪化が抑制されることも報告された。

09 インスリン

超速効型インスリン	リスプロ，アスパルト，グルリジン
速効型インスリン	インスリンヒト
中間型インスリン	ヒトイソフェンインスリン水性懸濁
持効型インスリン	デテミル，グラルギン，デグルデク
混合型インスリン	

特徴 インスリンによる治療は，糖尿病患者において不足した内因性インスリンを補う目的で行われる。インスリン製剤は，作用発現時間と作用持続時間によって，超速効型，速効型，中間型（NPH），持効型に分類される。また超速効型や速効型と中間型を様々な割合で混ぜた混合型インスリン製剤や，持効型を組み合わせた製剤も用いられている。これらの中で超速効型と速効型は食後の血糖上昇を抑制する追加インスリン製剤として，中間型や持効型はインスリンの基礎分泌の補充として用いられる。これら作用時間に様々な特徴を持つ製剤を，患者の病態や生活様式に合わせて選択したり組み合わせて用いたりすることで，健常者と同じようなインスリン動態を得るようにして血糖をコントロールする。

インスリン

作用機序：なぜ効くか？　どこに効くか？

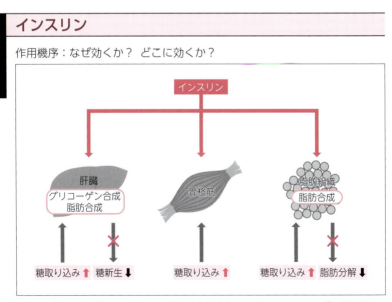

インスリンは細胞膜のインスリン受容体に結合して，チロシンキナーゼを活性化し，さらに細胞内の別の蛋白質をリン酸化する。さらに下流の蛋白質にシグナルが伝達

され，GLUT4の細胞膜上への移動，代謝酵素の活性化，不活化，遺伝子発現など
が起こる。その結果，肝臓では糖新生抑制，グリコーゲン合成促進・分解抑制，脂
肪合成促進が生じる。また骨格筋ではGLUT4による糖の取り込み促進やグリコー
ゲン合成促進，脂肪組織ではGLUT4による糖の取り込み促進や脂肪合成促進・分
解抑制が起こる。これらは血中の糖を減少させる。

適応症と投与法
〔インスリン療法適応の糖尿病〕
以下の場合がインスリンの適応となる

▶インスリンの絶対的適応（1型糖尿病，2型糖尿病で糖尿病昏睡，外傷，中等度
以上の外科手術，重症感染症，糖尿病合併妊娠，高度の肝・腎機能障害，高カロ
リー輸液療法時）

▶インスリンの相対的適応（インスリン非依存状態の糖尿病で著明な高血糖やケ
トーシスを認めるとき，インスリン以外の薬物療法では良好な血糖コントロール
が得られないとき，糖毒性を積極的に解除する場合）

──▶ 作用機序から理解する副作用と禁忌
❑副作用は低血糖である
❑症例によって網膜症や神経障害が悪化することがある
❑長期的なリスクとして体重増加がある

糖尿病治療薬

同種同効薬差分解説

超速効型，速効型，中間型（NPH），持効型インスリン製剤の特徴

	一般名	商品名	作用発現時間	最大作用時間	作用持続時間
超速効型イ ンスリン	リスプロ	ヒューマログ	10〜20分	30分〜 1.5時間	3〜5時間
	アスパルト	ノボラピッド			
	グルリジン	アピドラ			
速効型イン スリン	インスリンヒト	ノボリンR	30分〜 1時間	1〜3時間	5〜8時間
		ヒューマリンR			
中間型イン スリン	ヒトイソフェンイ ンスリン水性懸濁	ノボリンN	1〜3時間	4〜12時間	18〜24時間
		ヒューマリンN			
持効型イン スリン	デテミル	レベミル	1〜2時間	−	約24時間
	グラルギン	ランタス			
		ランタスXR			約36時間
	デグルデク	トレシーバ			42時間以上

混合型インスリン製剤の種類

商品名	含有比 （速：中・持）	超速効型／速効型	中間型／持効型
ノボリン30R ヒューマリン3/7	3：7	溶解（水溶性）インスリン	イソフェンインスリン
ノボラピッド30 ノボラピッド50 ノボラピッド70	3：7 5：5 7：3	溶解インスリンアスパルト	プロタミン結晶性インスリ ンアスパルト
ヒューマログミック ス25 ヒューマログミック ス50	25：75 50：50	インスリンリスプロ	中間型インスリンリスプロ
ライゾデグ配合注	3：7	インスリンアスパルト	インスリンデグルデク

インスリン製剤は，バイアル製剤，カートリッジ製剤およびプレフィルド製剤（使い捨てタイプ）が発売されている。使用用途や患者の適性にあわせて選択する。1型糖尿病に対する強化インスリン療法（インスリン頻回注射法と血糖自己測定を併用）は細小血管症および大血管症の予防や進展に有効である。また2型糖尿病においても，インスリンによる血糖コントロールにおける細小血管症および大血管症への有用性を示す多くのエビデンスがある。

なぜ効く？どう違う？ を理解し処方するための
治療薬の臨床薬理データブック

循環器疾患治療薬

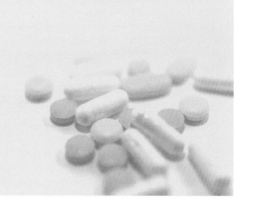

01 ジヒドロピリジン系カルシウム拮抗薬

- ▶ L型　　　　代表的薬剤　アムロジピン
　　　　　　　同種同効薬　ニフェジピン
- ▶ L, T型　　代表的薬剤　アゼルニジピン
- ▶ L, N型　　代表的薬剤　シルニジピン
- ▶ L, N, T型　代表的薬剤　ベニジピン

特徴　ジヒドロピリジン系カルシウム拮抗薬は高血圧症の第一選択薬として用いられる薬剤である。高血圧治療ガイドライン2014における積極的適応症として，左室肥大，狭心症，尿蛋白のない慢性腎臓病（CKD），脳血管障害慢性期の患者において投与が推奨されている[1]。

▶ L型

アムロジピン（ノルバスク®，アムロジン®）

作用機序：なぜ効くか？　どこに効くか？

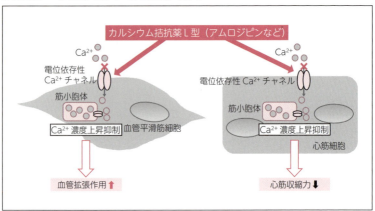

血管平滑筋における膜電位依存性カルシウムチャネルに直接作用して，細胞内へのCa^{2+}流入を抑制することにより，血管の収縮を抑制する。心収縮抑制，心拍数抑制作用は他のカルシウム拮抗薬と比べて弱い。

吸収経路と吸収率

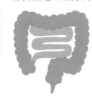

吸収経路 ▶ 腸管

吸収率 ▶ 96%

代謝・排泄経路

代謝 ▶ 肝臓で主にCYP3A4により代謝される

排泄 ▶ 約60％は代謝物として尿中へ排泄。残りの約25％は代謝物として糞中に排泄される

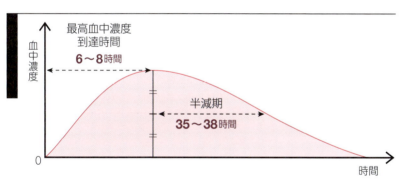

適応症と投与法

〔高血圧症〕
- ▶成人：2.5〜5mg，1日1回投与。最大投与量10mg
- ▶6歳以上の小児：2.5mg，1日1回投与。最大投与量5mg

〔狭心症〕
- ▶成人：5mg，1日1回投与

―― ● 作用機序から理解する副作用と禁忌

  ❑ 血管拡張作用からほてり・顔面潮紅，眩暈・ふらつき，頭痛・頭重などが

循環器疾患治療薬

代表的な副作用。高用量での使用においては，浮腫がみられることがある

❑ 房室結節の伝導を抑制することで房室ブロックを生じる可能性がある

——➤ 吸収・代謝経路から理解する相互作用と併用注意薬剤・食品

❑ CYP3A4で代謝を受けるため，CYP3A4阻害作用のある薬剤（エリスロ
マイシン，ジルチアゼム，イトラコナゾール，リトナビルなど）やグレー
プフルーツジュースの同時服用で血中濃度が増加する

❑ CYP3A4誘導作用のある薬剤（リファンピシンなど）で血中濃度が低下す
る

❑ その他のCYP3A4で代謝される薬剤との併用時にも注意が必要である

同種同効薬差分解説

ニフェジピン (アダラート®CR)

▶**適応症**：腎実質性高血圧症，腎血管性高血圧症の適応を有する

> **解説** アムロジピンは他のジヒドロピリジン系カルシウム拮抗薬と比べて，初回
> 通過効果の影響を受けにくくバイオアベイラビリティは64%と高い。ジェ
> ネリック医薬品を含めると現在広く使用されている薬剤の一つである。長時間作用
> 型薬剤であり，血中半減期が長く投与中止後も緩徐な降圧が認められる。半面，効
> 果発現が緩徐であるため，緊急な治療が必要な病態には向かない。

L, T型

アゼルニジピン (カルブロック®)

作用機序：なぜ効くか？ どこに効くか？

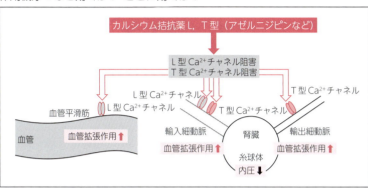

L型カルシウムチャネル拮抗作用に基づき，血管を拡張させることにより降圧作用を発現する。

吸収経路と吸収率

吸収経路 ▶ 消化管からの吸収が想定される

代謝・排泄経路

代謝 ▶ 小腸および肝臓で主にCYP3A4により代謝される

排泄 ▶ 胆汁排泄を介した糞中排泄

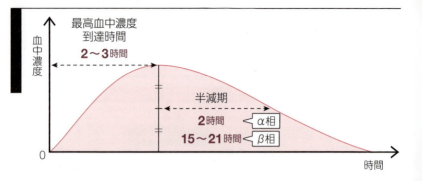

適応症と投与法
〔高血圧症〕
▶8～16mg, 1日1回朝食後投与。最大投与量16mg

—— **作用機序から理解する副作用と禁忌**
- 血管拡張作用からほてり・顔面潮紅，眩暈・ふらつき，頭痛・頭重などが代表的な副作用。高用量での使用においては，浮腫がみられることがある
- 房室結節の伝導を抑制することで房室ブロックを生じる可能性がある

—— **吸収・代謝経路から理解する相互作用と併用注意薬剤・食品**
- 強いCYP3A4阻害併用のある薬物（イトラコナゾール，ミコナゾールなど）は併用禁忌（血中濃度の増加と作用の増強が生じる）
- その他のCYP3A4を阻害する薬剤・食品（シメチジン，イマチニブ，エリスロマイシン，クラリスロマイシン，グレープフルーツジュースなど），CYP3A4を誘導する薬剤（リファンピシン，フェニトイン，フェノバルビタールなど）との併用は注意が必要である
- 本剤はP糖蛋白を阻害する可能性があり，P糖蛋白の基質であるジゴキシンの濃度を増加させる可能性がある

> **解説** 本剤の降圧作用は緩徐であるが，血管拡張に伴う頭痛，顔面潮紅，ほてり等をはじめとした副作用の発現率が低い。また長期投与において心拍数の低下が認められ，反射性頻脈を起こしにくい薬剤である。また，T型カルシウムチャネル阻害作用を併せ持ち，腎保護作用も期待される。

L, N型

シルニジピン (アテレック®)

作用機序：なぜ効くか？ どこに効くか？

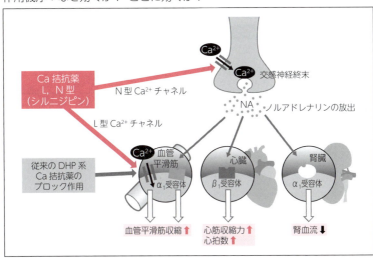

血管平滑筋における膜電位依存性カルシウムチャネルに直接作用して，細胞内へのCa²⁺流入を抑制することにより血管の収縮を抑制する。また交感神経の細胞膜に存在するN型電位依存性カルシウムチャネルからのCa²⁺流入を抑制し，交感神経終末からのノルアドレナリンの放出を抑制することにより，交感神経活動の亢進による降圧時の心拍数増加やストレス負荷時の昇圧等を抑制する。

吸収経路と吸収率

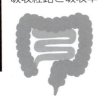

吸収経路 上部消化管と想定される

代謝・排泄経路

代謝 ▶ 肝臓（主にCYP3A4，一部CYP2C19）で代謝される

排泄 ▶ 胆汁排泄を介した糞中排泄

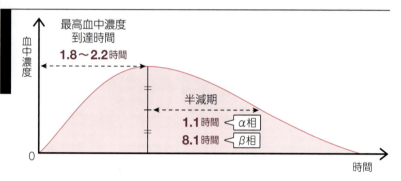

最高血中濃度到達時間 **1.8〜2.2**時間

半減期 **1.1**時間 ← α相　**8.1**時間 ← β相

適応症と投与法
〔高血圧症〕
▶ 1日1回5〜10mgを朝食後投与。最大投与量20mg

—— 作用機序から理解する副作用と禁忌
- 血管拡張作用からほてり・顔面潮紅，眩暈・ふらつき，頭痛・頭重，浮腫などが代表的な副作用

—— 吸収・代謝経路から理解する相互作用と併用注意薬剤・食品
- CYP3A4阻害薬（イトラコナゾール，ミコナゾール，グレープフルーツジュースなど）の併用で血中濃度の増加，CYP3A4誘導薬（リファンピシンなど）の併用で血中濃度が低下する可能性がある
- ジゴキシンとの併用でジゴキシンの血中濃度が増加する可能性がある

解説 一般にジヒドロピリジン系カルシウム拮抗薬は，血管のL型カルシウムチャネルに作用してCa^{2+}の流入をブロックすることにより，血管収縮を抑制し降圧効果を発揮する。本剤はL型カルシウムチャネルだけでなく，交感神経の終末に存在するN型カルシウムチャネルも同時にブロックするため，降圧時の交感神経興奮によって引き起こされるノルアドレナリン放出を抑制し，心拍数の上昇やストレス性昇圧を抑制する。

L, N, T型

ベニジピン（コニール®）

作用機序：なぜ効くか？ どこに効くか？

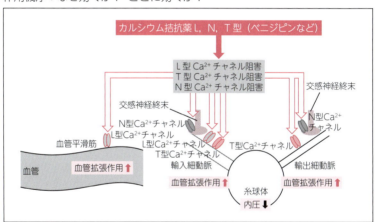

細胞膜の膜電位依存性カルシウムチャネルのジヒドロピリジン（DHP）結合部位に結合することによって細胞内へのCa^{2+}流入を抑制し，冠血管や末梢血管を拡張させる。

吸収経路と吸収率

吸収経路 小腸

代謝・排泄経路

代謝 肝臓で主にCYP3A4により代謝される

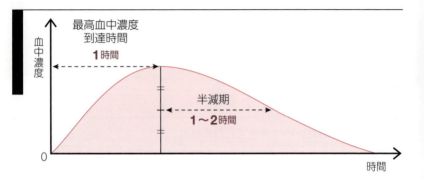

適応症と投与法
〔高血圧症，腎実質性高血圧症〕
▶1日1回2〜4mg朝食後投与。最大投与量8mg
〔狭心症〕
▶1回4mgを1日2回朝・夕食後投与

作用機序から理解する副作用と禁忌
- 血管拡張作用に付随した副作用として動悸，顔面紅潮，頭痛等が認められる

吸収・代謝経路から理解する相互作用と併用注意薬剤・食品
- ジゴキシンの尿細管分泌を阻害し，血中ジゴキシン濃度を上昇させる
- CYP3A4阻害薬（イトラコナゾール，ミコナゾール，グレープフルーツジュースなど）の併用で血中濃度が増加，CYP3A4誘導薬の併用（リファンピシンなど）で血中濃度が低下する可能性がある

 本剤は細胞膜への移行性が高く，主として細胞膜内を通ってDHP結合部位に結合すると推定されている。DHP結合部位への結合性が強く，また解離速度も非常に遅いため，薬物血中濃度とほとんど相関せずに作用の持続性を示す。

文献

1) 島本和明, 他：高血圧治療ガイドライン2014. 日本高血圧学会, 2014, p46.

02 非ジヒドロピリジン系カルシウム拮抗薬

代表的薬剤　ジルチアゼム

特徴　非ジヒドロピリジン系カルシウム拮抗薬の代表的薬剤であるジルチアゼムは，高血圧治療ガイドライン2014において頻脈を合併した患者において投与が推奨されている[1]。また高血圧緊急症では静注薬として用いられることが多い。一方，通常の高血圧治療薬としては急速，短期の降圧や血行動態変化をきたすため使用が推奨されない。

ジルチアゼム（ヘルベッサー®）

作用機序：なぜ効くか？　どこに効くか？

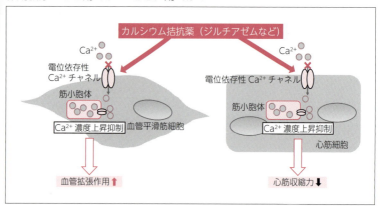

冠血管および末梢血管等の血管平滑筋細胞へのCa^{2+}流入を抑制することにより血管を拡張し，心筋虚血改善作用および降圧作用を示す。また，心筋刺激伝導系において，洞結節の自発周期および房室結節内伝導を抑制する。

吸収経路と吸収率

吸収経路　空腸から大腸までの各部位

代謝・排泄経路

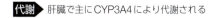

代謝 肝臓で主にCYP3A4により代謝される

排泄 腎臓および腸管

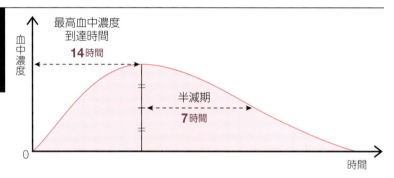

最高血中濃度到達時間 **14時間**

半減期 **7時間**

適応症と投与法

ヘルベッサー®Rカプセル

〔狭心症, 異型狭心症〕
▶1日1回100mgを経口投与。最大投与量200mg

〔本態性高血圧症（軽症～中等症）〕
▶1日1回100～200mgを経口投与

作用機序から理解する副作用と禁忌

- 血管拡張作用からほてり・顔面潮紅, 眩暈・ふらつき, 頭痛・頭重などが代表的な副作用。高用量での使用においては浮腫がみられることがある
- 洞結節の自発周期および房室結節内伝導を抑制する作用が強いため, 重篤なうっ血性心不全の患者や, 2度以上の房室ブロック, 洞不全症候群の患者での投与は禁忌になっている

吸収・代謝経路から理解する相互作用と併用注意薬剤・食品

- 本剤はCYP3A4で代謝を受けるためCYP3A4阻害作用のある薬剤（エリスロマイシン, ジルチアゼム, イトラコナゾールなど）やグレープフルー

ツジュースの同時服用で血中濃度が増加する。またCYP3A4誘導作用のある薬剤（リファンピシンなど）で血中濃度が低下する
❏本剤がCYP3A4の基質であるため，競合的阻害が生じ他のCYP3A4で代謝される薬剤（ジヒドロピリジン系カルシウム拮抗薬，シンバスタチン，トリアゾラム，シロスタゾール，アピキサバン，タクロリムスなど）の血中濃度が増加する可能性がある

ジヒドロピリジン系カルシウム拮抗薬と比べて，心臓に対する陰性変時作用が強く各種狭心症にしばしば用いられる。作用機序として，①冠血管および副血行路を拡張し心筋虚血部への血流を増加させる，②冠動脈スパズムを抑制する，③末梢血管拡張に基づく後負荷軽減，および心拍数減少により，心拍出量を減らさずに心筋酸素消費量を抑制する——などが知られている。

また房室伝導抑制作用を期待して上室性頻拍症の発作時や，心房細動における心拍数コントロール（適応外）にも用いられることが多い。

文献

1) 島本和明，他：高血圧治療ガイドライン2014. 日本高血圧学会, 2014, p46.

03 アンジオテンシン変換酵素 (ACE) 阻害薬

代表的薬剤　エナラプリル
同種同効薬　カプトプリル，イミダプリル

特徴　血中および組織中のレニン-アンジオテンシン系を阻害するのみならず，カリクレイン-キニン-プロスタグランジン系を増強する作用を有し降圧効果を発揮する。心筋梗塞後の心血管合併症を減少させ，生命予後を改善させる効果が示されており，心筋梗塞後の2次予防にもしばしば用いられてきた。

エナラプリル (レニベース®)

作用機序：なぜ効くか？　どこに効くか？

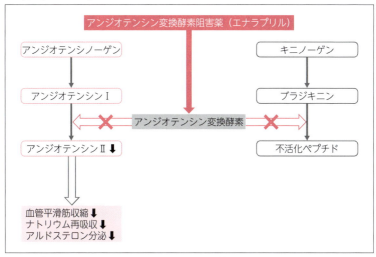

エナラプリルは経口吸収後ジアシド体（エナラプリラート）に加水分解され，このジアシド体がアンジオテンシン変換酵素を阻害し，生理的昇圧物質であるアンジオテンシンIIの生成を抑制することによって降圧効果を発揮する。さらに，ブラジキニンの分解を抑制することにより，ブラジキニンの刺激による血管内皮依存性血管拡張因子である一酸化窒素 (NO) の産生を増強する。
また，慢性心不全においては，①末梢血管抵抗減少による後負荷軽減作用，②アルドステロンの分泌を抑制しナトリウム・水の体内貯留を減少することによる前負荷軽減作用——により心血行動態を改善する。

吸収経路と吸収率

吸収経路 消化管

吸収率 活性代謝物であるジアシド体として**60**％。食事の影響は少ない

代謝・排泄経路

代謝 肝臓：エナラプリルは肝臓で代謝を受けジアシド体（エナラプリラート）に変換される

排泄 エナラプリルとして尿中に約**20**％，糞中に約**5**％，ジアシド体として尿中に約**45**％，糞中に約**25**％排泄

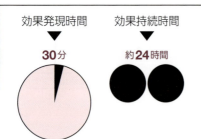

効果発現時間 **30**分

効果持続時間 約**24**時間

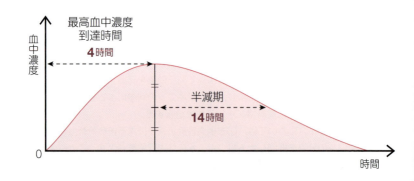

最高血中濃度到達時間 **4**時間

半減期 **14**時間

適応症と投与法

〔本態性高血圧症，腎性高血圧症，腎血管性高血圧症，悪性高血圧〕

▶成人：5〜10mg，1日1回投与（腎性・腎血管性高血圧症または悪性高血圧の患者では2.5mgから投与すること）

▶生後1カ月以上の小児：0.08mg/kgを1日1回投与。適宜増減

〔慢性心不全〕

▶5〜10mg，1日1回投与

──→ 作用機序から理解する副作用と禁忌

❏ブラジキニン作用の増強による空咳はしばしば認められる副作用である

❏アルドステロン作用の減弱によりカリウム排泄が低下するため血中カリウム値が増加する

❏血清クレアチニン上昇もしばしば認められる

❏まれに血管浮腫を認めることがあるため，血管浮腫の既往歴のある患者への投与は禁忌となっている

──→ 吸収・代謝経路から理解する相互作用と併用注意薬剤・食品

❏腎排泄のため腎機能障害時には血中濃度が増加するため注意が必要

❏また，他のレニン-アンジオテンシン-アルドステロン系を抑制するアリスキレン，アンジオテンシンⅡ受容体拮抗薬では腎機能障害，高カリウム血症を生じる可能性が高くなるため注意が必要

❏同様にカリウム保持性利尿薬（スピロノラクトン）との併用においては，高カリウム血症に注意が必要である

❏ALTITUDE試験[1]の結果から，アンジオテンシン変換酵素阻害薬またはアンジオテンシンⅡ受容体拮抗薬を投与中の糖尿病患者におけるアリスキレンの使用で，非致死性脳卒中，腎合併症，高カリウム血症，低血圧のリスクが高まる可能性が報告されているため，糖尿病患者においてアリスキレンとの併用は禁忌

循環器疾患治療薬

同種同効薬差分解説

カプトプリル (カプトリル®)

▶**適応症**：カプトプリルには慢性心不全の適応症はない

▶**その他**：尿中排泄率が高い (約65%が尿中排泄)

イミダプリル (タナトリル®)

▶**適応症**：1型糖尿病に伴う糖尿病性腎症の適応がある

▶**その他**：副作用としての咳嗽が誤嚥性肺炎を予防するという報告がある

解説 アンジオテンシン変換酵素 (ACE) 阻害薬は単剤での降圧効果はアンジオテンシンⅡ受容体拮抗薬 (ARB) と同等あるいはやや弱いとされる。高血圧治療ガイドライン2014において，高血圧治療薬の第一選択薬に挙げられており左室肥大，心不全，慢性腎臓病，メタボリック症候群，脳血管障害や糖尿病を有する患者に推奨される薬剤である[2]。また心不全，心筋梗塞後の予後改善効果は確立されており[3~5]，これら疾患においては第一選択薬として挙げられる。

文献

1) Parving HH：N Engl J Med. 2012；367 (23)：2204-13.
2) 島本和明, 他：高血圧治療ガイドライン2014. 日本高血圧学会, 2014, p46.
3) The CONSENSUS Trial Study Group：N Eng J Med. 1987；316 (23)：1429-35.
4) The SOLVD Investigators：N Eng J Med. 1992；327 (10)：685-91.
5) The SOLVD Investigators：N Eng J Med. 1991；325 (5)：293-302.

04 アンジオテンシンII受容体拮抗薬 (ARB)

循環器疾患治療薬

代表的薬剤　アジルサルタン
同種同効薬　オルメサルタン，テルミサルタン，ロサルタン

特徴　アンジオテンシンIIタイプ1受容体に選択的に結合することで，アンジオテンシンIIの作用である血管収縮，交感神経活性亢進，体液貯留を抑制することで降圧作用を発揮する。また，アンジオテンシン変換酵素を介さない組織レベルで生成されたアンジオテンシンIIの作用についても阻害する。

アジルサルタン (アジルバ®)

作用機序：なぜ効くか？　どこに効くか？

```
                        アンジオテンシノーゲン
                               ↓
                        アンジオテンシンI
                               ↓
                        アンジオテンシンII
                              ╱        ╲

アンジオテンシンII受容体拮抗薬
            ✗  アンジオテンシンI受容体      アンジオテンシンII受容体
                  (ATI受容体)                  (ATII受容体)

                     ⇩                            ⇩
            血管平滑筋収縮 ↓              血管平滑筋弛緩 ↑
            ナトリウム再吸収 ↓            ナトリウム排泄促進 ↑
            アルドステロン分泌 ↓
```

アジルサルタンはアンジオテンシンIIタイプ1受容体に特異的に結合し，アンジオテンシンIIの生理作用を抑制することで降圧作用を発揮する。

吸収経路と吸収率

吸収経路 空腸および十二指腸が想定される

代謝・排泄経路

代謝 肝臓においてCYP2C9で代謝を受ける

排泄 主に糞便中排泄。排泄率約**50%**

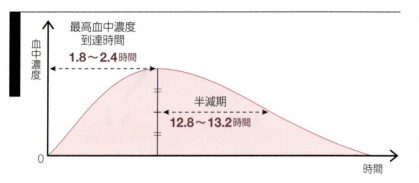

最高血中濃度到達時間 **1.8〜2.4**時間

半減期 **12.8〜13.2**時間

適応症と投与法
〔高血圧症〕
▶1日1回20mgを投与。最大投与量40mg

── 作用機序から理解する副作用と禁忌
- アルドステロン作用の減弱によりカリウム排泄が低下するため血中カリウム値が増加する。血清クレアチニン上昇もしばしば認められる
- 血管浮腫を認めることがある
- 過度な降圧によるショック,失神,意識消失,起立性低血圧などにも注意

が必要である

❏ ALTITUDE試験[1]の結果から，アンジオテンシン変換酵素阻害薬またはアンジオテンシンII受容体拮抗薬を投与中の糖尿病患者におけるアリスキレンの使用で，非致死性脳卒中，腎合併症，高カリウム血症，低血圧のリスクが高まる可能性が報告されているため，糖尿病患者においてアリスキレンとの併用は禁忌である

──→ **吸収・代謝経路から理解する相互作用と併用注意薬剤・食品**

❏ CYP2C9を誘導・阻害する薬剤との薬物相互作用が想定される

❏ 他のレニン-アンジオテンシン-アルドステロン系を抑制するアリスキレン，アンジオテンシン変換酵素阻害薬との併用では腎機能障害，高カリウム血症を生じる可能性が高くなるため注意が必要である

❏ カリウム保持性利尿薬（スピロノラクトン）との併用においては高カリウム血症に注意が必要である

❏ 利尿薬を投与中の患者では血清レニン活性が亢進しており，著効しやすい

同種同効薬差分解説

オルメサルタン (オルメテック®)

▶ **作用機序**：本剤はプロドラッグであり，吸収から循環系に至る消化管，血液（門脈血）および肝臓において加水分解され，活性代謝物オルメサルタンへ変換され降圧効果を発揮する

▶ **その他**：最高血中濃度到達時間2.2〜2.5時間。降圧効果は24時間安定している

テルミサルタン (ミカルディス®)

PPARγを介したインスリン抵抗性改善作用や脂質代謝改善作用が示されている。

ロサルタン (ニューロタン®)

▶ **作用機序**：ロサルタンと活性代謝物であるカルボン酸体（E-3174）の両方がアンジオテンシンIIタイプ1受容体に特異的に結合し降圧効果を発揮する。カルボン酸体（E-3174）はロサルタンよりも10〜40倍高い活性を有する

▶ **適応症**：高血圧および蛋白尿を伴う2型糖尿病における糖尿病性腎症の適応

がある
▶ **その他**：尿酸トランスポーターURAT1を阻害することで尿酸低下作用を有する

アンジオテンシンⅡ受容体拮抗薬は，アンジオテンシン変換酵素（ACE）阻害薬と同様に，心保護作用（心肥大抑制，心不全の予後改善）や腎保護作用（蛋白尿の減少や腎機能低下抑制）が示されている[2〜5]。しかし，心保護作用についてはメタアナリシスでACE阻害薬に劣ることが指摘されている[6]。ロサルタンのように尿酸トランスポーターを介した尿酸低下作用や[7]，テルミサルタンのようにPPARγを介したインスリン抵抗性や脂質代謝改善作用などが示された薬剤もあり，降圧効果以外の観点でも注目されている。

文献

1) Parving HH：N Engl J Med. 2012；367 (23)：2204-13.
2) Matsumori A：Eur J Heart Fail. 2003；5 (5)：669-77.
3) Granger CB, et al：Lancet. 2003；362 (9386)：772-6.
4) Kurokawa K, et al：Clin Exp Nephrol. 2006；10 (3)：193-200.
5) Kunz R, et al：Ann Intern Med. 2008；148 (1)：30-48.
6) an Vark LC, et al：Eur Heart J. 2012；33 (16)：2088-97.
7) Hamada t, et al：Am J Hypertens. 2008；21 (10)：1157-62.

05 レニン阻害薬

代表的薬剤　アリスキレン

特徴　レニン阻害薬は，レニン-アンジオテンシン-アルドステロン（RAA）系の起点に位置する酵素のレニンを阻害し，すべてのアンジオテンシンペプチドの合成を抑制し，RAA系全体を抑制することが期待される。アリスキレンは本邦で唯一使用可能なレニン阻害薬であり，長い血中半減期と高い組織移行性が特徴。アンジオテンシンⅡ受容体拮抗薬（ARB）やアンジオテンシン変換酵素（ACE）阻害薬が使用できない場合などに用いられている。

アリスキレン（ラジレス®）

作用機序：なぜ効くか？　どこに効くか？

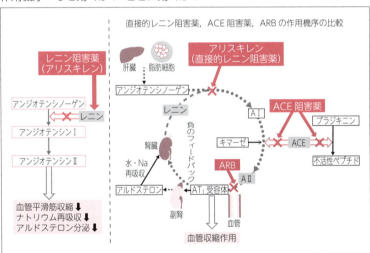

直接的レニン阻害薬，ACE阻害薬，ARBの作用機序の比較

RAA系の起点に位置する酵素のレニンを直接的に阻害することで，アンジオテンシノーゲンからアンジオテンシンⅠへの変換を遮断し，アンジオテンシンⅠおよびアンジオテンシンⅡの濃度を低下させ，持続的な降圧効果を発揮する。

吸収経路と吸収率

吸収率 バイオアベイラビリティ **2～3**%

代謝・排泄経路

代謝 肝臓で主にCYP3A4により代謝される

排泄 投与量のほとんど（**90**％以上）が未吸収で糞中に排泄される

効果持続時間

▼

24時間以上

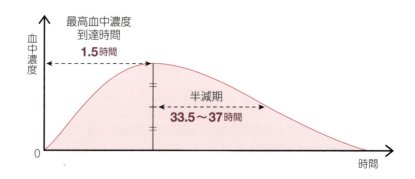

適応症と投与法
〔高血圧症〕
▶150mg，1日1回投与。最大投与量300mg

── 作用機序から理解する副作用と禁忌
- ACE阻害薬と同様にアルドステロン作用の減弱によりカリウム排泄が低下するため血中カリウム値が増加する。また腎機能障害も認められる
- ALTITUDE試験[1]の結果から，アンジオテンシン変換酵素阻害薬またはアンジオテンシンⅡ受容体拮抗薬を投与中の糖尿病患者における本剤の使用で，非致死性脳卒中，腎合併症，高カリウム血症，低血圧のリスクが高まる可能性が報告されているため，糖尿病患者においてアンジオテンシン変換酵素阻害薬またはアンジオテンシンⅡ受容体拮抗薬との併用は禁忌である

── 吸収・代謝経路から理解する相互作用と併用注意薬剤・食品
- 本剤は薬剤排泄のトランスポーターであるP糖蛋白により腸管内に排出されるため，P糖蛋白を抑制する薬剤であるイトラコナゾール，シクロスポリンとの併用は本剤の血中濃度が高度に増加するため禁忌となっている
- その他のP糖蛋白抑制作用のあるベラパミル，アトルバスタチンの併用時にも注意が必要である
- アンジオテンシン変換酵素阻害薬またはアンジオテンシンⅡ受容体拮抗薬との併用では，高カリウム血症，腎機能悪化を生じやすいため注意が必要である

解説 本邦唯一のレニン阻害薬であり，アンジオテンシン変換酵素（ACE）阻害薬，アンジオテンシンⅡ受容体拮抗薬（ARB）と共通の作用を発揮するため，高血圧のみならず腎保護作用，心不全などへの応用も期待される。臨床薬理学的観点ではバイオアベイラビリティが低く薬物動態に個体間変動が大きいこと，食事により血中濃度が低下すること，代謝酵素やトランスポーターを介した薬物相互作用の影響が大きいことなどから使用にあたっては注意が必要である。

また，腎機能障害を伴った2型糖尿病患者を対象としたALTITUDE試験においてアリスキレンとACE阻害薬あるいはARBの併用で心血管イベントおよび腎イベントに対してベネフィットが認められず，有害事象が増加したことから，ACE阻害薬あるいはARBを投与中の糖尿病患者における本剤投与は禁忌である[1]。

文献
1) Parving HH：N Engl J Med. 2012；367（23）：2204-13.

06 β遮断薬

- ▶ **β₁選択性**　　代表的薬剤　ビソプロロール
　　　　　　　　　同種同効薬　アテノロール
- ▶ **β₁非選択性**　代表的薬剤　プロプラノロール
　　　　　　　　　同種同効薬　カルテオロール
- ▶ **αβ遮断薬**　　代表的薬剤　カルベジロール
　　　　　　　　　同種同効薬　アロチノロール

特徴　β遮断薬は交感神経抑制作用，心拍出量の減少，レニン産性の抑制作用などを介して血圧を低下させる。高血圧治療ガイドライン2014では第一選択薬からβ遮断薬は除外されているが，心不全，頻脈，労作性狭心症，心筋梗塞後などには積極的に使用される。β遮断薬は，心筋梗塞の既往を有した患者の再発や突然死の抑制に有効であり，抗不整脈薬（Vaughan Williams分類Ⅱ群）としての作用も有している。また，心不全の治療薬としても有用であり，カルベジロール，ビソプロロールは心不全治療における標準的治療として位置づけられている。

▶ β₁選択性

ビソプロロール（メインテート®）

作用機序：なぜ効くか？　どこに効くか？

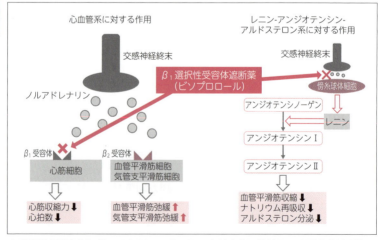

交感神経β受容体においてカテコールアミンと競合的に拮抗し，β受容体遮断作用

を示すことによって抗狭心作用，抗不整脈作用を発揮する．降圧作用の機序は十分解明されていないが，心拍出量の低下，レニン産生・分泌の低下等が想定される．気管支平滑筋，血管平滑筋に分布するβ_2受容体にはほとんど影響を与えない．β_1選択性遮断薬は，β_2受容体遮断作用が少なく，血管抵抗の上昇は抑制され，気管支収縮作用が少ない．さらに脂質代謝や糖代謝への悪影響も少ない．

吸収経路と吸収率

吸収経路 ▶ 消化管

吸収率 ▶ **90**％以上

代謝・排泄経路

代謝 ▶ 肝臓でCYP2D6とCYP3A4で代謝を受ける．初回通過効果をほとんど受けない（＜**10**％）

排泄 ▶ 主に尿中排泄（排泄物の**50**％は変化体）

効果持続時間

▼

24時間

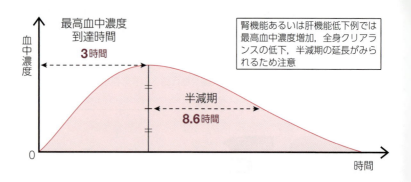

適応症と投与法
※剤形によって適応症が異なる
メインテート®錠2.5mg，5mg
▶本態性高血圧症（軽症〜中等症），狭心症，心室性期外収縮，虚血性心疾患または拡張型心筋症に基づく慢性心不全，頻脈性心房細動
メインテート®錠0.625mg
▶虚血性心疾患または拡張型心筋症に基づく慢性心不全

投与法
〔本態性高血圧症（軽症〜中等症），狭心症，心室性期外収縮〕
▶5mg，1日1回投与。適宜増減
〔虚血性心疾患または拡張型心筋症に基づく慢性心不全〕
▶0.625mg投与から開始。忍容性がある場合には最大5mgまで段階的増量
〔頻脈性心房細動〕
▶2.5mg，1日1回投与。最大投与量5mg

—— 作用機序から理解する副作用と禁忌
- 交感神経β受容体遮断作用に付随して，心不全，完全房室ブロック，高度徐脈，洞不全症候群などが生じる可能性がある
- 自覚症状として頭痛・頭重感，めまい，ふらつき，立ちくらみなどに注意が必要である
- 高度の徐脈（房室ブロック（Ⅱ，Ⅲ度），洞不全症候群など）の患者では禁忌となっている
- 眠気，不眠，悪夢なども副作用として知られる
- 気管支喘息のおそれのある患者は禁忌ではないが慎重投与である

- 吸収・代謝経路から理解する相互作用と併用注意薬剤・食品
  - ❏薬力学的相互作用の観点から，徐脈，刺激伝導系抑制，血圧低下などを生じうる薬剤（交感神経遮断薬，降圧薬，ジギタリス製剤，抗不整脈薬）などは併用時に注意が必要である

同種同効薬差分解説

アテノロール（テノーミン®）

- ▶**適応症**：ビソプロロールと違い心室性期外収縮，虚血性心疾患または拡張型心筋症に基づく慢性心不全の適応はない。一方，頻脈性不整脈（洞性頻脈，期外収縮）の適応がある
- ▶**その他**：アテノロールは肝臓でほとんど代謝を受けない。排泄は主に尿中排泄で，排泄物の90％は変化体

解説　後述のカルベジロールとともに，ビソプロロールは慢性心不全の予後改善効果が証明されている[1]。これらの薬剤のような内因性交感神経活性化作用がないβ遮断薬では心不全の予後改善効果や心筋梗塞後の予後改善効果が期待される。

文献

1) Mancini DM, et al：Circulation. 1994；90（1）：500-8.

β₁非選択性

プロプラノロール（インデラル®）

作用機序：なぜ効くか？ どこに効くか？

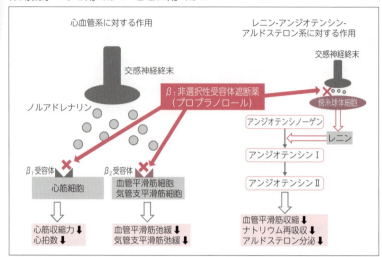

交感神経β受容体においてカテコールアミンと競合的に拮抗し，β受容体遮断作用を示すことによって，抗狭心症作用，抗不整脈作用を発揮するものと考えられる。降圧作用の機序についてはレニン分泌抑制作用，心拍出量に対する作用のほか，中枢作用，末梢血管抵抗減少作用，交感神経末梢からのノルアドレナリン遊離減少作用なども関与すると考えられている。

吸収経路と吸収率

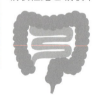
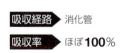

吸収経路 消化管

吸収率 ほぼ**100**％

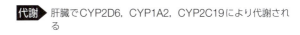

代謝・排泄経路

代謝 肝臓でCYP2D6，CYP1A2，CYP2C19により代謝される

排泄 腎臓：ほとんどが代謝体として尿中に排泄

経口

効果発現時間
▼
1～2時間

効果持続時間
4時間

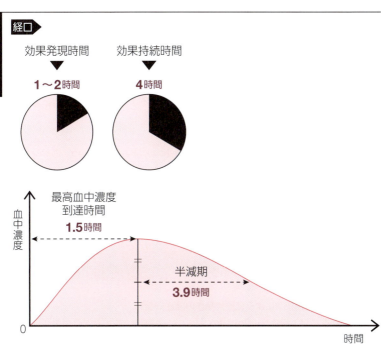

最高血中濃度到達時間 **1.5時間**
半減期 **3.9時間**

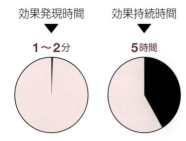

適応症と投与法
インデラル®錠
〔本態性高血圧症（軽症～中等症）〕
▶ 1日30～60mg，1日3回に分割投与。効果不十分な場合は120mgまで漸増可能

〔狭心症，褐色細胞腫手術時〕
▶ 1日30mg，1日3回に分割投与。効果不十分な場合は60mg，90mgと漸増可能

〔期外収縮（上室性，心室性），発作性頻拍の予防，頻拍性心房細動（徐脈効果），洞性頻脈，新鮮心房細動，発作性心房細動の予防〕
▶ 1日30mg，1日3回に分割投与。効果不十分な場合は60mg，90mgと漸増可能

〔片頭痛発作の発症抑制〕
▶ 1日20～30mg，1日2回あるいは3回に分割経口投与より開始。効果不十分な場合は60mgまで漸増可能

〔右心室流出路狭窄による低酸素発作の発症抑制〕
▶ 乳幼児には1日0.5～2mg/kg，1日3～4回に分割投与を低用量から開始。効果不十分な場合には1日4mg/kgまで増量可能

インデラル®注
〔狭心症，期外収縮（上室性，心室性），発作性頻拍（上室性，心室性），頻拍性心房細動（徐脈効果），麻酔に伴う不整脈，新鮮心房細動，洞性頻脈，褐色細胞腫手術時〕
▶ 1回2～10mg（麻酔時には1～5mg）を徐々に静脈内注射

―― 作用機序から理解する副作用と禁忌
❏ 交感神経β受容体遮断作用に付随して，心不全，完全房室ブロック，高度

徐脈，洞不全症候群などが生じる可能性がある

❏ 自覚症状として頭痛・頭重感，めまい，ふらつき，立ちくらみなどに注意が必要である

❏ 高度の徐脈（房室ブロック（Ⅱ，Ⅲ度），洞不全症候群など）の患者では禁忌となっている

❏ 眠気，不眠，悪夢なども副作用として知られる

❏ 気管支喘息患者，糖尿病性ケトアシドーシス，代謝性アシドーシスのある患者は禁忌

── 吸収・代謝経路から理解する相互作用と併用注意薬剤・食品

❏ CYP2D6，3A4の基質であるため，これらの酵素を誘導（リファンピシンなど）・阻害（アミオダロン，パロキセチンなど）する薬剤や食品との相互作用が生じる。併用時に注意が必要である

❏ 薬力学的相互作用の観点から，徐脈，刺激伝導系抑制，血圧低下などを生じうる薬剤（交感神経遮断薬，降圧薬，ジギタリス製剤，抗不整脈薬）などは併用時に注意が必要である

同種同効薬差分解説

カルテオロール（ミケラン®）

▶ **適応症**：心臓神経症に適応がある。片頭痛発作の発症抑制，右心室流出路狭窄による低酸素発作の発症抑制の適応はない

解説 プロプラノロール（インデラル®）は近年では高血圧に用いられることはあまりない。2013年に片頭痛発作の発症抑制，2014年に日本小児循環器学会による本剤の「ファロー四徴症」の効能追加要望に基づき，右心室流出路狭窄による低酸素発作の発症抑制の効能が追加された。

αβ遮断薬

カルベジロール（アーチスト®）

作用機序：なぜ効くか？ どこに効くか？

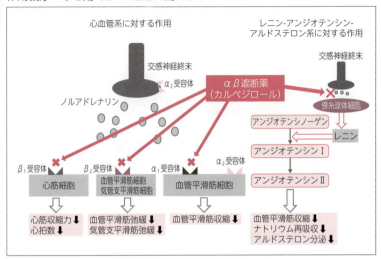

α受容体遮断作用（$α_1$に選択的）を主体とする末梢血管拡張作用とβ受容体遮断作用による心拍出量の低下により降圧作用を示す。β受容体遮断作用および後負荷の軽減化によって，心筋酸素消費量を減少させ，心筋酸素の需要・供給の不均衡を是正するため，抗狭心症作用を示す。

代謝・排泄経路

代謝 肝臓で主にCYP2D6およびCYP2C9により代謝を受ける。そのほかCYP3A4，CYP1A2，CYP2E1が代謝に関与する

排泄 胆汁排泄を介して糞中より排泄

循環器疾患治療薬

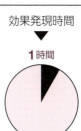

効果発現時間 ▼
1時間

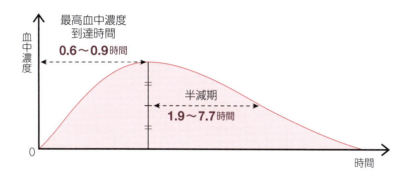

最高血中濃度到達時間
0.6〜0.9時間

半減期
1.9〜7.7時間

適応症と投与法
※剤形によって適応症が異なるので注意

アーチスト®錠10mg，20mg
〔本態性高血圧症（軽症〜中等症），腎実質性高血圧症〕
▶1回10〜20mg，1日1回投与。適宜増減
〔狭心症〕
▶1回20mg，1日1回投与。適宜増減

アーチスト®錠1.25mg，2.5mg，10mg
〔虚血性心疾患または拡張型心筋症に基づく慢性心不全（アンジオテンシン変換酵素阻害薬，利尿薬，ジギタリス製剤等の基礎治療を受けている患者）〕
▶1回1.25mg，1日2回食後投与から開始。忍容性をみながら段階的に増量。維持量として1回2.5〜10mgを1日2回食後投与。開始用量はさらに低用量としてもよい。維持量は適宜増減

アーチスト®錠2.5mg，10mg，20mg
〔頻脈性心房細動〕

▶1回5mgを1日1回投与から開始し段階的に増量。最大投与量は20mg

作用機序から理解する副作用と禁忌

- ❑交感神経β受容体遮断作用に付随して，心不全，完全房室ブロック，高度徐脈，洞不全症候群などが生じる可能性がある
- ❑自覚症状として頭痛・頭重感，めまい，ふらつき，立ちくらみなどに注意が必要である
- ❑高度の徐脈（房室ブロック（Ⅱ，Ⅲ度），洞不全症候群など）の患者では禁忌となっている
- ❑眠気，不眠，悪夢なども副作用として知られる
- ❑高度の徐脈（著しい洞性徐脈），房室ブロック（Ⅱ，Ⅲ度），洞房ブロック，洞不全症候群のある患者，気管支喘息患者，糖尿病性ケトアシドーシス，代謝性アシドーシスのある患者，強心薬または血管拡張薬を静脈内投与するような高度の心不全患者は禁忌

吸収・代謝経路から理解する相互作用と併用注意薬剤・食品

- ❑CYP2D6，3A4の基質薬であるため，これらの酵素を誘導（リファンピシンなど）・阻害（パロキセチンなど）する薬剤や食品との相互作用が生じる。併用時に注意が必要である
- ❑薬力学的相互作用の観点から，徐脈，刺激伝導系抑制，血圧低下などを生じうる薬剤（交感神経遮断薬，降圧薬，ジギタリス製剤，抗不整脈薬）などは併用時に注意が必要である

▌同種同効薬差分解説

アロチノロール

▶**適応症**：心不全の適応はない。一方，本態性振戦の適応がある

解説 αβ遮断薬，特にカルベジロールは慢性心不全の予後改善効果などのエビデンスが豊富である[1~3]。慢性心不全患者においては，β遮断薬の投与は標準的な治療となっており，特にカルベジロールが頻用されている。またアロチノロールはしばしば本態性振戦の治療薬として用いられている。いずれも高血圧治療が主目的で使用されるよりは，これらの疾患の治療目的で使用されることが多い。

文献

1) Packer M, et al：N Eng J Med. 1996；334（21）：1349-55.
2) Hori M, et al：Am Heart J. 2004；147（2）：324-30.
3) Packer M, et al：N Eng J Med. 2001；344（22）：1651-58.

07 α遮断薬

代表的薬剤　ドキサゾシン
同種同効薬　プラゾシン

特徴　末梢血管の交感神経α受容体を遮断し血管平滑筋を弛緩させ降圧作用を発揮する薬剤。α受容体のうち，シナプス後α受容体であるα$_1$受容体に選択的に作用し，シナプス前α受容体であるα$_2$受容体にはほとんど作用しない。そのためα$_2$受容体遮断に伴うノルアドレナリンの分泌増加をきたさない。

ドキサゾシン（カルデナリン®）

作用機序：なぜ効くか？　どこに効くか？

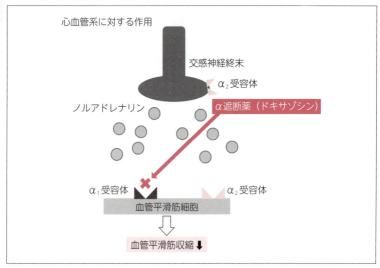

交感神経α$_1$受容体を選択的に遮断して末梢血管抵抗を減少させる。

吸収経路と吸収率

 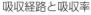

吸収経路　腸管

代謝・排泄経路

代謝 肝臓でグルクロン酸抱合を受ける

排泄 胆汁排泄を介した糞便排泄

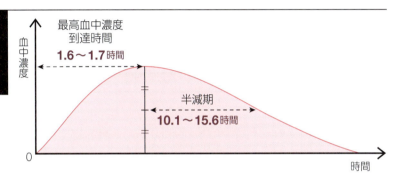

最高血中濃度到達時間 **1.6〜1.7**時間

半減期 **10.1〜15.6**時間

適応症と投与法
〔高血圧症,褐色細胞腫による高血圧症〕
▶1日1回0.5mgより投与を始め,効果が不十分な場合は1〜2週間の間隔をおいて1〜4mgに漸増。最大投与量は高血圧症の場合8mg,褐色細胞腫による高血圧症の場合16mg

──• **作用機序から理解する副作用と禁忌**
  ❏血圧低下や起立性低血圧に起因する重大な副作用として失神・意識喪失,めまい・ふらふら感,起立性めまい,頭痛・頭重,動悸・心悸亢進などが起こりうる。これらの副作用は投与初期または用量の急増時等にみられることがあり,注意が必要である

──• **吸収・代謝経路から理解する相互作用と併用注意薬剤・食品**
  ❏ホスホジエステラーゼ5阻害薬との併用によりめまい等の自覚症状を伴う症候性低血圧を生じることがあるため注意が必要である

同種同効薬差分解説

プラゾシン（ミニプレス®）

▶**適応症**：前立腺肥大症に伴う排尿障害の適応がある

解説 高血圧患者4万2418人を対象として心血管疾患の予防効果を検討した
ALLHAT試験[1]で，α遮断薬群において心不全の発症が有意に多いという
結果が得られた。そのためα遮断薬は高血圧治療ガイドライン2014における第一
選択の薬剤としては推奨されていない[2]。実臨床では早朝高血圧患者に対してα遮
断薬の眠前投与がしばしば行われている。また褐色細胞腫の術前コントロールなど
にも用いられる薬剤である。α_1受容体のうちα_{1A}，α_{1D}受容体は泌尿器系にも発現
していることから，前立腺肥大の患者の排尿障害にも用いられている。

文献

1) Antihypertensive and Lipid-Lowering Treatment to Prevent Heart Attack Trial Collaborative Research Group：Hypertension. 2003；42（3）：239-46.
2) 島本和明，他：高血圧治療ガイドライン2014. 日本高血圧学会, 2014, p46.

08 ループ利尿薬

代表的薬剤　フロセミド
同種同効薬　トラセミド，アゾセミド

特徴　日本人は食塩摂取量が多く，食塩感受性が高い。高血圧患者において塩分制限が困難な場合に，利尿薬が使用されることがしばしばある。高血圧症においては，利尿薬は一般にサイアザイド系薬剤が頻用され，ループ利尿薬はあまり使用されない。サイアザイド系薬剤に比べてループ利尿薬は利尿効果が強いが降圧効果は弱い。

フロセミド（ラシックス®）

作用機序：なぜ効くか？　どこに効くか？

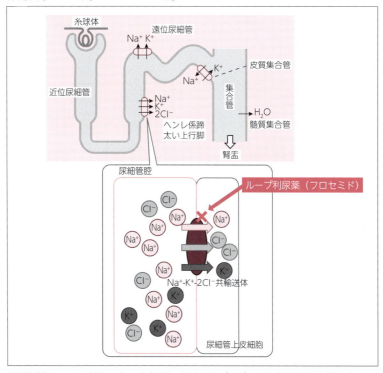

腎尿細管のヘンレ係蹄の太い上行脚におけるNa^+-K^+-$2Cl^-$共輸送体を阻害しNa，Clの再吸収抑制作用を発揮する。ナトリウム利尿により循環血漿量の減少および血管壁のナトリウム含量の減少により降圧効果を発揮する。

吸収経路と吸収率

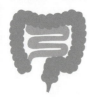

吸収経路 消化管

吸収率 67.8%

代謝・排泄経路

代謝 肝，または腎臓で代謝を受ける。詳細は不明であるが一部はグルクロン酸抱合を受ける

排泄 腎臓：経口投与では尿中排泄が主

ラシックス®錠

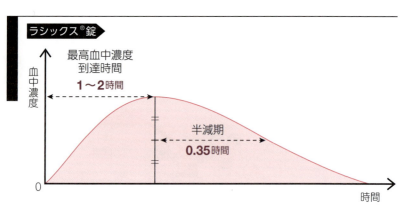

ラシックス®注

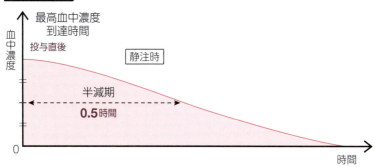

適応症と投与法
〔高血圧症（本態性，腎性等），悪性高血圧，心性浮腫（うっ血性心不全），腎性浮腫，肝性浮腫，月経前緊張症，末梢血管障害による浮腫，尿路結石排出促進〕

ラシックス®錠
▶ 1日1回40～80mgを連日または隔日経口投与

ラシックス®注
▶ 1日1回20mgを静脈注射または筋肉内注射

— **作用機序から理解する副作用と禁忌**
- 主に電解質異常と体液減少に伴う副作用に注意が必要
- Na^+，Cl^-の再吸収を抑制し，尿中への排泄を促進することから，低ナトリウム血症を生じる。またナトリウム利尿が増加した結果，集合管でのナトリウムの再吸収が増加するためK^+イオン，H^+イオンの尿中排泄が増加することから，低カリウム血症，代謝性アルカローシスを生じる。これらの電解質異常に伴い，不整脈，全身倦怠感，脱力を生じる
- 体液中のナトリウム，カリウムが明らかに減少している患者における使用は禁忌である
- 難聴はループ利尿薬に特徴的な副作用である

— **吸収・代謝経路から理解する相互作用と併用注意薬剤・食品**
- 利尿に伴いレニン活性が上昇するため，アンジオテンシン変換酵素阻害薬，アンジオテンシンⅡ受容体拮抗薬の投与で高度の血圧低下や，腎不全を含む腎機能の悪化の可能性があるため注意が必要である
- ジギタリスの併用時に血清カリウム値の低下により，ジギタリスの心筋

Na$^+$-K$^+$ATPaseへの結合が増加し，ジギタリスの心臓に対する作用を増強する。またジギタリス中毒を起こすおそれがある

■ 同種同効薬差分解説

トラセミド (ルプラック®)

▶**適応症**：心性浮腫，腎性浮腫，肝性浮腫に適応がある。高血圧症には適応はない

▶**その他**：血中濃度半減期2時間で，利尿作用は約6〜8時間持続。抗アルドステロン作用を有し，他のループ利尿薬と比べてカリウム排泄量が少ない

アゾセミド (ダイアート®)

▶**適応症**：心性浮腫（うっ血性心不全），腎性浮腫，肝性浮腫に適応がある。高血圧症には適応はない

▶**その他**：最高血中濃度到達時間3.3時間，半減期2.6時間，他のループ利尿薬よりも効果持続時間が長い

> **解説** ループ利尿薬は心不全，心原性浮腫，腎性浮腫や肝性浮腫に頻用される。降圧目的で使用されることはあまりなく，サイアザイド無効時などに使用が検討される程度である。

09 サイアザイド系利尿薬

代表的薬剤　トリクロルメチアジド
同種同効薬　インダパミド

特徴　利尿薬は高齢者，低レニン性高血圧患者，食塩感受性のある高血圧患者などで治療効果が期待される。利尿薬は高血圧治療ガイドライン2014においても第一選択薬に挙げられている[1]。サイアザイド系利尿薬は高血圧の患者においては当初考えられていた用量よりも少量で降圧効果が得られ，かつ副作用が少ないことが明らかとなり，半量から投与されることが通常である。

トリクロルメチアジド（フルイトラン®）

作用機序：なぜ効くか？　どこに効くか？

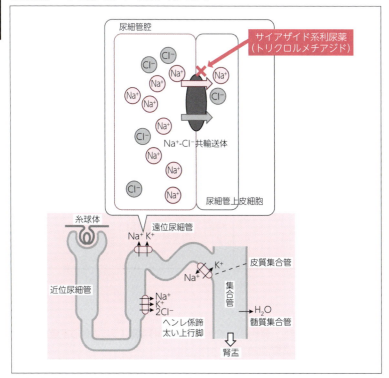

遠位尿細管曲部の管腔側に局在するNa$^+$-Cl$^-$共輸送体を阻害することによりNa$^+$，

Cl⁻の再吸収を抑制し，尿中への排泄を増加させる。これに伴って水の排泄が増加する。このNa⁺排泄作用・利尿作用により，循環血液量を減少させ，あるいは交感神経刺激に対する末梢血管の感受性を低下させ，血圧が低下する。

吸収経路と吸収率

吸収経路 消化管

代謝・排泄経路

代謝 ほとんど代謝を受けない

排泄 腎臓：尿中に約 **68%**
（4mg 7日連続投与，投与後24時間）

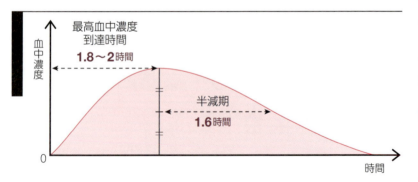

適応症と投与法

〔高血圧症（本態性，腎性等），悪性高血圧，心性浮腫（うっ血性心不全），腎性浮腫，肝性浮腫，月経前緊張症〕
▶1日2〜8mgを1〜2回に分割投与（高血圧症に用いる場合には少量から投与）

循環器疾患治療薬

作用機序から理解する副作用と禁忌

- 主に電解質異常と体液減少に伴う副作用に注意が必要
- 本剤はNa^+，Cl^-の再吸収を抑制し，尿中への排泄を促進することから，低ナトリウム血症を生じる。またナトリウム利尿が増加した結果，集合管でのナトリウムの再吸収が増加するためK^+イオン，H^+イオンの尿中排泄が増加することから，低カリウム血症，代謝性アルカローシスを生じる。これらの電解質異常に伴い，不整脈，全身倦怠感，脱力等が現れる可能性がある
- ループ利尿薬と同様に体液中のナトリウム，カリウムが明らかに減少している患者は投与禁忌である

吸収・代謝経路から理解する相互作用と併用注意薬剤・食品

- ジギタリスの併用時に血清カリウム値の低下により，ジギタリスの心筋Na^+-K^+ATPaseへの結合が増加し，ジギタリスの心臓に対する作用を増強する。またジギタリス中毒を起こすおそれがある

同種同効薬差分解説

インダパミド (ナトリックス®)

▶**適応症**：適応は本態性高血圧症のみであり，ほかの適応はない

解説 トリクロルメチアジドに代表されるサイアザイド系利尿薬は，薬価も安価であり海外では頻用されている。本邦ではカルシウム拮抗薬やアンジオテンシン受容体拮抗薬などに追加投与されることがしばしばである。特にトリクロルメチアジドはアンジオテンシンⅡ受容体拮抗薬との配合剤が本邦でも販売されており，利便性が高い。

文献

1) 島本和明，他：高血圧治療ガイドライン2014. 日本高血圧学会，2014, p46.

10 カリウム保持性利尿薬 (抗アルドステロン薬)

代表的薬剤　スピロノラクトン
同種同効薬　エプレレノン，トリアムテレン

特徴 抗アルドステロン作用を持つ薬剤は，低レニン性高血圧に治療効果が期待される。これらの薬剤は心不全や心筋梗塞後の予後改善のエビデンスも豊富であり[1~2]，これら心疾患を有する高血圧患者に広く使用されている。またカリウムの排泄を抑制するため，低カリウム血症をきたしうる他の利尿薬（特にループ利尿薬）を投与されている患者にもしばしば併用される。

スピロノラクトン (アルダクトン®A)

作用機序：なぜ効くか？　どこに効くか？

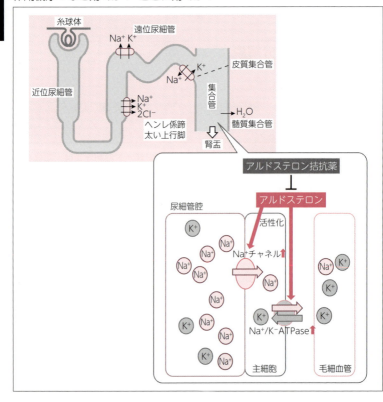

遠位尿細管のアルドステロン依存性ナトリウム-カリウム交換部位に働き，アルドステロン拮抗作用により，ナトリウムおよび水の排泄を促進し，カリウムの排泄を抑制する。

吸収経路と吸収率

吸収経路 ▶ 消化管

代謝・排泄経路

代謝 ▶ 肝臓で代謝される

排泄 ▶ 尿中，胆汁中排泄

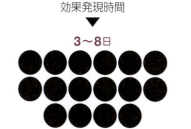

効果発現時間 ▼ 3〜8日

効果持続時間 48〜78時間

（原発性アルドステロン症における効果発現・持続時間）

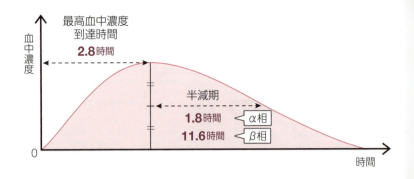

適応症と投与法
〔高血圧症（本態性，腎性等），心性浮腫（うっ血性心不全），腎性浮腫，肝性浮腫，特発性浮腫，悪性腫瘍に伴う浮腫および腹水，栄養失調性浮腫，原発性アルドステロン症の診断および症状の改善〕
▶1日50～100mgを分割投与

―― 作用機序から理解する副作用と禁忌
- 電解質異常（特に高カリウム血症）に伴う副作用に注意が必要
- アルドステロンのNa⁺再吸収とK排泄を阻害するため，高カリウム血症，低ナトリウム血症を生じる。また，集合管でのナトリウムの再吸収が増加するため，H⁺イオンの尿中排泄が増加することから代謝性アルカローシスを生じる。これらの電解質異常に伴い，不整脈，全身倦怠感，脱力等があらわれる可能性がある
- 高カリウム血症の患者では投与禁忌となっている
- 本剤に特徴的な副作用として女性型乳房，陰萎，多毛，月経不順などが知られている

―― 吸収・代謝経路から理解する相互作用と併用注意薬剤・食品
- 薬物代謝酵素を介した相互作用の観点からの併用注意薬などはないが，薬力学的相互作用として，高カリウム血症を惹起する薬剤（カリウム製剤，アンジオテンシン変換酵素阻害薬，アンジオテンシンⅡ受容体拮抗薬，アリスキレンなど）は併用時に注意が必要
- 本剤がジゴキシンおよびメチルジゴキシンの腎からの排泄を低下させるため，血中ジゴキシンおよびメチルジゴキシン濃度を上昇させることがあり注意が必要である

同種同効薬差分解説

エプレレノン (セララ®)

▶**適応症**：高血圧症のみ

▶**その他**：肝代謝。主にCYP3A4で代謝される。そのためCYP3A4誘導薬は併用注意，CYP3A4阻害薬は併用禁忌あるいは併用注意となっている。CYP3A4阻害薬と併用する場合には本剤の投与量を1日1回25mgとする

トリアムテレン (トリテレン®)

▶**適応症**：高血圧症 (本態性，腎性等)，心性浮腫 (うっ血性心不全)，腎性浮腫，肝性浮腫

▶**その他**：アルドステロン拮抗作用だけでなく，尿細管のナトリウムチャネルを直接阻害する作用も有すると考えられている

解説 スピロノラクトンはRALES試験で重症心不全の予後改善効果が示されている[1]。またEPHESUS試験においてエプレレノンが心不全の死亡および心血管イベントを減少させることが示されており[2]，日本循環器学会の慢性心不全治療ガイドラインにおいて抗アルドステロン薬の心不全への適応は，ループ利尿薬，ACE阻害薬が既に投与されているNYHAⅢ度以上の重症患者においてClass Ⅰ (エビデンスレベルA) とされている[3]。そのため降圧薬としてのみならず，心不全治療薬としても広く用いられている薬剤である。

文献

1) Pitt B, et al：N Eng J Med. 1999；341：709-17.
2) Pitt B, et al：N Eng J Med. 2003；348：1309-21.
3) 松﨑益德，他：循環器病の診断と治療に関するガイドライン (2009年度合同研究班報告) 慢性心不全治療ガイドライン (2010年改訂版). 2010, p22.

バソプレシン拮抗薬

代表的薬剤　トルバプタン

特徴　トルバプタンは，腎集合管でのバソプレシンによる水再吸収を阻害することにより水利尿作用を示し，塩類排泄を増加させずに利尿を得ることが期待され，心不全および肝硬変における体液貯留の患者に対して使用されている。また常染色体優性多発性嚢胞腎患者における腎容積増加抑制作用を有することから，常染色体優性多発性嚢胞腎の進行抑制でも保険適用を有する薬剤である。

トルバプタン（サムスカ®）

作用機序：なぜ効くか？　どこに効くか？

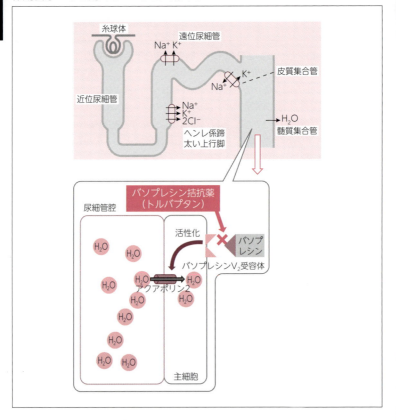

トルバプタンは，バソプレシンV₂受容体拮抗作用を薬理学的特徴とする薬剤であり，腎集合管でのバソプレシンによる水再吸収を阻害することにより選択的に水を排泄し，電解質排泄の増加を伴わない利尿作用（水利尿作用）を示す。また常染色体優性多発性囊胞腎において，バソプレシンのV₂受容体への結合を阻害することでGs-アデニル酸シクラーゼ-cAMP-PKA経路の活性化を抑制し，腎囊胞の増大を抑制する。

吸収経路と吸収率

吸収経路 ▶ 小腸全域が想定される

代謝・排泄経路

代謝 ▶ 肝臓で主にCYP3A4により代謝される

排泄 ▶ 腎排泄および糞便排泄

効果発現時間　効果持続時間

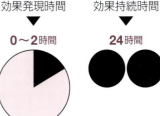

0〜2時間　**24**時間

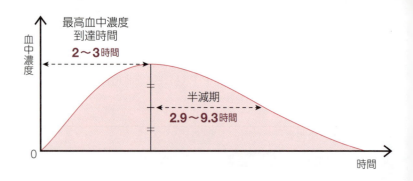

適応症と投与法
〔心不全における体液貯留〕
▶15mgを1日1回投与
〔肝硬変における体液貯留〕
▶7.5mgを1日1回投与
〔常染色体優性多発性嚢胞腎の進行抑制〕
▶1日60mgを2回（朝45mg，夕方15mg）に分けて投与を開始。忍容性があれば段階的に増量。最大投与量は1日120mg

—— **作用機序から理解する副作用と禁忌**
　　❏急激な血清ナトリウム濃度の上昇により，橋中心髄鞘崩壊症をきたす可能性があり注意が必要

—— **吸収・代謝経路から理解する相互作用と併用注意薬剤・食品**
　　❏本剤はP糖蛋白の基質であるため，ジゴキシンとの併用時には競合阻害が生じる。ジゴキシンの血中濃度が増加し，ジギタリス中毒を起こすことがある
　　❏P糖蛋白阻害作用を有するシクロスポリンとの併用時には，本剤の血中濃度が増加し，作用が増強する可能性がある
　　❏本剤はCYP3A4で代謝されるため，CYP3A4阻害作用を有する薬剤（ケトコナゾール，イトラコナゾール，クラリスロマイシン，グレープフルーツジュースなど）との併用で本剤血中濃度が増加し，CYP3A4誘導作用を有する薬剤（リファンピシン，セント・ジョーンズ・ワート含有食品など）との併用で本剤の血中濃度が低下する可能性がある

バソプレシンV_2受容体に拮抗する利尿薬で,ナトリウム排泄を伴わない水利尿作用を発揮する。利尿作用は強力であるが脱水症状,高ナトリウム血症や橋中心髄鞘崩壊症をきたす可能性があるため,入院下で投与を開始または再開し,投与開始・再開時には血清ナトリウム濃度を頻繁に検査する必要がある。心不全・浮腫の改善において短期的には有用性が高いが,長期投与による有用性のエビデンスは確立されていない。

12 心房性Na利尿ペプチド製剤

代表的薬剤　カルペリチド

特徴　カルペリチドは遺伝子組み換えによるα型ヒト心房性ナトリウム利尿ポリペプチド製剤で，強力な血管拡張作用と利尿作用を有する急性心不全治療薬として用いられている。本剤は前負荷および後負荷を軽減し，心拍数を増加させることなく心拍出量を増大させる特徴がある。

カルペリチド（ハンプ®）

作用機序：なぜ効くか？　どこに効くか？

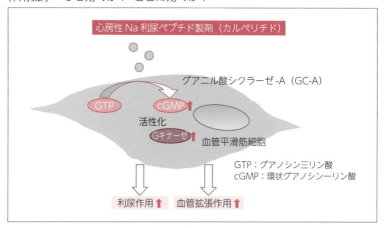

α型ヒト心房性ナトリウム利尿ポリペプチドの受容体に結合し，膜結合型グアニル酸シクラーゼを活性化し細胞内のcGMPを増加させ，血管拡張作用，利尿作用等を発現する。この薬理作用により，後負荷の軽減，また，静脈血管の拡張と尿量増加作用による前負荷の軽減が図られ急性心不全における血行動態を改善させる。

代謝・排泄経路

代謝 消失半減期は1分以内であり、速やかに血漿中から消失

排泄 尿中排泄はほとんどみられない

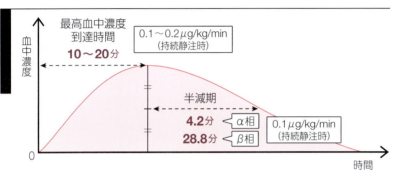

適応症と投与法
〔急性心不全（慢性心不全の急性増悪期を含む）〕
▶1分間あたり0.1μg/kgを持続静脈内投与。病態に応じて1分間あたり0.2μg/kgまで増量可能

—• 作用機序から理解する副作用と禁忌
　❑強力な利尿作用と血管拡張作用に起因する副作用（脱水症、低血圧）に注意が必要
　❑また、利尿に伴う急激な血清ナトリウム濃度の上昇により、橋中心髄鞘崩壊症をきたす可能性がある
　❑重篤な低血圧、心原性ショック、右室梗塞、脱水症状の患者では循環虚脱をきたす可能性があり投与禁忌となっている

—• 吸収・代謝経路から理解する相互作用と併用注意薬剤・食品
　❑薬物相互作用などの観点からの併用注意薬剤はないが、薬力学的相互作用の観点から、フロセミド（過剰の利尿）、ホスホジエステラーゼ5阻害薬（降圧作用の増強）は併用に注意が必要である

解説 強力な動静脈拡張作用,ナトリウム利尿作用以外の薬理作用として,レニン-アンジオテンシン-アルドステロン系抑制作用や交感神経亢進抑制作用を有している薬剤であり,日本循環器学会の急性心不全治療ガイドライン(2011年改訂版)では急性心不全に対して推奨度クラスⅡa,エビデンスレベルBに位置付けられている。実臨床では,より低用量(0.05〜0.1μg/kg/分)での使用が多い[1]。

近年の臨床研究で心房性ナトリウム利尿ペプチドは肺がんの術後再発抑制効果が示されており[2],心不全以外の応用も期待される。

文献

1) 和泉徹,他:急性心不全治療ガイドライン(2011年改訂版).日本循環器学会, 2011, p31.
2) Nojiri T, et al:Proc Natl Acad Sci USA. 2015;112(13):4086-91.

13 抗不整脈薬

- ▶ Ia群　代表的薬剤　プロカインアミド
  　　　　同種同効薬　ジソピラミド，ピルメノール
- ▶ Ib群　代表的薬剤　リドカイン
  　　　　同種同効薬　メキシレチン，アプリンジン
- ▶ Ic群　代表的薬剤　ピルシカイニド
  　　　　同種同効薬　フレカイニド
- ▶ Ⅲ群　　代表的薬剤　アミオダロン
  　　　　同種同効薬　ソタロール，ニフェカラント

特徴　Vaughan Williams分類Ⅰ群，Ⅲ群の抗不整脈薬は，前者はナトリウムチャネル遮断作用により，後者はカリウムチャネル遮断作用などにより，強力な抗不整脈作用を発揮する。このような効果の半面，前者はNa^+-Ca^{2+}交換機構の活性化を介して細胞内Ca^{2+}を減少させ心収縮力の低下をきたす。あるいは代表的Ⅲ群薬剤であるアミオダロンは肺線維症に代表される重篤な副作用がある。また一般にQT時間の延長に起因する催不整脈性も問題になる。これら抗不整脈薬の使用時には薬効評価のみならず副作用のモニタリングやTDM（治療薬物モニタリング）などを注意深く行う必要性がある。

▶ Ia群

プロカインアミド（アミサリン®）

作用機序：なぜ効くか？　どこに効くか？

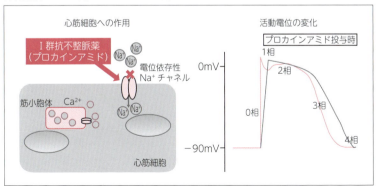

ナトリウムチャネル遮断作用により心筋細胞のNa^+の細胞内流入を抑制すること

で，活動電位の0相脱分極を減弱させ刺激伝導を抑制する。また，活動電位持続時間延長作用により，有効不応期が延長することでリエントリー性不整脈を主とした異常伝導による不整脈を抑制する。

吸収経路と吸収率

吸収経路 ▶ 腸管

吸収率 ▶ 腸管：**75〜95**％

代謝・排泄経路

代謝 ▶ 肝臓においてN-アセチルトランスフェラーゼで代謝される

排泄 ▶ 腎臓：約**75〜90**％は尿中排泄

経口 ▶

効果発現時間
▼
60〜90分

循環器疾患治療薬

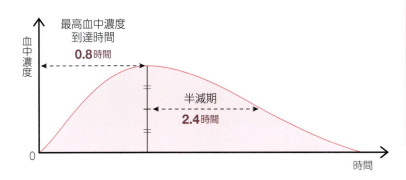

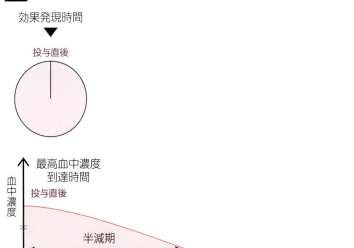

適応症と投与法
〔期外収縮（上室性，心室性），急性心筋梗塞における心室性不整脈の予防，新鮮心房細動，発作性頻拍（上室性，心室性）の治療および予防，発作性心房細動の予防，電気ショック療法との併用およびその後の洞調律の維持，手術および麻酔に伴う不整脈の予防，陳旧性心房細動〕

▶1回250〜500mg，3〜6時間ごとに投与

- **作用機序から理解する副作用と禁忌**
  - ❏ 活動電位持続時間を延長することから，心電図上のQT/QTc時間を延長する。そのために重大な副作用として催不整脈作用があり，特に心室頻拍，心室粗動，心室細動などには注意が必要
  - ❏ そのほか，SLE様症状もよく知られた副作用である

- **吸収・代謝経路から理解する相互作用と併用注意薬剤・食品**
  - ❏ QT延長をきたす可能性がある薬剤との併用には注意が必要。中でもモキシフロキサシン，バルデナフィルなどは併用禁忌である
  - ❏ 刺激伝導障害（房室ブロック，洞房ブロック，脚ブロック等）のある患者における使用も禁忌となっている

同種同効薬差分解説

ジソピラミド (リスモダン®)

▶ **相互作用・併用注意薬**：本剤はCYP3A4で代謝を受けるためCYP3A4を阻害する薬剤（エリスロマイシン，クラリスロマイシンなど），CYP3A4を誘導する薬剤など（フェニトイン，リファンピシン，セント・ジョーンズ・ワート含有食品など）との併用に注意が必要である。また副作用として，抗コリン作用（特に尿閉，緑内障など）がしばしば問題となる。そのため高齢者の投与時に注意が必要である

ピルメノール (ピメノール®)

▶ **適応症**：適応は心室性不整脈のみ
▶ **その他**：ジソピラミドと比較すると，抗コリン作用が少ない利点がある

解説 Ⅰa群抗不整脈薬は，上室性不整脈から心室性不整脈まで広く適応を有している。心機能抑制の副作用があるため，各種不整脈において心機能低下や基礎心疾患がない症例で使用される。

ジソピラミドは抗コリン作用が強く，高齢者などで投与するときは尿閉などに注意が必要である。また，適応外であるが，ジソピラミドの陰性変力作用を利用して閉塞性肥大型心筋症患者において流出路圧格差減弱の目的で使用されることもある。

Ⅰb群
リドカイン (オリベス®)

作用機序：なぜ効くか？ どこに効くか？

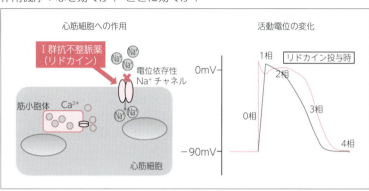

心筋細胞のナトリウムチャネル機能を抑制し，活動電位の最大立ち上がり速度の低下，興奮伝導の遅延をもたらし，異所性自動能を抑制するため，抗不整脈薬として用いられている。

代謝・排泄経路

 代謝 肝臓：主にCYP1A2およびCYP3A4で代謝される

 排泄 腎臓：尿中に20%以下
腸管：糞中に**70〜95**%

適応症と投与法
〔期外収縮（心室性），発作性頻拍（心室性），急性心筋梗塞時および手術に伴う心室性不整脈の予防，期外収縮（上室性），発作性頻拍（上室性）〕
▶1回50〜100mg（1〜2mg/kg）を1〜2分間で緩徐に静脈内注射
▶効果の持続を期待するときには10〜20分間隔で同量を追加投与可能
　（1時間内の基準最高投与量は300mg）

—— 作用機序から理解する副作用と禁忌

❑ リドカイン中毒に注意が必要。過量投与により中枢神経症状（不安，興奮，多弁，口周囲の知覚麻痺，舌のしびれ，ふらつき，聴覚過敏，耳鳴，視覚障害，振戦など。症状が進行すると意識消失，全身痙攣など）があらわれる（リドカインの中毒域：6〜10 μg/mL以上）

❑ また刺激伝導系の抑制を生じる可能性があり，刺激伝導障害のある患者（完全房室ブロック等）は投与禁忌

—— 吸収・代謝経路から理解する相互作用と併用注意薬剤・食品

❑ 本剤はCYP1A2，CYP3A4で代謝を受けるため，これら代謝酵素の阻害薬（シメチジン，リトナビルなど）あるいは誘導薬（リファンピシン，セント・ジョーンズ・ワート含有食品など）との併用時に血中濃度の増加あるいは低下が生じるため注意が必要

同種同効薬差分解説

メキシレチン（メキシチール®）

▶ **適応症**：リドカインのアナログで経口投与可能な薬剤である。本剤は糖尿病性神経障害に伴う自覚症状（自発痛，しびれ感）の改善の適応がある

▶ **投与法**：投与方法が適応症により異なるので注意が必要。頻脈性不整脈（心室性）では1日300mgを1日3回に分け食後投与，450mgまで増量可。糖尿病性神経障害に伴う自覚症状（自発痛，しびれ感）の改善では1日300mgを3回に分け食後投与

▶ **副作用**：本剤の中毒域は2.0 μg/mL以上とされる。この濃度を超えると副作用発現頻度が増大する

アプリンジン（アスペノン®）

▶ **適応症**：本剤はナトリウムチャネル抑制作用だけでなく，カルシウムチャネル，カリウムチャネルなども抑制する。リドカイン，メキシレチンと異なり，上室性の不整脈にも適応を有している。腎不全患者，心不全患者，呼吸不全患者などでも比較的安全に投与できる

解説 Ib群の代表的薬剤であるリドカインは，以前は急性心筋梗塞などに合併する心室性不整脈で広く使用されていたが，急性心筋梗塞における心室細動の一次予防において予後を悪化させることが明らかとなり，現在では使用が推奨されていない。アプリンジンはIb群の中でも上室性不整脈にも効果を認めており，腎機能低下時にも比較的安全に使用でき，また透析で除去されにくいことから，腎機能障害・血液透析患者などで他剤が使用できない場合などに使用の機会があると思われる。

Ic群

ピルシカイニド（サンリズム®）

作用機序：なぜ効くか？　どこに効くか？

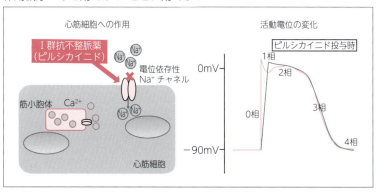

心筋細胞のナトリウムチャネル抑制作用により，細胞膜の活動電位の最大脱分極速度を抑制し，刺激の伝導速度を抑制することにより抗不整脈作用を示す。本剤はナトリウムチャネルを選択的に抑制し，カリウム，カルシウムチャネルおよびα，βおよびムスカリン受容体などには影響を与えない。

代謝・排泄経路

代謝 ▶ 肝臓でわずかにCYP2D6により代謝される

排泄 ▶ 尿中に**75〜85**％は未変化体として排泄

経口

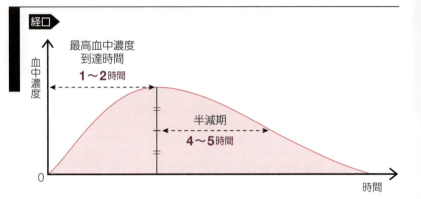

最高血中濃度到達時間 **1〜2時間**

半減期 **4〜5時間**

静注

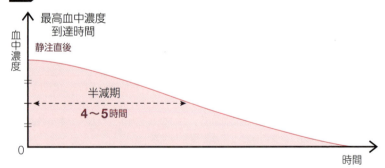

最高血中濃度到達時間 静注直後

半減期 **4〜5時間**

適応症と投与法

サンリズム®カプセル

〔他の抗不整脈薬が使用できないか，または無効の頻脈性不整脈〕

▶1日150mgを3回に分割投与。最大1日225mgまで増量可能

サンリズム®注射液

〔緊急治療を要する頻脈性不整脈（上室性および心室性）〕

▶1回0.75mg/kgを必要に応じて生理食塩液または5％ブドウ糖注射液などで希釈し，10分間で徐々に静注

──→ 作用機序から理解する副作用と禁忌

❑ 刺激伝導系抑制作用に伴う徐脈性不整脈のほか，心室頻拍心室細動などの頻脈性不整脈の発生の可能性がある。特に心機能が低下した患者では注意が必要

──→ 吸収・代謝経路から理解する相互作用と併用注意薬剤・食品

❑ 主に未変化体のまま腎より排泄されるため，腎機能障害に伴い血中濃度が増加する

❑ 心不全の患者では心室頻拍，心室細動等が発現するおそれが高いため禁忌である

❑ 刺激伝導系障害（高度の房室ブロック，高度の洞房ブロック）のある患者での使用も禁忌である

同種同効薬差分解説

フレカイニド（タンボコール®）

▶**適応症**：小児にも適応がある

▶**投与法**：小児の投与方法は，6カ月以上の乳児，幼児および小児の場合1日50～100mg/m^{2}を2～3回に分けて経口投与（適宜増減可能）。1日最大投与量は200mg/m^2。6カ月未満の乳児では1日50mg/m^{2}を2～3回に分けて経口投与（適宜増減可能）。1日最大投与量は200mg/m^2

▶**副作用・禁忌**：本剤はCYP2D6で代謝を受ける。そのためCYP2D6阻害薬（リトナビル，ミラベグロン）は併用禁忌

循環器疾患治療薬

> **解説** ピルシカイニドは本邦で開発されたナトリウムチャネル阻害薬で使用頻度が高い薬剤である。発作性心房細動の停止目的で，しばしば発作時の単回経口投与で使用され，良好な停止効果が認められている。生体内でほとんど代謝を受けず，ほとんどが未変化体で腎臓より排泄されるため，腎機能障害時には用量調節が求められる。
>
> 心筋梗塞発症後の心室性期外収縮，非持続性心室頻拍に対して，Ⅰc群抗不整脈薬が不整脈死を低下させるか否かを検討したCAST試験[1]において，実薬群ではプラセボ群と比較して不整脈死，心臓死とも増加が認められた。この結果から，現在では器質的な心疾患を有する患者におけるⅠc群抗不整脈薬の使用は必ずしも有益とはされていない。

文献

1) Echt DS, et al and the CAST investigators：N Engl J Med. 1991；324：781-8.

Ⅲ群

アミオダロン (アンカロン®)

作用機序：なぜ効くか？ どこに効くか？

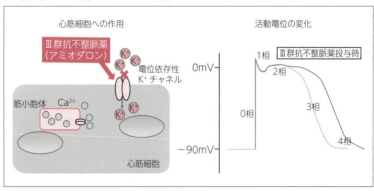

心筋のカリウムチャネル遮断作用により活動電位持続時間，有効不応期を延長させる。また，ナトリウムチャネル遮断作用，カルシウムチャネル遮断作用および抗アドレナリン作用を併せ持つ。これらの薬理作用により抗不整脈作用を発揮する。

吸収経路と吸収率

吸収経路 消化管全域

代謝・排泄経路

代謝 肝臓で主にCYP3A4により代謝される

排泄 糞便排泄

経口

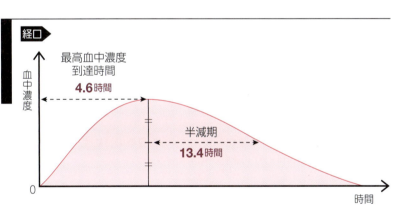

最高血中濃度到達時間 **4.6**時間

半減期 **13.4**時間

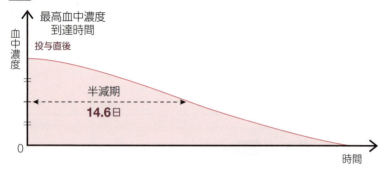

適応症と投与法
アンカロン®錠
〔生命に危険のある下記の再発性不整脈で他の抗不整脈薬が無効か，または使用できない場合：心室細動，心室性頻拍，心不全（低心機能）または肥大型心筋症に伴う心房細動〕
▶導入期：1日400mgを1～2回に分けて1～2週間経口投与
▶維持期：1日200mgを1～2回に分けて経口投与

アンカロン®注
〔生命に危険のある心室細動，血行動態不安定な心室頻拍で難治性かつ緊急を要する場合〕
- 初期急速投与
  125mgを5％ブドウ糖液100mLに加え，容量型の持続注入ポンプを用い，600mL/時（10mL/分）の速度で10分間投与
- 負荷投与
  750mgを5％ブドウ糖液500mLに加え，容量型の持続注入ポンプを用い33mL/時の速度で6時間投与
- 維持投与
  17mL/時の速度で合計42時間投与
  6時間の負荷投与後，残液を33mL/時から17mL/時に投与速度を変更し，18時間投与
  750mgを5％ブドウ糖液500mLに加え，容量型の持続注入ポンプを用い17mL/時の速度で24時間投与
- 追加投与
  血行動態不安定な心室頻拍あるいは心室細動が再発し，本剤投与が必要な場合に

は追加投与可能

1回の追加投与は125mgを5％ブドウ糖液100mLに加え，容量型の持続注入ポンプを用い，600mL/時（10mL/分）の速度で10分間投与

・継続投与（3日以降）

48時間の投与終了後，本剤の継続投与が必要と判断された場合は，継続投与を行うことが可能

750mgを5％ブドウ糖液500mLに加え，容量型の持続注入ポンプを用い17mL/時の速度で投与

〔電気的除細動抵抗性の心室細動あるいは無脈性心室頻拍による心停止〕

・300mgまたは5mg/kg（体重）を5％ブドウ糖液20mLに加え，静脈内へボーラス投与。心室性不整脈が持続する場合には，150mgまたは2.5mg/kg（体重）を5％ブドウ糖液10mLに加え，追加投与可能

——• 作用機序から理解する副作用と禁忌

❏ 活動電位持続時間を延長することから，心電図上のQT/QTc時間を延長する。そのために重大な副作用として催不整脈作用があり，特に心室頻拍，心室粗動，心室細動などには注意が必要

❏ 刺激伝導系抑制による房室ブロックなどの徐脈性不整脈にも注意が必要

❏ そのほか，本剤に特徴的な副作用として甲状腺機能亢進症，甲状腺機能低下症，抗利尿ホルモン不適合分泌症候群（SIADH），肺胞出血，急性呼吸窮迫症候群，間質性肺炎，肺線維症，角膜色素沈着，視覚暈輪，羞明などがある

——• 吸収・代謝経路から理解する相互作用と併用注意薬剤・食品

❏ 本剤はCYP3A4，CYP2C9，CYP1A2により代謝を受けるため，CYP3A4阻害薬（リトナビル，サキナビルなど）は併用禁忌，CYP3A4阻害薬（シクロスポリン，タクロリムスなど）およびCYP2C9基質薬（フレカイニド，アプリンジン，メトプロロールなど），CYP1A2器質薬（テオフィリンなど）との薬物相互作用がある。またP糖蛋白の基質薬である

❏ ダビガトラン，エドキサバンとの併用に際しては，ダビガトラン，エドキサバンの血中濃度が増加するため注意が必要である

❏ 薬力学的な相互作用の観点からQT延長をきたす薬剤（Ⅰa群抗不整脈薬，Ⅲ群抗不整脈薬など）との併用も禁忌である

❏ また特異的な副作用の観点から重篤な呼吸不全の患者，甲状腺機能障害の患者においても投与禁忌となっている

同種同効薬差分解説

ソタロール (ソタコール®)

ほとんど代謝を受けず，未変化体で尿中へ排泄される。排泄率75%。腎機能障害時には半減期，血中濃度の増加が認められるため，投与間隔を延長するなどの対応が必要。

ニフェカラント (シンビット®)

肝で代謝されUDP-グルクロン酸転移酵素，CYP3A4，CYP2D6が主に関与する。排泄経路は尿中および糞中排泄であり，尿中に47～56%排泄される。

解説 Ⅲ群薬はⅠ群薬と異なり，心収縮力の低下作用を有さない。強力な抗不整脈作用を有する反面，副作用としてQT延長やそれに伴う多形性心室頻拍が生じることがある。Ⅲ群抗不整脈薬の代表的薬剤であるアミオダロンはCYP2C9，CYP2D6およびCYP3A4に対する阻害作用を，また活性代謝物であるモノ-N-デスエチルアミオダロン（DEA）はCYP1A1，CYP1A2，CYP2A6，CYP2B6，CYP2C9，CYP2C19，CYP2D6およびCYP3A4に対する阻害作用を有するため，種々の薬剤と薬物相互作用を生じやすい。アミオダロンは反復投与時に定常状態になるまでの時間が数カ月かかり，また分布容積が106L/kgと大きく半減期が30.9日と長いといった薬物動態的な特徴がある。

14 亜硝酸薬

代表的薬剤　一硝酸イソソルビド
同種同効薬　ニトログリセリン

特徴　亜硝酸薬は血管平滑筋に作用し，アデニル酸シクラーゼを介しサイクリックGMPを増加させることで，血管平滑筋弛緩作用を発揮する。末梢静脈系および末梢動脈系を拡張することで左室前負荷と後負荷が減少するため，心不全の治療薬としてしばしば用いられる。また左室拡張終期圧を減少させることで心内膜側心筋への冠血流を増加させる作用があり，また冠動脈のスパスムを予防するなどの効果から，狭心症にも頻用されている。

一硝酸イソソルビド（アイトロール®）

作用機序：なぜ効くか？　どこに効くか？

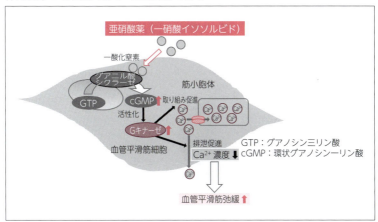

一硝酸イソソルビドは血管平滑筋細胞内で亜硝酸イオンに還元された後に一酸化窒素に変化し，グアニル酸シクラーゼを活性化する。活性化したグアニル酸シクラーゼはcGMPを増加し，細胞外へのCa^{2+}の排泄や筋小胞体へのCa^{2+}の取り込みを促進させることで細胞内Ca^{2+}濃度を低下させることで平滑筋弛緩作用を発揮する。

吸収経路と吸収率

吸収経路 ▶ 消化管

吸収率 ▶ ほぼ **100%**

代謝・排泄経路

代謝 ▶ 肝臓でグルクロン酸抱合を受ける。代謝率 **90%**

排泄 ▶ **95%** が尿中排泄

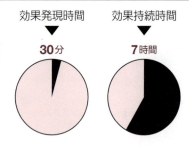

効果発現時間 **30分**

効果持続時間 **7時間**

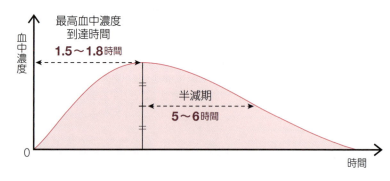

最高血中濃度到達時間 **1.5〜1.8時間**

半減期 **5〜6時間**

適応症と投与法

〔狭心症〕

▶1回20mg，1日2回経口投与。最大投与量は1回40mg，1日2回

── 作用機序から理解する副作用と禁忌

❏主な副作用は血管拡張作用に基づくもので頭痛，頭重感，めまい，動悸等がある

❏閉塞隅角緑内障の患者で眼圧上昇をきたすことがあり投与禁忌となっている。また頭部外傷あるいは脳出血患者において頭蓋内圧を上昇させることがあり，投与禁忌となっている

── 吸収・代謝経路から理解する相互作用と併用注意薬剤・食品

❏薬力学的な相互作用として，血管拡張作用を有する患者では血圧低下に注意が必要。また，ホスホジエステラーゼ5阻害薬（シルデナフィル，タダラフィル）またはグアニル酸シクラーゼ刺激薬（リオシグアト）との併用は禁忌となっている（どちらの薬剤もNO-sGC-cGMP経路に作用するため，効果の増強が起こる）

■ 同種同効薬差分解説

ニトログリセリン（ニトロダーム®TTS，ミリスロール®，ニトロペン®）

▶**適応症**：ミリスロール®は手術時の低血圧維持，手術時の異常高血圧の救急処置，急性心不全の適応がある。ニトロペン®は心臓喘息，アカラジアの一時的緩解の適応がある

解説 亜硝酸薬は虚血性心疾患や心不全（急性心不全・慢性心不全）に頻用される薬剤である。静注投与，経口投与，舌下投与，経皮投与（貼付薬）など多彩な剤形の薬剤があり，投与に際しての利便性が高い。日本循環器学会の心筋梗塞二次予防に関するガイドラインでは，狭心症発作寛解のための速効性のニトログリセリンや硝酸薬の舌下投与はクラスⅠ，うっ血性心不全を合併した広範囲梗塞の患者における心不全治療目的での硝酸薬の投与および心筋虚血が認められる患者に対する発作予防のための持続性硝酸薬の投与はクラスⅡaに推奨されている[1]。長期投与により耐性が生じることが知られており，間欠投与など投与法に工夫が必要な場合もある。

文献

1) 小川久雄, 他：心筋梗塞二次予防に関するガイドライン（2011年改訂版）. 日本循環器学会, 2011, p29.

15 ジギタリス製剤

代表的薬剤　ジゴキシン
同種同効薬　メチルジゴキシン

循環器疾患治療薬

特徴　ジギタリス製剤は心筋細胞膜のNa^+-K^+ATPase阻害作用に基づく心筋収縮力増大作用があり，強心剤として用いられてきた。しかし慢性心不全において長期予後を改善する効果は証明されていない[1]。近年ではジギタリス製剤の刺激伝導系抑制作用を利用して慢性心房細動の心拍数コントロールの目的でしばしば使用される。

ジゴキシン（ジゴシン®）

作用機序：なぜ効くか？　どこに効くか？

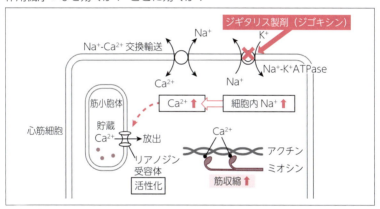

Na^+-K^+ATPase阻害作用により心筋細胞内Na^+を増加する。細胞内Na^+の増加に引き続き，Na^+-Ca^{2+}交換輸送が減弱し，結果として細胞内Ca^{2+}の増加が生じ心筋収縮力を増大させ，強心作用を発揮する。また迷走神経刺激作用，抗交感神経作用により刺激伝導速度の抑制，不応期の延長などの作用も有する。

吸収経路と吸収率

吸収経路　大部分が小腸から吸収。ごく微量は胃粘膜より吸収

代謝・排泄経路

代謝 肝臓でCYP3Aにより**30%**程度が代謝を受ける

排泄 腎臓：大部分（**60〜70%**）が未変化体で尿中へ排泄。機序は糸球体濾過とP糖蛋白を介する尿細管分泌による

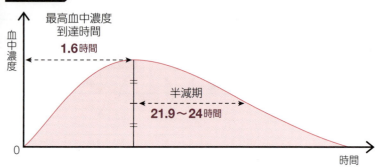

ジゴシン®錠

最高血中濃度到達時間 **1.6**時間

半減期 **21.9〜24**時間

適応症と投与法
ジゴシン®錠

〔うっ血性心不全（肺水腫，心臓喘息等を含む），心房細動・粗動による頻脈，発作性上室性頻拍，手術・急性熱性疾患・出産・ショック・急性中毒における心不全および各種頻脈の予防と治療〕

▶成人の場合
- 急速飽和療法（飽和量：1.0〜4.0mg）
- 初回0.5〜1.0mg，以後0.5mgを6〜8時間ごとに経口投与，十分な効果発現まで継続
- 維持療法：1日0.25〜0.5mgを経口投与

―→ **作用機序から理解する副作用と禁忌**

❏ ジギタリス中毒は広く知られた副作用である。主な症状は高度の徐脈，二段脈，多源性心室性期外収縮，発作性心房性頻拍等，房室ブロック，心室性頻拍症あるいは心室細動等重篤な不整脈などがある。そのため房室ブ

ロック，洞房ブロックのある患者では禁忌となっている
- また非閉塞性腸間膜虚血が重篤な副作用として知られる
- 消化器症状，視覚異常（黄視等），精神神経症状（錯乱，譫妄など），女性型乳房も有名な副作用である
- 閉塞性心筋疾患（特発性肥大性大動脈弁下狭窄等）のある患者では，本剤の投与により心筋収縮力を増強し，左室流出路の閉塞を悪化させる可能性があるため投与禁忌となっている

——▶ 吸収・代謝経路から理解する相互作用と併用注意薬剤・食品
- 腎排泄を抑制する薬剤，P糖蛋白質を阻害する薬剤，CYP3Aを阻害する薬剤は本剤の血中濃度を増加させるため注意が必要である
- また抗不整脈薬など刺激伝導系を抑制する薬剤との併用は，薬力学的相互作用により，刺激伝導系抑制が増強するため注意が必要
- カルシウム製剤の注射薬はジゴキシンの毒性が急激に出現する可能性があり禁忌となっている

同種同効薬差分解説

メチルジゴキシン（ラニラピッド®）
ジゴキシンと比較して腸管からの吸収が良好である（ジゴキシンの最高血中濃度到達時間1.6時間に対して，ラニラピッドは1時間）。

解説 ジギタリス製剤は有効血中濃度が0.8〜2ng/mLと狭く，中毒に伴う副作用が重篤である。さらに強心剤としての心不全に対する予後改善のエビデンスはなく，むしろ不整脈死や予後悪化の報告もあるため，強心作用を期待しての使用はあまりなされなくなっている。むしろ心房細動患者における心拍数コントロールなどでの使用頻度のほうが多いと思われる。
投与法として，添付文書上は急速飽和が記載されているが，実際には行うことはほとんどなく，維持療法もより少量での投与となっている。

文献

1) 松﨑益德，他：慢性心不全治療ガイドライン（2010年改訂版）．日本循環器学会，2010, p20.

16 カテコラミン製剤

代表的薬剤　ドブタミン
同種同効薬　ドパミン

特徴　カテコラミン製剤は急性循環不全や急性心不全，慢性心不全の急性増悪などにおいて短期的な血行動態の改善を目的として頻用される。中心的役割を果たす薬剤はドブタミンであり，$β_1$受容体刺激による心拍数増加，心収縮力増加，拡張期の弛緩改善作用などをもたらす。重症度に応じてドパミン，ノルアドレナリン（ノルエピネフリン）などの併用もしばしば行われる。

ドブタミン（ドブトレックス®）

作用機序：なぜ効くか？　どこに効くか？

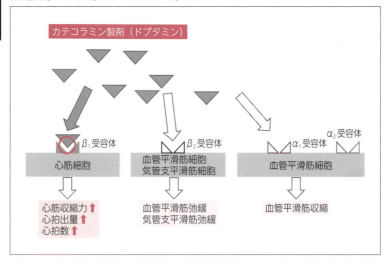

心筋の$β_1$受容体に直接作用し心収縮力を増強する。低～中等度用量では，心拍数および平均血圧を変化させず，心収縮力・心拍出力の増加作用を発揮する。また血管の$β_2$および$α_1$受容体に作用し末梢血管抵抗を軽減する作用も併せ持つとされる。

代謝・排泄経路

 代謝 ▶ 主として肝臓でCOMT (catechol-O-methyltransferase：カテコール-O-メチル基転移酵素) で代謝される

 排泄 ▶ 主に尿中排泄。排泄率**35%**

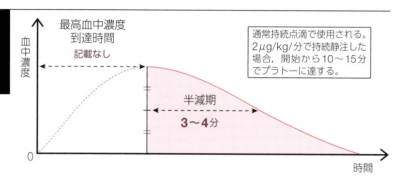

- 最高血中濃度到達時間：記載なし
- 半減期：**3〜4分**
- 通常持続点滴で使用される。2μg/kg/分で持続静注した場合、開始から10〜15分でプラトーに達する。

適応症と投与法

〔急性循環不全における心収縮力増強〕

▶ 1分間あたり1〜5μg/kgを点滴静注。最大1分間あたり20μg/kgまで増量可能

作用機序から理解する副作用と禁忌

- 過剰なβ刺激に伴う種々の反応・症状が副作用である。主なものとして、不整脈（頻脈・期外収縮等），血圧上昇，動悸，胸部不快感，狭心痛などがある
- 肥大型閉塞性心筋症（特発性肥厚性大動脈弁下狭窄）の患者においては、左室からの血液流出路の閉塞が増強され、症状を悪化するおそれがあるため投与禁忌である

吸収・代謝経路から理解する相互作用と併用注意薬剤・食品

- β遮断薬（プロプラノロール等）との併用において，本剤のβ受容体刺激作用が遮断され効果が減弱し，さらにβ受容体遮断作用によりα受容体刺激作用があらわれ，末梢血管抵抗の上昇が起こる可能性があるため併用禁

忌となっている

同種同効薬差分解説

ドパミン (イノバン®)

ドブタミンは用量によらず主にβ_1受容体刺激作用を発揮するが，ドパミンは高用量投与時にα_1受容体刺激作用を，低用量投与時にはD_1受容体刺激作用を発揮する。このため腎血流増加作用や末梢血管収縮作用など多彩な交感神経刺激作用を有する。

解説 ドブタミン，ドパミンともに心原性ショックや急性心不全などでは頻用される薬剤である。後述のホスホジエステラーゼⅢ阻害薬よりも使用頻度は多い。長期投与の効果は証明されておらず，過量により重篤な副作用の可能性もあるため臨床現場では必要時に短期的に投与されることが多い。

17 ホスホジエステラーゼⅢ阻害薬

代表的薬剤　ミルリノン
同種同効薬　ピモベンダン

 特徴　ホスホジエステラーゼⅢ阻害薬は陽性変力作用と血管拡張作用を有する薬剤である。β受容体を介さずに効果を発揮するため，すでにβ遮断薬が投与されている患者における心不全患者（慢性心不全の急性増悪時など）にも効果が発揮される。

ミルリノン（ミルリーラ®）

作用機序：なぜ効くか？　どこに効くか？

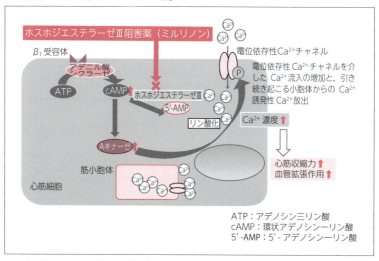

ホスホジエステラーゼⅢを選択的に阻害することによりβ受容体を介さずに細胞内サイクリックAMP量を選択的に増加させ，Aキナーゼの活性化を介した細胞内カルシウム濃度の上昇により，心筋収縮力増強作用および血管拡張作用を発現すると考えられる。

代謝・排泄経路

代謝 ▶ 肝臓でわずかにグルクロン酸抱合を受ける

排泄 ▶ 尿中に **90%** 以上が未変化体として排泄される

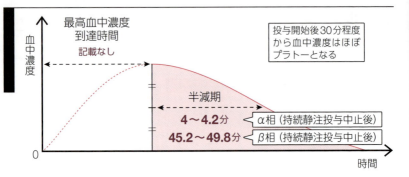

適応症と投与法

〔急性心不全で他の薬剤を投与しても効果が不十分な場合〕

- ▶体重1kgあたり50μgを10分間かけて静脈内投与し，引き続き1分間あたり0.5μg/kgを点滴静脈内投与
- ▶1分間あたり0.25〜0.75μg/kgの範囲で適宜増減
- ▶フロセミド，ブメタニド，カンレノ酸，ピペラシリン，ジベカシン，ピリドキサール，ジアゼパム，炭酸水素ナトリウムと配合変化があるので，他剤と別投与すること

―― **作用機序から理解する副作用と禁忌**
  - ❏重大な副作用として細胞内カルシウム濃度の上昇により心室頻拍，心室細動を生じることがある
  - ❏その他各種不整脈（心房細動，心室性期外収縮，上室性期外収縮等の不整脈，頻脈）を生じることがあるため注意が必要である

―― **吸収・代謝経路から理解する相互作用と併用注意薬剤・食品**
  - ❏カテコラミン系強心薬との併用で，薬力学的な相互作用により強心作用が

増強し不整脈の発現を助長するため注意が必要である。また肥大型閉塞性心筋症の患者では左室流出路を障害するため併用禁忌となっている

同種同効薬差分解説

ピモベンダン (アカルディ®)

▶**適応症**：本剤は経口投与薬剤である。急性心不全（1回2.5mgを経口投与。最大1日2回投与可能）および慢性心不全（1回2.5mgを1日2回食後投与）の適応がある

▶**その他**：吸収排泄の個体間格差が大きい（急性心不全患者への投与で最高血中濃度3倍，AUC7倍の個体間格差がある）

> **解説** ホスホジエステラーゼⅢ阻害薬による心不全の予後改善を示すエビデンスはない。注射薬であるミルリノンは心不全の急性期に血行動態の改善効果に優れた薬剤であるが，長期的に投与すべきではない。また経口薬であるピモベンダンの薬理作用はホスホジエステラーゼⅢ阻害作用だけなく，トロポニンのカルシウム感受性を増強する作用を有し心筋収縮力を増加させる。ピモベンダンは慢性心不全にも適応を取得しており，長期的な生命予後改善効果は認められないが，QOLの改善効果などの報告がある[1~3]。ピモベンダンはカテコラミンからの離脱やβ遮断薬導入時などで使用されることがある。

文献

1) Sasayama S：Heart and vessels. 1994；9（3）：113-20.
2) Lubsen J：Heart. 1996；76（3）：223-31.
3) The EPOCH Study Group：Circ J. 2002；66（2）：149-57.

18 抗血小板薬

代表的薬剤　アスピリン・ダイアルミネート配合
代表的薬剤　クロピドグレル
代表的薬剤　シロスタゾール
代表的薬剤　チクロピジン
代表的薬剤　サルポグレラート

特徴　抗血小板薬は，主として動脈系の血栓症の予防に用いられる。虚血性心疾患，脳梗塞，末梢動脈疾患などが適応になる。狭心症，心筋梗塞の冠動脈形成術・ステント留置後には，アスピリンとチエノピリジン系薬剤を中心とした2剤併用が行われることが多い。

アスピリン・ダイアルミネート配合（バファリン®）

作用機序：なぜ効くか？　どこに効くか？

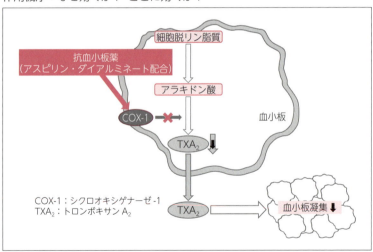

シクロオキシゲナーゼ-1（COX-1）を阻害することでトロンボキサンA_2の産生が減少し血栓形成を抑制する。血小板におけるCOX-1阻害作用は血小板が本酵素を再合成できないため，不可逆的である。

吸収経路と吸収率

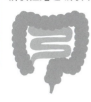

吸収経路 胃，小腸上部

吸収率 80～100％

代謝・排泄経路

代謝 肝臓，血液中，腎臓など各種臓器においてエステラーゼで速やかに加水分解される

排泄 約90％が尿中に排泄される

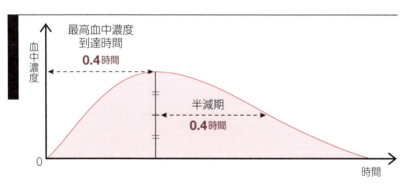

最高血中濃度到達時間 **0.4**時間

半減期 **0.4**時間

適応症と投与法

〔狭心症（慢性安定狭心症，不安定狭心症），心筋梗塞，虚血性脳血管障害（一過性脳虚血発作（TIA），脳梗塞）における血栓・塞栓形成の抑制，冠動脈バイパス術（CABG）あるいは経皮経管冠動脈形成術（PTCA）施行後における血栓・塞栓形成の抑制〕

▶81mgを1日1回経口投与

▶最大324mgまで増量可

〔川崎病（川崎病による心血管後遺症を含む）〕

▶急性期有熱期間：1日体重1kgあたり30～50mgを3回に分けて経口投与

▶解熱後の回復期から慢性期：1日体重1kgあたり3〜5mgを1回投与。適宜増減

作用機序から理解する副作用と禁忌

❑血小板凝集抑制作用による出血が主な副作用である

❑頭蓋内出血，肺出血，消化管出血，鼻出血，眼底出血等が重大な副作用として挙げられる

❑そのほか中毒性表皮壊死融解症（Toxic Epidermal Necrolysis：TEN），皮膚粘膜眼症候群（Stevens-Johnson症候群），喘息発作（アスピリン喘息）なども特異的な副作用として知られる

❑出血傾向のある患者やアスピリン喘息の患者では投与禁忌である

吸収・代謝経路から理解する相互作用と併用注意薬剤・食品

❑抗凝固薬，抗血小板薬など出血を助長するような薬剤は併用に注意が必要

❑バルプロ酸ナトリウム，アセタゾラミド，プロスタグランジンD_2，トロンボキサンA_2受容体拮抗薬との併用時には，アスピリンが血漿蛋白と結合したこれらの薬剤と置換し，相手薬剤の血中濃度が増加するので注意が必要である

> **解説** アスピリンは虚血性心疾患，虚血性脳血管障害，川崎病などに広く適応を有する薬剤である。特に虚血性心疾患のステント留置後にはアスピリンとクロピドグレルを用いた2剤併用療法が行われる。現在アスピリンとクロピドグレルの配合剤も発売されており利便性が高い。

クロピドグレル（プラビックス®）

作用機序：なぜ効くか？　どこに効くか？

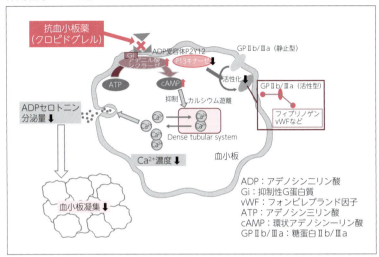

クロピドグレルはプロドラッグであり，その活性代謝物が，血小板上に存在するADP受容体P2Y12に選択的かつ不可逆的に結合してPI3キナーゼの活性化を抑制することにより，GPⅡb/Ⅲaの活性化を阻害する。また，チクロピジンと同様にADP受容体P2Y12刺激によって生じる抑制性蛋白質Giによるアデニル酸シクラーゼの活性抑制を阻害し，cAMPを増加させる。さらに，血小板内の遊離Ca^{2+}濃度を抑えることにより，各種血小板凝集因子による凝集反応を抑制する。

代謝・排泄経路

代謝 肝臓で主にCYP2C19により活性代謝物H4が生成される。エステラーゼにより非活性代謝物SR26334が生成される。その他CYP1A2，CYP2B6，CYP3A4等が代謝に関与する

排泄 尿中，糞中

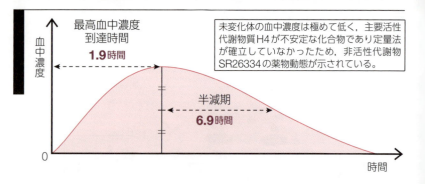

適応症と投与法

〔虚血性脳血管障害（心原性脳塞栓症を除く）後の再発抑制〕
▶75mgを1日1回投与（年齢，体重，症状により50mgを1日1回投与）

〔経皮的冠動脈形成術（PCI）が適用される虚血性心疾患〕
▶投与開始日に300mgを1日1回投与し，その後，維持量として1日1回75mgを投与（アスピリン（81～100mg/日）と併用すること）

〔末梢動脈疾患における血栓・塞栓形成の抑制〕
▶75mgを1日1回投与

―→ 作用機序から理解する副作用と禁忌
  ❏ 血小板凝集抑制作用による出血が主な副作用である
  ❏ 脳出血等の頭蓋内出血，硬膜下血腫，吐血，下血，胃腸出血，眼底出血，関節血腫が重大な副作用として挙げられる
  ❏ 出血している患者では投与禁忌

―→ 吸収・代謝経路から理解する相互作用と併用注意薬剤・食品
  ❏ 薬力学的相互作用の観点から血小板凝集抑制作用を有する薬剤や抗凝固薬などの併用には注意が必要である
  ❏ CYP2C19の阻害作用を持つ薬剤（オメプラゾールなど）の併用時には本剤の作用が減弱する可能性がある

クロピドグレルはチクロピジンと比較して有効性は同等であり安全性で優れている薬剤である。現在ではチクロピジンに代わって頻用されている。本剤はプロドラッグであり，その代謝にはCYP2C19が主に関与するが，CYP2C19には遺伝子多型が存在し，poor metabolizer（本邦で18〜22%）では，活性代謝物H4の血中濃度がextensive metabolizer（wild type）と比較して低下することが知られており注意が必要である。

シロスタゾール（プレタール®）

作用機序：なぜ効くか？ どこに効くか？

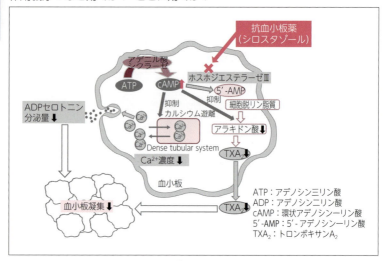

血小板においてホスホジエステラーゼⅢ阻害によりcAMP濃度を増加させることで、アラキドン酸カスケードを抑制しトロンボキサンA_2産生を低下させ、また細胞内カルシウムの低下によりADP、セロトニンなどの血小板凝集物質の分泌を抑制することで、血小板凝集を抑制し、抗血小板作用を発揮する。

吸収経路と吸収率

吸収経路 腸管。食後の投与で空腹時と比較して血中濃度が増加する

代謝・排泄経路

代謝 肝臓で主にCYP3A4，そのほかCYP2D6，CYP2C19により代謝される

排泄 尿中に**30**％，そのほか胆汁中への排泄がある

プレタール®OD錠

効果発現時間 ▼ **3**時間

効果持続時間 **48**時間

最高血中濃度到達時間 **3.5**時間

半減期 **10〜13**時間

血中濃度／時間

適応症と投与法

〔慢性動脈閉塞症に基づく潰瘍，疼痛および冷感等の虚血性諸症状の改善，脳梗塞（心原性脳塞栓症を除く）発症後の再発抑制〕

▶1回100mgを1日2回投与

—— 作用機序から理解する副作用と禁忌
　□ 抗血小板作用による出血が重大な副作用として挙げられる（脳出血，肺出

血，消化管出血，鼻出血，眼底出血など）

❑ そのほかうっ血性心不全，心筋梗塞，狭心症，心室頻拍などが重大な副作用として知られる

❑ 出血している患者，うっ血性心不全の患者では投与禁忌

吸収・代謝経路から理解する相互作用と併用注意薬剤・食品

❑ 薬力学的相互作用の観点から抗凝固薬，抗血小板薬，血栓溶解薬など出血傾向を助長するような薬剤は併用注意

❑ 本剤はCYP3A4およびCYP2C19で代謝を受けるためCYP3A4阻害薬（エリスロマイシン，シメチジン，ジルチアゼム，グレープフルーツジュースなど）との併用時に血中濃度が増加する可能性がある

❑ CYP2C19阻害薬との併用時に血中濃度が低下する可能性がある

解説 本剤はホスホジエステラーゼⅢ阻害作用を有するため，血管平滑筋においては血管拡張作用を発揮する。また血管平滑筋細胞の増殖抑制作用も報告されている。また血管内皮細胞においても一酸化窒素放出作用などが報告されており，これも血管拡張に寄与する。これらの作用は慢性閉塞性動脈硬化症患者の症状改善に寄与すると考えられる。またホスホジエステラーゼⅢ阻害作用に起因して心機能亢進や心拍数増加が生じるため，心筋酸素需要が増加し副作用として狭心症が生じる可能性があり注意が必要である。心拍数増加の副作用を期待して徐脈性不整脈の患者に投与されることもしばしばみられる。

チクロピジン（パナルジン®）

作用機序：なぜ効くか？　どこに効くか？

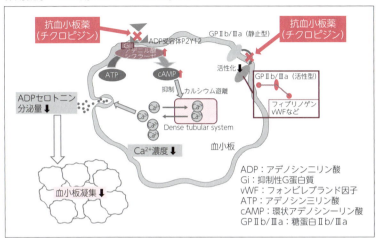

チクロピジンは活性代謝産物が，抑制性蛋白質Giを阻害する作用を有する。その結果，アデニル酸シクラーゼの働きを抑制するADP受容体を阻害することにより，アデニル酸シクラーゼの抑制が解除され，cAMPが増加する。それに伴い，細胞内カルシウムのDense tubular systemへの再吸収が亢進し，細胞内カルシウム濃度が減少し，ADP，セロトニンなどの血小板凝集因子の放出が減少する。また，チクロピジンは活性代謝産物がGPⅡb/Ⅲaを抑制し，活性型GPⅡb/Ⅲaの持つフィブリノゲン，vWFなどの血漿蛋白質との結合を阻害する。本剤の抗血小板作用は非可逆的であるので，その作用が消失するには8〜10日間かかると考えられている。

吸収経路と吸収率

吸収経路 ▶ 小腸上部

吸収率 ▶ **90%**以上

代謝・排泄経路

代謝 肝臓でCYP2C9, CYP2C19, CYP3A4により代謝される

排泄 胆汁排泄を介した糞便排泄

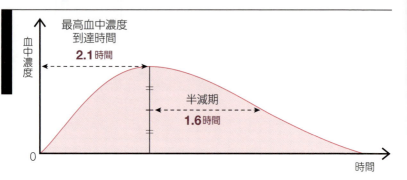

最高血中濃度到達時間 **2.1**時間

半減期 **1.6**時間

適応症と投与法

〔血管手術および血液体外循環に伴う血栓・塞栓の治療ならびに血流障害の改善〕
▶1日200〜300mgを2〜3回に分けて食後投与

〔慢性動脈閉塞症に伴う潰瘍,疼痛および冷感などの阻血性諸症状の改善〕
▶1日300〜600mgを2〜3回に分けて食後投与

〔虚血性脳血管障害に伴う血栓・塞栓の治療〕
▶1日200〜300mgを2〜3回に分けて食後投与

〔クモ膜下出血術後の脳血管攣縮に伴う血流障害の改善〕
▶1日300mgを3回に分けて食後投与

—— 作用機序から理解する副作用と禁忌
- 抗血小板作用による出血が重大な副作用として挙げられる(頭蓋内出血,消化管出血等)
- そのほか肝障害,無顆粒球症,血栓性血小板減少性紫斑病(TTP),SLE様症状などが重大な副作用として知られている
- 出血している患者のほか,重篤な肝障害,白血球減少症の患者への投与も禁忌となっている

→ **吸収・代謝経路から理解する相互作用と併用注意薬剤・食品**
- 薬力学的相互作用の観点から抗凝固薬，抗血小板薬，血栓溶解薬など出血傾向を助長するような薬剤は併用注意
- そのほかCYP1A2（テオフィリンなど），CYP2C9（バルビツール酸誘導体など），CYP2C19（フェニトインなど），CYP3A4（シクロスポリンなど）の基質薬との併用で，相手薬剤の血中濃度が増加することが知られる

解説 チクロピジンは従来，虚血性心疾患に対するステント留置後にアスピリンとともに併用されてきた。しかしながら，肝障害や無顆粒球症などの重篤な副作用が多く，現在ではその地位はクロピドグレルにとって代わられている。

サルポグレラート（アンプラーグ®）

作用機序：なぜ効くか？ どこに効くか？

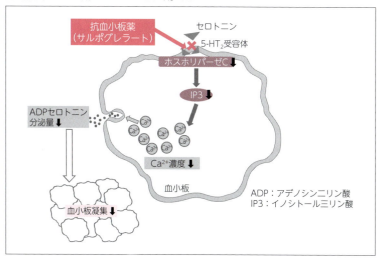

血小板の5-HT₂（セロトニン）受容体に対して特異的な拮抗作用を有し，抗血小板作用を発揮する。

吸収経路と吸収率

吸収率 50%以上

代謝・排泄経路

代謝 肝臓で脱エステル化の後に代謝物が CYP1A2, CYP2B6, CYP2C9, CYP2C19, CYP2D6, CYP3A4 で代謝される

排泄 尿中に40%程度, 糞中に5%程度

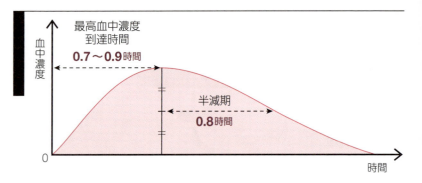

最高血中濃度到達時間 **0.7〜0.9時間**

半減期 **0.8時間**

適応症と投与法

〔慢性動脈閉塞症に伴う潰瘍, 疼痛および冷感等の虚血性諸症状の改善〕

▶1回100mgを1日3回食後投与。適宜増減

作用機序から理解する副作用と禁忌

- 抗血小板作用による出血が重大な副作用として挙げられる（脳出血, 消化管出血など）
- 出血している患者（血友病, 毛細血管脆弱症, 消化管潰瘍, 尿路出血, 喀血, 硝子体出血など）では投与禁忌

吸収・代謝経路から理解する相互作用と併用注意薬剤・食品
❏ 薬力学的相互作用の観点から抗凝固薬，抗血小板薬，血栓溶解薬など出血傾向を助長するような薬剤は併用注意

 セロトニンは血管内皮障害部位に粘着・凝集した血小板から放出され，障害部位の血小板凝集増強，血管収縮，血管平滑筋増殖をきたし末梢循環障害を悪化させる。本剤の抗血小板作用は他の抗血小板薬よりも弱いが，セロトニン拮抗作用による血管収縮抑制作用が末梢循環障害を改善させる効果を発揮する点でユニークな薬剤である。

19 経口抗凝固薬

代表的薬剤　ワルファリン

特徴　ワルファリンは血栓塞栓症の予防に広く使用されている薬剤である。ダビガトランなど，近年発売された新規抗凝固薬（NOAC，またはDOAC（direct oral anticoagulant））がワルファリンにとって代わり広く使用されるようになってきているが，ワルファリンはNOACに比べて適応症も広い。特に心房細動の患者の抗凝固療法ではNOACは「非弁膜症性心房細動患者」に限定されるため，ワルファリンが投与される機会も多いと思われる。

ワルファリン（ワーファリン®）

作用機序：なぜ効くか？　どこに効くか？

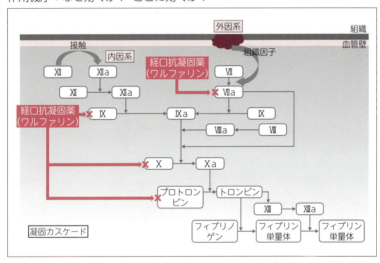

ワルファリンは，ビタミンKの作用に拮抗し肝臓におけるビタミンK依存性血液固因子（プロトロンビン，第VII，第IXおよび第X因子）の生合成を抑制して抗凝血効果および抗血栓効果を発揮する。また，ワルファリン投与によって血中に遊離するPIVKA（Protein induced by Vitamin K absence or antagonist：プロトロンビン前駆体）が増加することにより抗凝血作用および血栓形成抑制作用を発揮する。

吸収経路と吸収率

吸収経路 ▶ 胃および上部小腸

吸収率 ▶ バイオアベイラビリティ **100**%

代謝・排泄経路

代謝 ▶ 肝臓：ワルファリンは光学異性体（S-ワルファリン，R-ワルファリン）のラセミ体である。S-ワルファリンは主にCYP2C9により，R-ワルファリンはCYP1A2，CYP3A4などにより代謝を受ける

排泄 ▶ 薬の**30**%が尿中排泄，残り**70**%は糞便中に排泄

効果発現時間　　効果持続時間
▼
12〜24時間　　**48〜72**時間

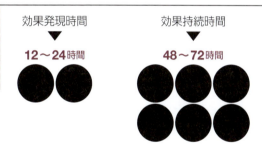

最高血中濃度到達時間 **0.5**時間

半減期 **55〜133**時間

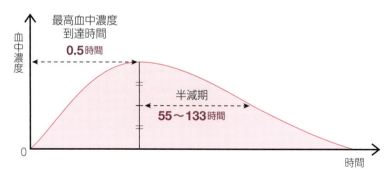

循環器疾患治療薬

適応症と投与法
〔血栓塞栓症（静脈血栓症，心筋梗塞症，肺塞栓症，脳塞栓症，緩徐に進行する脳血栓症等）の治療および予防〕

- ▶プロトロンビン時間およびトロンボテストの検査値に基づき投与量を決定し，血液凝固能管理を十分に行いつつ使用する
- ▶成人における初回投与量は通常1〜5mg，1日1回
- ▶小児における維持投与量の目安は12カ月未満：0.16mg/kg/日，1歳以上15歳未満：0.04〜0.10mg/kg/日

→ 作用機序から理解する副作用と禁忌
- ❑本剤の最大の副作用は出血である。そのため，出血している患者，出血する可能性のある患者や中枢神経系の手術または外傷後日の浅い患者は投与禁忌である

→ 吸収・代謝経路から理解する相互作用と併用注意薬剤・食品
- ❑本剤はCYP2C9，CYP3A4およびCYP1A2で代謝を受ける。これら薬物代謝酵素の誘導薬あるいは阻害薬との併用で薬物相互作用が生じるため注意が必要である
- ❑本剤の作用はビタミンK製剤で特異的に拮抗される。納豆は大量のビタミンKを含み，さらに納豆菌により腸内でビタミンKが産生されるため，ワーファリンの作用を減弱する可能性があり，少量であっても摂取は禁止すべきである
- ❑一方，薬剤の腸内細菌抑制作用によりビタミンK産生を抑制する薬剤（抗生物質）などの投与により，本剤の作用が増強することがある
- ❑本剤は蛋白結合率が97％と非常に高いため，本剤の血漿蛋白からの遊離を促進する薬剤（NSAIDsやキノロン系抗菌薬）との併用時に本剤の作用が増強することがある

 古くから使用されてきた抗凝固薬。NOACと比較して安価。血液検査（プロトロンビン時間，トロンボテスト）により薬力学を評価しつつ投薬量を設定することが可能な薬剤である。一方で，食事（ビタミンK）の制限や薬物相互作用が多いなどNOACと比べた際に投与における利便性が劣る面がある。

20 経口抗凝固薬 (NOAC/DOAC)

▶ **トロンビン阻害薬** 　代表的薬剤　ダビガトラン
▶ **Xa阻害薬** 　　　　　代表的薬剤　エドキサバン
　　　　　　　　　　　同種同効薬　リバーロキサバン，アピキサバン

特徴　NOAC (non-vitamin K antagonist oral anticoagulant) はワルファリンと異なりビタミンKに依存しない経路で抗凝固作用を発揮する。最近はDOAC (direct oral anticoagulant) と呼ぶことも多い。ワルファリンと比較して総じて薬理作用の発現が早く，半減期が短いという特徴がある。また，非弁膜症性心房細動患者の塞栓症発症抑制効果でワルファリンと比較して非劣性あるいは優越性が証明されている。そのため従来ワルファリンが投与されていた患者での切り替えもしばしば行われている。ワルファリンからの切り替えに際してはワルファリンを中止し，PT-INR (プロトロンビン時間国際標準比) が治療目標値の下限を下回ってからNOACを投与することが一般的である (PT-INRの治療目標値は薬剤により異なるが，概ね1.6～2.0である)。

▶ トロンビン阻害薬

ダビガトラン (プラザキサ®)

作用機序：なぜ効くか？　どこに効くか？

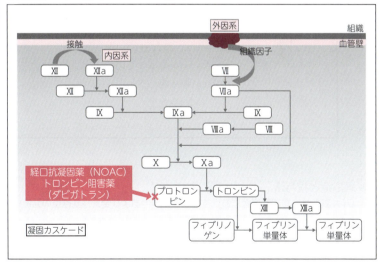

ダビガトランはトロンビンの活性部位に競合的・可逆的に結合し，フィブリノゲン

をフィブリンに変換するトロンビンの触媒作用を阻害することで抗凝固作用を発揮する。

吸収経路と吸収率

吸収経路 消化管

吸収率 7%

代謝・排泄経路

代謝 エステラーゼで加水分解を受け，活性代謝物となる。活性代謝物は肝でグルクロン酸抱合を受ける

排泄 腎臓：85%，糞便中に6%

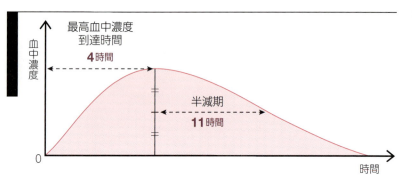

適応症と投与法

〔非弁膜症性心房細動患者における虚血性脳卒中および全身性塞栓症の発症抑制〕

▶1回150mgを1日2回投与。必要に応じて，1回110mgを1日2回投与へ減量

── 作用機序から理解する副作用と禁忌

❏ 薬理効果の過剰発現による出血に注意が必要。そのため出血症状のある患

者, 出血性素因のある患者および止血障害のある患者, 臨床的に問題となる出血リスクのある器質的病変（6カ月以内の出血性脳卒中を含む）の患者, 脊椎・硬膜外カテーテルを留置している患者および抜去後1時間以内の患者では投与禁忌になっている

❏ 2016年11月より本剤の中和薬イダルシズマブ（プリズバインド®静注液）が発売された

──● 吸収・代謝経路から理解する相互作用と併用注意薬剤・食品

❏ 本剤はP糖蛋白の基質であり, 強力なP糖蛋白阻害薬であるイトラコナゾールとの併用により本剤の血中濃度が増加することから併用禁忌になっている

❏ P糖蛋白阻害薬（ベラパミル, アミオダロン塩酸塩, タクロリムス, シクロスポリン, クラリスロマイシン）との併用で本剤の血中濃度が増加, P糖蛋白誘導薬（リファンピシン, カルバマゼピンなど）との併用で本剤の血中濃度が低下する可能性がある

❏ 血小板凝集抑制作用を有する薬剤, 抗凝固薬, 血栓溶解薬, 非ステロイド性消炎鎮痛薬などは出血を助長するため併用に注意が必要である

解説 本剤はプロドラッグであるダビガトランエテキシラートとして市販されており, 経口投与されたのちに速やかにエステラーゼで加水分解され活性代謝物ダビガトランに変換される。本邦における承認は, 非弁膜症性心房細動患者における虚血性脳卒中および全身性塞栓症の発症抑制で取得され, 第Ⅲ相国際共同試験でワルファリンに対して非劣性が示されている。1日薬価（2018年11月現在）は150mg 2回投与では545.60円とワルファリン（1mg 9.60円）に対して非常に高価であり,（aPTTがしばしば測定されているが）薬力学的効果のモニタリング手法が確立されていないため, 患者個々の背景などを考慮して使用するべきである。

▶ Xa阻害薬

エドキサバン (リクシアナ®)

作用機序：なぜ効くか？ どこに効くか？

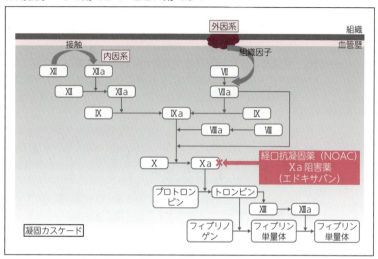

エドキサバンは活性化血液凝固第X因子（第Xa因子）を競合的，可逆的かつ選択的に阻害し，プロトロンビンからトロンビンが生成される過程を阻害することで，抗凝固作用を発揮する。

吸収経路と吸収率

吸収経路 ▶ 上部消化管

代謝・排泄経路

代謝 肝臓においてカルボキシエステラーゼ1で加水分解を受ける。そのほか抱合およびCYP3A4により代謝を受ける。CYP3A4による代謝は**10**%程度である

排泄 尿中排泄約**50**%

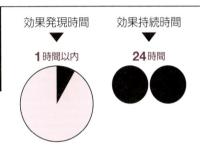

効果発現時間 ▼ **1**時間以内

効果持続時間 ▼ **24**時間

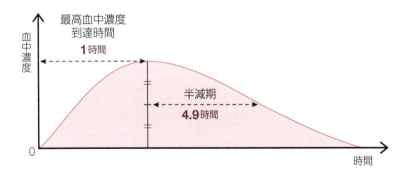

適応症と投与法

〔非弁膜症性心房細動患者における虚血性脳卒中および全身性塞栓症の発症抑制, 静脈血栓塞栓症（深部静脈血栓症および肺血栓塞栓症）の治療および再発抑制〕
▶体重60kg以下：30mgを1日1回投与
▶体重60kg超　：60mgを1日1回投与。腎機能, P糖蛋白阻害薬などの併用薬に応じて1日1回30mgに減量

〔膝関節全置換術, 股関節全置換術, 股関節骨折手術施行者における静脈血栓塞栓症の発症抑制〕

▶30mgを1日1回投与

―― • 作用機序から理解する副作用と禁忌
  ❑ 薬理効果の過剰発現による出血に注意が必要。そのため出血している患者（頭蓋内出血，後腹膜出血または他の重要器官における出血等）では投与禁忌になっている

―― • 吸収・代謝経路から理解する相互作用と併用注意薬剤・食品
  ❑ 本剤は腎排泄であり，腎機能の低下した患者では投与禁忌になっている（効能効果ごとに禁忌の基準が異なるため添付文書を確認すること）
  ❑ 本剤はP糖蛋白の基質であり，P糖蛋白阻害薬（ベラパミル，アミオダロン塩酸塩，シクロスポリン，クラリスロマイシン）との併用で本剤の血中濃度が低下する可能性がある
  ❑ 血小板凝集抑制作用を有する薬剤，抗凝固薬，血栓溶解薬，非ステロイド性消炎鎮痛薬などは出血を助長するため併用に注意が必要である

同種同効薬差分解説

リバーロキサバン（イグザレルト®）

▶**適応症**：本剤は膝関節全置換術，股関節全置換術，股関節骨折手術施行患者における静脈血栓塞栓症の発症抑制の適応はない

▶**相互作用・併用注意薬**：併用禁忌として，P糖蛋白の強力な阻害薬に加えてCYP3A4の強力な阻害薬（イトラコナゾール，ボリコナゾールなど）がある（本剤の血中濃度が上昇する可能性があるため）。そのほかのCYP3A4を阻害する薬剤，CYP3A4を強力に誘導する薬剤は本剤の血中濃度が増加あるいは低下するため薬理作用が増強あるいは減弱する可能性があり，併用に際して注意が必要である

アピキサバン（エリキュース®）

▶**適応症**：本剤は膝関節全置換術，股関節全置換術，股関節骨折手術施行患者における静脈血栓塞栓症の発症抑制の適応はない

▶**その他**：本剤はCYP3A4で代謝され，またP糖蛋白基質であるため，CYP3A4およびP糖蛋白を阻害する薬剤の併用で本剤の血中濃度が上昇する可能性がある。またCYP3A4およびP糖蛋白を強力に誘導する薬剤の併用では本剤の血中濃度が低下し，抗凝固作用が減弱する可能性があるため注意が必要である

活性化血液凝固第X因子阻害薬（Xa阻害薬）は，トロンビン阻害薬にはない適応症として「静脈血栓塞栓症（深部静脈血栓症および肺血栓塞栓症）の治療および再発抑制」を取得している．また，エドキサバンは「下肢整形外科手術施行患者における静脈血栓塞栓症の発症抑制」の適応症もあり，幅広く血栓予防に使用可能な薬剤である．

ワルファリンからこれらNOACへの切り替えはワルファリンの投与を中止した後，①PT-INRが2.0未満（ダビガトラン），②PT-INR等，血液凝固能検査を実施し，治療域の下限以下（リバーロキサバン，エドキサバン），③PT-INRが非弁膜症性心房細動患者では2.0未満，静脈血栓塞栓症患者では治療域の下限未満（アピキサバン）となってからと各薬剤の添付文書に記載されている．

21 血栓溶解薬

代表的薬剤　t-PA　アルテプラーゼ
同種同効薬　モンテプラーゼ，ウロキナーゼ

特徴　血栓溶解薬は，心筋梗塞，脳梗塞，肺塞栓症の急性期治療に対して，直接血管内投与をすることができる治療薬である。現在では心筋梗塞の急性期治療は冠動脈インターベンションが広く行われているため，使用の頻度は多くないが，脳梗塞，肺塞栓症の治療薬として期待されている薬剤である。

t-PA アルテプラーゼ (アクチバシン®)

作用機序：なぜ効くか？　どこに効くか？

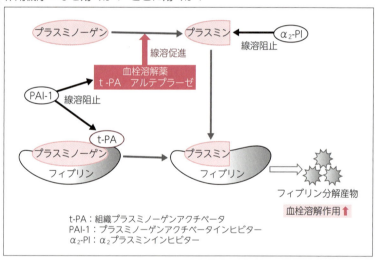

t-PA：組織プラスミノーゲンアクチベータ
PAI-1：プラスミノーゲンアクチベータインヒビター
α_2-PI：α_2プラスミンインヒビター

フィブリン親和性が高く，血栓に特異的に吸着し，プラスミノーゲンをプラスミンに転化し，フィブリンを分解することで血栓溶解作用を発揮する。

代謝・排泄経路

代謝 肝臓と推定される

排泄 糞便中に排泄 95％

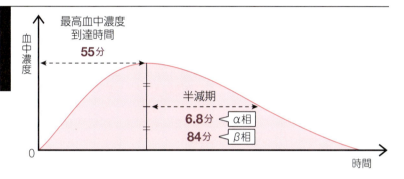

適応症と投与法

〔虚血性脳血管障害急性期に伴う機能障害の改善（発症後4.5時間以内）〕
- ▶体重kg当たり34.8万国際単位（0.6mg/kg）を静脈内投与。投与量の上限は3,480万国際単位（60mg）
- ▶総量の10％は急速投与（1〜2分間）し，その後残りを1時間で投与

〔急性心筋梗塞における冠動脈血栓の溶解（発症後6時間以内）〕
- ▶体重kg当たり29万〜43.5万国際単位（0.5mg/kg〜0.75mg/kg）を静脈内投与
- ▶総量の10％は急速投与（1〜2分間）し，その後残りを1時間で投与

── 作用機序から理解する副作用と禁忌

- ❑ 本剤の懸念される最大の副作用は出血である。脳出血，消化管出血，後腹膜出血や肺出血は時に重篤な転機をたどることもある。また心筋梗塞時には心破裂や心タンポナーデなどの合併症も生じうるため，出血した際には致命的となる。そのため出血，くも膜下出血の疑い，脳出血を起こしやすい（血圧のコントロールが不十分など）患者，頭蓋内あるいは脊髄の手術術後の患者などにおいては併用禁忌である
- ❑ 心筋梗塞，虚血性脳障害の患者はもともと動脈硬化性疾患を有しているこ

とが多く，抗血小板薬や抗凝固薬を内服していることも多い。このような患者での使用は重篤な出血を生じる可能性があるため禁忌または慎重投与となっている

──→ 吸収・代謝経路から理解する相互作用と併用注意薬剤・食品
　　　❏ 薬力学的相互作用の観点から抗凝固薬（ヘパリン，ワルファリン，ダビガトラン，リバーロキサバンなど），抗血小板薬（アスピリンなど），血栓溶解薬などの併用は注意

同種同効薬差分解説

モンテプラーゼ (クリアクター®)

▶ **適応症**：本剤は不安定な血行動態を伴う急性肺塞栓症における肺動脈血栓の溶解の適応がある。一方，虚血性脳血管障害急性期に伴う機能障害の改善の適応はない

▶ **その他**：モンテプラーゼは肝で代謝を受け，低分子量となり尿中に排泄されると推測されている。尿中に未変化体は排泄されない

ウロキナーゼ (ウロナーゼ®)

▶ **適応症**：急性心筋梗塞における冠動脈血栓の溶解（発症後6時間以内）

▶ **副作用・禁忌**：t-PA製剤と同様に，懸念される最大の副作用は出血である。脳出血，消化管出血，後腹膜出血や肺出血は時に重篤な転機をたどることもある。また心筋梗塞時には心破裂や心タンポナーデなどの合併症も生じうるため出血した際には致命的となる。したがって，出血している患者，頭蓋内あるいは脊髄の手術または障害を受けた患者，頭蓋内腫瘍，動静脈奇形，動脈瘤のある患者，出血性素因のある患者，重篤な高血圧症患者においては併用禁忌である

▶ **併用注意薬**：薬力学的相互作用の観点から抗凝固薬（ヘパリン，ワルファリン，ダビガトラン，リバーロキサバンなど），抗血小板薬（アスピリンなど），血栓溶解薬などの併用は注意が必要

解説 t-PA製剤は急性心筋梗塞における冠動脈血栓の溶解の目的での使用は，ウロキナーゼと同様に使用頻度が少なくなっている。むしろアルテプラーゼの虚血性脳血管障害の急性期の投与や，モンテプラーゼの急性肺塞栓症での投与などのほうが使用を考慮される機会が多いと考えられる。

　ウロキナーゼは急性心筋梗塞における冠動脈血栓の溶解に適応を有する薬剤であるが，本邦では血栓溶解療法よりも経皮的冠動脈インターベンション（PCI）が広く行われており，その使用機会は限定的であり，PCIが実施可能でない施設から実施可能な施設への搬送などの際に使用が考慮される。他のt-PA製剤などと比較して，ウロキナーゼは冠動脈内注入が可能であり，血栓性閉塞で十分な再灌流が得られないときなどにも使用が考慮される可能性がある。

循環器疾患治療薬

なぜ効く？どう違う？を理解し処方するための
治療薬の臨床薬理データブック

脂質異常症（高脂血症）治療薬

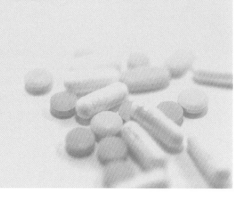

01 HMG-CoA還元酵素阻害薬

代表的薬剤　ピタバスタチン
同種同効薬　アトルバスタチン，ロスバスタチン

特徴　HMG-CoA還元酵素阻害薬は主に高LDLコレステロール血症の治療目的で使用される。その強力なコレステロール低下作用と，コレステロール低下作用を介さない作用（血管内皮機能改善作用，抗炎症作用，プラーク安定化作用など）により動脈硬化の発症・進展予防作用があるとされ，現在では豊富なエビデンスから心筋梗塞の2次予防において標準的な薬物療法に位置づけられている。

ピタバスタチン（リバロ®）

作用機序：なぜ効くか？　どこに効くか？

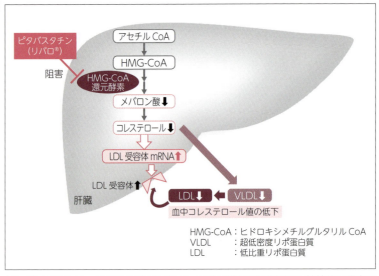

HMG-CoA：ヒドロキシメチルグルタリルCoA
VLDL　　：超低密度リポ蛋白質
LDL　　 ：低比重リポ蛋白質

ピタバスタチンは，肝臓にあるHMG-CoA還元酵素を特異的かつ拮抗的に阻害する。肝細胞内のコレステロール含量低下により，LDL受容体の発現を促進し，血液中のLDLコレステロールの取り込みが増加する。また肝臓からのVLDL分泌を抑制することも認められている。

吸収経路と吸収率

吸収経路 ▶ 消化管：主に十二指腸，回腸，大腸

代謝・排泄経路

代謝 ▶ 肝臓においてUDP-グルクロノシルトランスフェラーゼで代謝される。CYPによる代謝はわずか（CYP2C9が関与）

排泄 ▶ ほとんどが胆汁排泄を介した糞中排泄

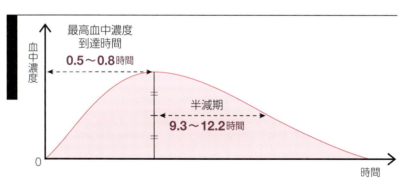

適応症と投与法

〔高コレステロール血症〕
▶ 1〜2mgを1日1回投与。最大投与量4mg

〔家族性高コレステロール血症〕
▶ 成人：1〜2mgを1日1回投与。最大投与量4mg
▶ 小児：10歳以上の小児には1mgを1日1回投与。最大投与量2mg

── 作用機序から理解する副作用と禁忌

☐ HMG-CoA還元酵素阻害薬の共通の副作用として，横紋筋融解症，ミオ

脂質異常症（高脂血症）治療薬

パチーが知られる
- 検査値ではCPKの上昇やミオグロビン尿に注意が必要

吸収・代謝経路から理解する相互作用と併用注意薬剤・食品
- 肝細胞への取り込みにトランスポーターであるOATP1B1が関与する。OATP1B1を介した取り込みが，シクロスポリンで阻害されるため，シクロスポリンとの併用時に本剤の血中濃度が増加するため，シクロスポリンとの併用は禁忌
- また，腎機能異常患者においては，フィブラート系薬剤との併用により横紋筋融解症が発症しやすくなるため原則併用禁忌（腎機能異常がない患者においては慎重投与）

同種同効薬差分解説

アトルバスタチン（リピトール®）
- **適応症**：小児への適応はない
- **併用注意薬**：肝臓，小腸でCYP3A4により代謝を受けるため，CYP3A4阻害薬（シクロスポリン，エリスロマイシン，グレープフルーツジュース）などとの併用時に本剤の血中濃度が増加する。またCYP3A4誘導薬（リファンピシンなど）との併用時に本剤の血中濃度が低下する

ロスバスタチン（クレストール®）
- **相互作用・副作用**：CYP3A4およびP糖蛋白の阻害薬との併用では薬物相互作用はない。比較的横紋筋融解症，ミオパチーの頻度が少ない

解説 HMG-CoA還元酵素阻害薬は高コレステロール血症の患者の第一選択薬として用いられる。特に効果の高いストロングスタチンと呼ばれるピタバスタチン，アトルバスタチン，ロスバスタチンなどは使用頻度が高い。また虚血性心疾患における1次予防，2次予防のエビデンスも確立しており，心筋梗塞や狭心症患者において頻用される薬剤である。虚血性心疾患などの患者に用いる場合には他薬剤と併用されることが多く，薬物相互作用が問題となることがある。この場合，薬剤により薬物相互作用が異なるので注意が必要である。

02 フィブラート系薬

代表的薬剤　ペマフィブラート
同種同効薬　フェノフィブラート，ベザフィブラート

特徴　フィブラート系薬剤は脂質異常症のうち，主に高中性脂肪血症の患者に使用されている。ペマフィブラート，フェノフィブラート，ベザフィブラートのいずれも高脂血症（家族性高脂質血症）の適応を持つ。ペマフィブラート，フェノフィブラートはスタチンに近いLDLコレステロール低下作用を有する。

ペマフィブラート（パルモディア®）

作用機序：なぜ効くか？　どこに効くか？

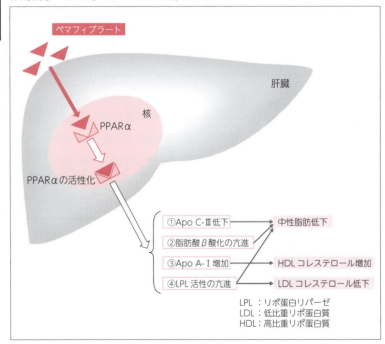

本剤は選択的PPARαモジュレータであり，核内転写因子PPARαに結合後，PPARαの立体構造変化をもたらし，標的遺伝子の発現を調節する。これにより中性脂肪低下，HDLコレステロール増加などの作用を発揮する。

吸収経路と吸収率

吸収経路 ▶ 十二指腸が想定されている

代謝・排泄経路

代謝 ▶ 肝臓でCYP2C8，CYP2C9やCYP3A4により代謝を受ける

排泄 ▶ 約**15**％が尿中排泄，約**75**％が糞中排泄

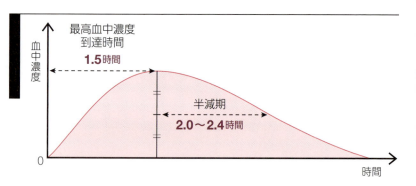

最高血中濃度到達時間 **1.5**時間

半減期 **2.0～2.4**時間

適応症と投与法
〔高脂血症（家族性を含む）〕
▶1回0.1mgを1日2回朝夕投与。最大投与量0.4mg

── **作用機序から理解する副作用と禁忌**
- 重大な副作用として横紋筋融解症がある（フィブラート系薬剤共通の副作用）
- 検査値ではCPKの上昇やミオグロビン尿に注意が必要
- 腎障害がある患者では横紋筋融解症のリスクが高いため，血清クレアチニ

ン値が2.5mg/dL以上の患者では投与禁忌となっている
- HMG-CoA還元酵素阻害薬との併用で横紋筋融解症のリスクが上がることが知られており，腎機能障害を認める患者においてはHMG-CoA還元酵素阻害薬との併用は原則禁忌である

――― 吸収・代謝経路から理解する相互作用と併用注意薬剤・食品
- 本剤は主としてCYP2C8，CYP2C9，CYP3Aにより代謝される。またOATP1B1，OATP1B3の基質薬である。そのためOATP1B1，OATP1B3，CYP2C8，CYP2C9およびCYP3Aの阻害作用を持つシクロスポリンの併用，OATP1B1およびOATP1B3の阻害作用を持つリファンピシンの併用は禁忌となっている
- また，これら酵素を阻害する薬剤（クロピドグレル，クラリスロマイシン，フルコナゾールなど）との併用で本剤の血中濃度が増加する
- CYP3A誘導薬（カルバマゼピン，フェノバルビタール，フェニトイン，セント・ジョーンズ・ワート含有食品等）との併用で本剤の血中濃度が低下する

同種同効薬差分解説

フェノフィブラート（リピディル®）

フェノフィブラートは消化管および血中で活性代謝物フェノフィブリン酸（FA）に代謝され効果を発揮する（プロドラッグ）。排泄は腎排泄。CYPを介した薬物相互作用はない。ペマフィブラートと同等のLDLコレステロール低下作用（17～29%の低下）を有する。1日1回投与の薬剤である。

ベザフィブラート（ベザトール®SR）

ペマフィブラート，フェノフィブラートと比較してLDLコレステロールの低下作用は12～21%と弱い。

解説 フィブラート系薬剤は，中性脂肪低下作用だけでなく，核内受容体PPARα活性化を介した，脂質プロファイルへの好ましい影響を期待して投与されることも多い。スタチンと比較してエビデンスは豊富とは言えないが，メタアナリシスにおいて冠動脈疾患の抑制効果なども示されている[1]。

文献

1) Jun M, et al：Lancet. 2010；375（9729）：1875-84.

03 小腸コレステロールトランスポーター阻害薬

代表的薬剤　エゼチミブ

特徴　エゼチミブは唯一の小腸コレステロールトランスポーター阻害薬である。HMG-CoA還元酵素阻害薬との併用でしばしば用いられるが，HMG-CoA還元酵素阻害薬が投与できない患者などでは単独で用いられることも多い。

エゼチミブ（ゼチーア®）

作用機序：なぜ効くか？　どこに効くか？

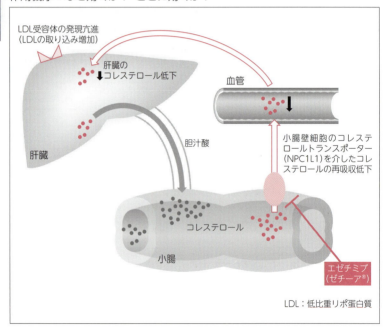

LDL：低比重リポ蛋白質

エゼチミブと活性代謝物（エゼチミブ抱合体）が小腸壁細胞のコレステロールトランスポーター（NPC1L1）に結合し，コレステロール輸送を阻害する。結果，小腸から肝臓へのコレステロール取り込みが減少し，肝臓中コレステロール含量が低下することで，肝臓からのVLDLの分泌が低下する。また，肝臓におけるLDL受容体発現が増加し血中LDLコレステロールの取り込みが増加する。これらの2つの作用により，血中総コレステロールおよびLDLコレステロールが低下する。

吸収経路と吸収率

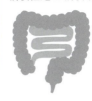

吸収経路 小腸

代謝・排泄経路

代謝 小腸，肝臓で代謝を受ける。主要経路はグルクロン酸抱合，UGT1A1，1A3，2B15が関与する

排泄 胆汁排泄を介した糞中排泄

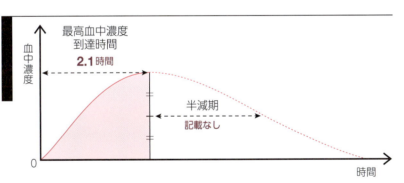

最高血中濃度到達時間 **2.1**時間

半減期 記載なし

適応症と投与法

〔高コレステロール血症，家族性高コレステロール血症，ホモ接合体性シトステロール血症〕

▶1回10mgを1日1回食後投与

作用機序から理解する副作用と禁忌

- 作用機序と直接関連した副作用ではないが，一般的に肝障害，CK上昇などが副作用として知られている
- 本剤投与との因果関係は不明であるが，横紋筋融解症の報告がある

──→ 吸収・代謝経路から理解する相互作用と併用注意薬剤・食品

❑ 陰イオン交換樹脂(コレスチミド, コレスチラミン等)と併用する場合には, 本剤が陰イオン交換樹脂と結合し, 吸収が遅延あるいは減少する可能性がある

> **解説** エゼチミブは, スタチンなどの他の高脂血症治療薬とは全く異なるメカニズムでコレステロール低下作用を発揮する。心血管系疾患の予後改善効果が期待され, スタチン(シンバスタチン)への上乗せにより, 急性冠症候群患者における予後改善効果が示されたとの報告もなされている[1]。

文献

1) Christopher P, et al : N Engl J Med. 2015 ; 372 (25) : 2387-97.

04 コレステロール異化促進薬

代表的薬剤　プロブコール

 特徴　プロブコールはコレステロールの異化促進作用を持ち，胆汁酸への排泄を促進させる作用を有する。抗酸化作用を併せ持つ薬剤である。

プロブコール（シンレスタール®）

作用機序：なぜ効くか？　どこに効くか？

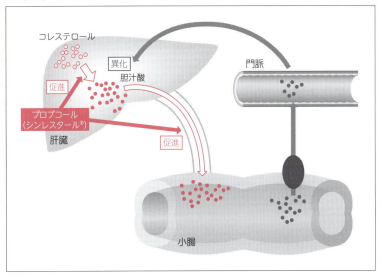

コレステロールの胆汁中への異化排泄促進作用により，腸管への排泄を増加し，コレステロール低下作用を発揮する。

代謝・排泄経路

　排泄　胆汁排泄を介した糞中排泄 **45**％

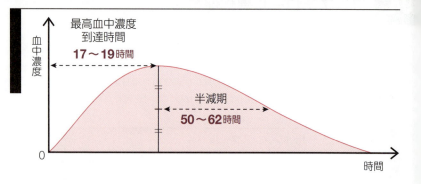

適応症と投与法
〔高脂血症（家族性高コレステロール血症，黄色腫を含む）〕
▶500mgを2回に分けて食後投与。適宜増減
▶家族性高コレステロール血症の場合は，1日量1,000mgまで増量可能

作用機序から理解する副作用と禁忌
- 注意すべき副作用としてQT延長が知られる。QT延長に伴う症状として心室性不整脈（Torsades de pointes），失神などがあげられる
- 重篤な心室性不整脈（多源性心室性期外収縮の多発）のある患者では投与禁忌になっている

吸収・代謝経路から理解する相互作用と併用注意薬剤・食品
- 機序は明らかではないが，シクロスポリンとの併用でシクロスポリンの血中濃度が低下したとの報告があり注意が必要である

> **解説** プロブコールは家族性高コレステロール血症，黄色腫にも適応症を持つ薬剤であるが，LDLコレステロールとともにHDLコレステロールも低下させるため第一選択として使用されることは少なく，スタチンが副作用などで使用できないときに使用される。しかし，抗酸化作用などにより再注目されている薬剤である。

05 陰イオン交換樹脂（レジン）

代表的薬剤　コレスチラミン
同種同効薬　コレスチミド

特徴　他の高脂血症治療薬とは異なり，腸管内での胆汁酸の吸着により脂質低下作用を発揮するユニークな薬剤である。チトクロムP450などの代謝酵素を介した薬物相互作用はみられないが，他の薬剤と併用時に他剤の吸収を低下・遅延させうることに注意が必要である。

コレスチラミン（クエストラン®）

作用機序：なぜ効くか？　どこに効くか？

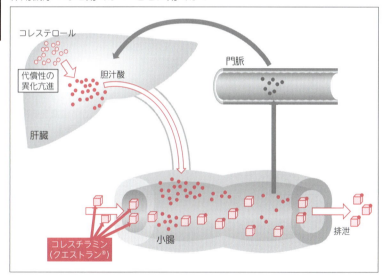

腸管内において胆汁酸と結合してその糞中排泄量を増大させることにより，外因性のコレステロールの吸収が阻害される。また，排泄量の増大による胆汁酸の減少を補償するために，肝においてはコレステロールから胆汁酸への異化が亢進する。これらの作用により血中コレステロールを低下させると考えられている。

吸収経路と吸収率

吸収経路 ▶ 吸収されない

吸収率 ▶ **0%**

適応症と投与法

〔高コレステロール血症〕
▶1回4gを水約100mLに懸濁し，1日2〜3回服用

〔レフルノミドの活性代謝物の体内からの除去〕
▶1回4gを水約100mLに懸濁し，1日3回服用

―― ● **作用機序から理解する副作用と禁忌**
　　❏ 本剤は陰イオン交換樹脂であり，粉末で投与することから，腸閉塞，便秘などの消化器症状が副作用として認められる

―― ● **吸収・代謝経路から理解する相互作用と併用注意薬剤・食品**
　　❏ 本剤は陰イオン交換樹脂であり，他の薬剤を吸着し血中濃度を低下させるため投与間隔に注意が必要

同種同効薬差分解説

コレスチミド（コレバイン®）
▶**適応症**：レフルノミドの活性代謝物の体内からの除去の適応はない。家族性高コレステロール血症の適応を持つ

陰イオン交換樹脂製剤は，高コレステロール血症に単独で使用されることはあまりないと思われる。以前はHMG-CoA還元酵素阻害薬と併用されたが，現在はエゼチミブが併用されることが多い。

なぜ効く？ どう違う？ を理解し処方するための
治療薬の臨床薬理データブック

呼吸器疾患治療薬

01 鎮咳薬

▶麻薬性中枢性鎮咳薬　　代表的薬剤　コデインリン酸塩
▶非麻薬性中枢性鎮咳薬　代表的薬剤　デキストロメトルファン

特徴　鎮咳を目的に使用される。あくまでも対症療法であり、投与前に咳嗽の原因を追究し、その治療も行う。特に湿性咳嗽の場合、喀痰を排出するための生体反応の一部として咳嗽が生じている場合もあり、咳嗽のみを抑えることは望ましくない。中枢性鎮咳薬は、延髄の咳嗽中枢に対する抑制作用が強く、鎮咳効果に優れている。麻薬性鎮咳薬のほうが効果が強い。末梢では腸管蠕動運動を抑制し止瀉作用をあらわす。このため鎮咳薬として投与する場合に、しばしば便秘が生じる。

WHOの3段階除痛治療指針では第2段階の弱オピオイドとして推奨されているが、疼痛目的の使用は多くない。

▶麻薬性中枢性鎮咳薬

コデインリン酸塩

作用機序：なぜ効くか？　どこに効くか？

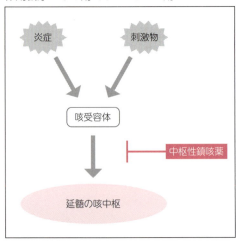

咳反射は、主として気道系に存在する咳受容体を機械的・化学的刺激や感染、アレルギー、免疫反応による炎症が刺激することで誘発される。コデインリン酸塩（略称：リンコデ）はオピオイド受容体を介して作用する。化学構造上モルヒネと極めてよく似ているが、その作用はモルヒネよりはるかに緩和で、鎮痛作用はモルヒネの約1/6、精神機能鎮静作用や睡眠作用も約1/4程度とされる。

吸収経路と吸収率

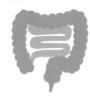

吸収率 バイオアベイラビリティは約 **50**%

代謝・排泄経路

代謝 肝代謝酵素 UGT2B7, UGT2B4 および一部 CYP3A4, CYP2D6 で代謝される

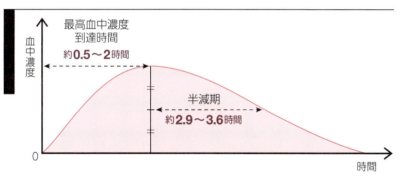

適応症と投与法
〔各種呼吸器疾患における鎮咳・鎮静，疼痛時における鎮痛，激しい下痢症状の改善〕
▶ 1回20mg，1日60mg

作用機序から理解する副作用と禁忌
- 呼吸抑制を増強し気道分泌を妨げるので，重篤な呼吸抑制のある患者，気管支喘息発作中の患者，重篤な肝障害のある患者，慢性肺疾患に続発する心不全の患者，てんかん重積症など痙攣状態にある患者，急性アルコール中毒の患者には禁忌
- 腸管出血性大腸炎など重篤な細菌性下痢のある患者に止瀉薬として使用すると，症状の悪化や治療期間の延長をきたすおそれがある

—● 吸収・代謝経路から理解する相互作用と併用注意薬剤・食品
❑ 連用により薬物依存を生じることがある。

非麻薬性中枢性鎮咳薬

デキストロメトルファン（メジコン®）

作用機序：なぜ効くか？　どこに効くか？

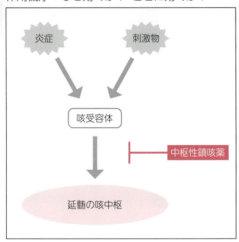

咳嗽中枢に対する抑制作用が強く，鎮咳効果に優れている。咳反射は，主として気道系に存在する咳受容体を機械的・化学的刺激や感染，アレルギー，免疫反応による炎症が刺激することで誘発される。

代謝・排泄経路

  代謝 肝代謝

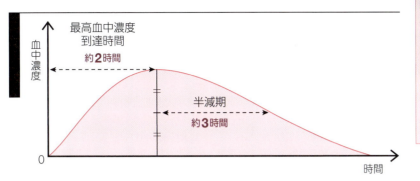

適応症と投与法
〔感冒，急性気管支炎，慢性気管支炎，気管支拡張症，肺炎，肺結核，上気道炎に伴う咳嗽〕
▶1回15～30mg，1日1～4回

——▶ 吸収・代謝経路から理解する相互作用と併用注意薬剤・食品
  ❑ CYP2D6で代謝されるので，CYP2D6を阻害する薬物との併用により血中濃度が上昇することがある

02 去痰薬

代表的薬剤　カルボシステイン
同種同効薬　アンブロキソール

特徴　喀痰排出困難時に，症状やQOL改善のために投与する。投与前に喀痰の原因疾患を追究し，その治療も行う。去痰薬が補助的な対症療法であることを忘れてはならない。喀痰の性状は様々なので，去痰薬の使い分けも必要である。

作用機序から粘液溶解薬，粘液修復薬，粘膜潤滑薬，気道分泌細胞正常化薬がある。これらの薬剤は様々な性状の喀痰に有効である。カルボシステインは粘液修復薬であり，痰の粘弾性に影響する糖蛋白の結合を正常化させ，気道粘液の正常化をもたらす。粘液潤滑薬としてアンブロキソールがあり，2型肺胞上皮細胞からの肺サーファクタントの分泌を亢進させ，気道粘膜を潤滑にして排痰を容易にさせる。粘液溶解薬は痰の粘稠度を下げる。気道分泌細胞正常化薬は杯細胞の過形成を抑制し気道過分泌を修復する。

COPD患者に対する継続投与の有用性の評価は，臨床試験により一定していない。

カルボシステイン（ムコダイン®）

作用機序：なぜ効くか？　どこに効くか？

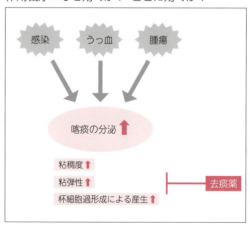

気道分泌増加作用，喀痰の粘度に大きく関与する酸性糖蛋白溶解・低分子化作用，線毛運動亢進作用により気道粘液溶解作用を示す。

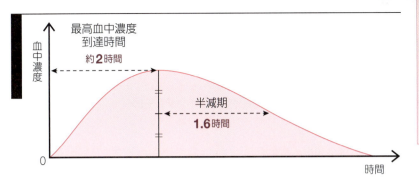

適応症と投与法

〔上気道炎（咽頭炎，喉頭炎），急性気管支炎，気管支喘息，慢性気管支炎，気管支拡張症，肺結核の去痰，慢性副鼻腔炎の排膿〕
▶1回500mg，1日3回

同種同効薬差分解説

アンブロキソール（ムコソルバン®）
- ▶**適応症**：急性気管支炎，気管支喘息，慢性気管支炎，気管支拡張症，肺結核，塵肺症，手術後の喀痰喀出困難の去痰
- ▶**投与法**：1回15mg，1日3回

解説　作用機序から粘液溶解薬，粘液修復薬，粘膜潤滑薬，気道分泌細胞正常化薬に分類されるが，臨床的な効果の差異を実感できるケースは限られている。難治性の喀痰では，経験的に同種同効薬の併用も行われる。

03　β₂刺激薬

- ▶短時間作用型β₂刺激薬　代表的薬剤　サルブタモール
　　　　　　　　　　　　同種同効薬　プロカテロール
- ▶長時間作用型β₂刺激薬　代表的薬剤　サルメテロール
　　　　　　　　　　　　同種同効薬　インダカテロール

特徴　短時間作用型β₂刺激薬サルブタモールは，交感神経の受容体の中で気管支拡張に関与するβ₂アドレナリン受容体の選択性を高めた薬剤。吸入液やエアゾール製剤として，喘息発作時や慢性閉塞性肺疾患（Chronic Obstructive Pulmonary Disease：COPD）の呼吸困難などの症状発現時に短時間作用型の気管支拡張薬として使用される。単独では気道炎症に対する効果はない。定期的な単剤連用によって気道過敏性の亢進，喘息コントロールの悪化，発作の重篤化，喘息死リスクの増大が指摘されている。

長時間作用型β₂刺激薬サルメテロールは，喘息長期管理の第一選択薬である吸入ステロイド薬のみではコントロールできない場合に併用する。サルメテロールの単剤使用は喘息コントロールを悪化させ，喘息関連死リスク増大の可能性が指摘されているため，必ず吸入ステロイド薬と併用する。β刺激薬の使用量や使用頻度が増加したり，効果が不十分の場合には，喘息のコントロールが不十分であると考え，長期管理薬の調整を行う必要がある。COPDでは単独または他の気管支拡張薬と併用で用いられる。

▶短時間作用型β₂刺激薬

サルブタモール（サルタノール®）

作用機序：なぜ効くか？　どこに効くか？

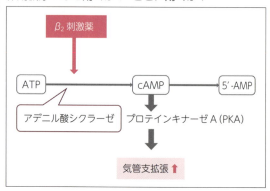

気道平滑筋のβ₂受容体を選択的に刺激することで，細胞内cAMP，さらにプロテインキナーゼAに至る経路を介して，気管支拡張を起こす。その他，血管透過性亢進の抑制や気道線毛運動の促進作用も持つ。

吸収経路と吸収率

吸収率 バイオアベイラビリティは **2.3%**

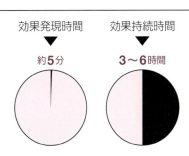

効果発現時間 ▼ 約5分

効果持続時間 ▼ 3〜6時間

吸入後約5分で気管支拡張効果が得られ，効果は3〜6時間持続する。

適応症と投与法

〔気管支喘息，小児喘息，肺気腫，急・慢性気管支炎，肺結核の気道閉塞性障害に基づく諸症状の緩解〕

▶1回200μg（2吸入），1日4回まで
（携帯型の定量噴霧吸入器またはネブライザーで吸入）

作用機序から理解する副作用と禁忌

- 過度に使用した場合，不整脈や場合により心停止を起こすおそれがある。特に発作時には投与が過度になりやすいので注意する
- 振戦も比較的よくみられる症状であるが，出現は個人差が大きい
- 経口薬は副作用の発現率が高まる

吸収・代謝経路から理解する相互作用と併用注意薬剤・食品

- アドレナリン，イソプレナリン塩酸塩等のカテコールアミン併用により，アドレナリン作動性神経刺激の増大が生じて，不整脈を起こすことがある
- ステロイド薬および利尿薬は尿細管でのカリウム排泄促進作用があるため，併用により血清カリウム値の低下が増強し低カリウム血症による不整脈を起こすおそれがある

同種同効薬差分解説

プロカテロール (メプチン®)
- **適応症**：気管支喘息，慢性気管支炎，肺気腫の気道閉塞性障害に基づく諸症状の緩解
- **投与法**：メプチンエアー®の場合，1回20μg (2吸入)

解説 サルブタモールはpartial agonistでプロカテロールはfull agonistであるが，臨床上その差異を実感できるケースは限られている。

長時間作用型β₂刺激薬

サルメテロール (セレベント®)

作用機序：なぜ効くか？　どこに効くか？

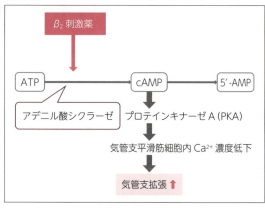

気道平滑筋のβ₂受容体を選択的に刺激することで，細胞内cAMPさらにプロテインキナーゼAに至る経路を介して，気管支拡張を起こす。その他，血管透過性亢進の抑制や気道線毛運動の促進作用も持つ。

代謝・排泄経路

代謝 CYP3A4によって代謝される

適応症と投与法

〔気管支喘息，慢性閉塞性肺疾患（慢性気管支炎，肺気腫）の気道閉塞性障害に基づく諸症状の緩解〕

▶1回50μg，1日2回朝・就寝前に吸入

―― 作用機序から理解する副作用と禁忌

❑ 主な副作用は心悸亢進，振戦，口腔咽頭刺激感（咽頭異和感，咽頭痛）

同種同効薬差分解説

インダカテロール（オンブレス®）

- ▶**適応症**：慢性閉塞性肺疾患（慢性気管支炎，肺気腫）の気道閉塞性障害に基づく諸症状の緩解
- ▶**投与法**：1回1カプセル，1日1回専用の器具を用いて吸入
- ▶**吸収**：インダカテロールを吸入投与したときの絶対的バイオアベイラビリティは43%
- ▶**副作用**：咳嗽，蕁麻疹
- ▶**相互作用・併用注意薬**：主にCYP3A4で代謝され，またP糖蛋白の基質であることから，本剤の薬物動態はCYP3A4またはP糖蛋白を阻害する薬剤により影響を受けると考えられる

解説 サルメテロールは1日2回吸入が基本であるが，インダカテロールは1日1回投与が可能である．気管支拡張効果の出現はインダカテロールが早く，COPD患者を対象とした大規模臨床試験では，インダカテロールが肺機能やQOLの改善に優れているという報告もある．インダカテロールで吸入後の咳が多い．

1日の吸入回数や使用する吸入器具（吸入器具として，サルメテロールはディスカスまたはディスクヘラー，インダカテロールはブリーズヘラーを使用）を考慮して薬剤の選択がされる．

04 抗コリン薬

代表的薬剤　チオトロピウム
同種同効薬　グリコピロニウム

特徴　長時間作用性抗コリン薬は，慢性閉塞性肺疾患（COPD）の安定期薬物療法の第一選択薬。急性気管支拡張効果は高くないため，急性増悪時の効果は期待できず，慢性期に用いる。長期投与によるタキフィラキシーはない。吸入剤であり，薬剤が効率よく肺に到達するよう正しく吸入することが肝要で，吸入指導が重要である。

ソフトミスト吸入器を用いるレスピマット製剤では，中等症から重症患者において吸入ステロイド／β_2刺激薬への上乗せ効果が示され，重症喘息の長期管理薬としても使用されている。

チオトロピウム（スピリーバ®）

作用機序：なぜ効くか？　どこに効くか？

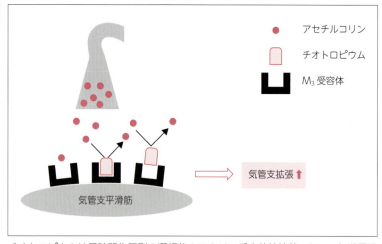

チオトロピウムは長時間作用型の選択的ムスカリン受容体拮抗薬であり，気道平滑筋や粘膜下分泌腺に存在するM_3受容体に対するアセチルコリンの結合を阻害し，気管支収縮抑制作用を発揮する。チオトロピウムはM_3受容体からの遊離が極めて遅いため，作用は24時間以上持続する。アセチルコリンやメサコリンによる気管支収縮に対し，抗コリン作用と考えられる用量依存的な抑制作用を示す。

吸収経路と吸収率

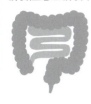

吸収経路 ▶ 吸収部位は肺，気道。吸入製剤であり，消化管からの吸収率は低いため，内服しても期待する効果は得られない。吸入時に誤って目に入らないように注意する

代謝・排泄経路

排泄 ▶ 腎臓

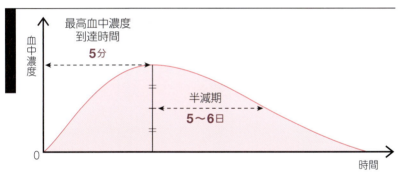

適応症と投与法
〔慢性閉塞性肺疾患（慢性気管支炎，肺気腫）の気道閉塞性障害に基づく諸症状の緩解〕
▶1日1回1カプセル（18μg），専用器具を用いて吸入
※スピリーバ®レスピマットのみ気管支喘息にも適応がある

―― 作用機序から理解する副作用と禁忌
　　❑ 抗コリン作用により眼内圧を高め症状を悪化させるおそれがあるため，閉塞隅角緑内障の患者には禁忌
　　❑ また同様の機序から，前立腺肥大等による排尿障害のある患者に禁忌となっている。しかし，高齢者が多いCOPD患者では前立腺肥大症を伴っている者が多く，排尿障害の程度に応じて投与を試みることもある。米国

や欧州においては禁忌でなく慎重投与となっている

- □ 副作用は抗コリン作用による口渇が最多で，報告により6〜16％前後とされるが，程度は軽度な場合が多い
- □ イレウスが発現することがあり，異常が認められた場合は中止する

同種同効薬差分解説

グリコピロニウム（シーブリ®）

- ▶ **適応症**：慢性閉塞性肺疾患（慢性気管支炎，肺気腫）の気道閉塞性障害に基づく諸症状の緩解
- ▶ **投与法**：1日1回1カプセル，専用器具を用いて吸入
- ▶ **最高血中濃度到達時間**：吸入投与後5分
- ▶ **吸収**：吸入投与時の絶対的バイオアベイラビリティは約40％で，血漿中曝露量に対する肺吸収および消化管吸収の寄与はそれぞれ約90％および約10％
- ▶ **その他**：チオトロピウムと比較した場合，M_2受容体に比べてM_3受容体に対してやや高い選択性を有する

解説 チオトロピウムはCOPD治療の標準薬であり，多くの大規模臨床試験で示された豊富なエビデンスと長年にわたり第一選択薬として使用されてきた実績がある。一方，グリコピロニウムは2012年に上市された比較的新しい抗コリン薬である。臨床的な効果に大きな差はなく，使用する吸入器具（チオトロピウムはレスピマット，ハンディヘラーを使用。グリコピロニウムはブリーズヘラーを使用）などによって選択される。チオトロピウム レスピマットには喘息の適応もある。

抗コリン薬と長時間作用型β刺激薬の配合剤（グリコピロニウムとインダカテロールの合剤：ウルティブロ®，チオトロピウムとオロダテロールの合剤：スピオルト®，ウメクリジニウムとビランテロールの合剤：アノーロ®）が使用されることも多い。

COPDでは，気流閉塞や症状の程度，増悪の頻度から判断される重症度を参考に治療薬が選択される。重度になると長時間作用型β刺激薬と吸入ステロイド配合剤が推奨されているが，Wedzichaらは，抗コリン薬と長時間作用型β刺激薬配合剤（グリコピロニウムとインダカテロールの合剤：ウルティブロ®）と長時間作用型β刺激薬と吸入ステロイド配合剤（サルメテロール-フルチカゾン）の比較試験を行った。少なくとも過去1年に1回の急性増悪を経験したことがあるCOPD患者を対象としたところ，グリコピロニウム-インダカテロールは，サルメテロール-フルチカゾンに比べ，急性増悪年率を11％減少させ（3.59 vs. 4.03；比0.89；95％信頼区間0.83～0.96；p=0.003），急性増悪歴があるCOPD患者への抗コリン薬と長時間作用型β刺激薬配合剤の有用性が示された。[1]

文献

1) Wedzicha JA, et al：N Engl J Med. 2016；374：2222-34.

05 キサンチン誘導体

代表的薬剤　テオフィリン

特徴　気管支喘息やCOPDで気管支拡張薬として使用される。喘息治療では吸入ステロイド薬のみでコントロールできない場合に追加療法として使用する。テオフィリンは，古くから喘息治療に用いられているが，喘息治療における有用性と使用頻度は以前に比べ低下している。COPD治療では，他の気管支拡張薬に少量併用という形で使用される。

　有効治療域の狭い薬剤で，合併症や併用薬によってクリアランスは大きく変化し，副作用の生じやすい薬であることに注意すべきである。そのため，薬物血中濃度モニタリングの実施が必要である。血中濃度の上昇に伴い，副作用が発現しやすくなるので，投与中はモニタリングを適切に行い，患者個々に応じた投与計画を設定する。至適血中濃度は5〜15μg/mlとされる。

テオフィリン（テオドール®）

作用機序：なぜ効くか？　どこに効くか？

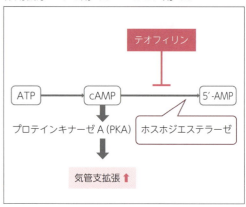

非特異的なホスホジエステラーゼ阻害による細胞内cAMPの増加，アデノシン受容体拮抗，細胞内カルシウムイオン濃度の低下により気管支拡張効果を示す。呼吸中枢刺激作用や横隔膜の収縮力増強作用を持つ。比較的低濃度（5〜10μg/ml）のテオフィリンが抗炎症作用を持つことも報告されている。

吸収経路と吸収率

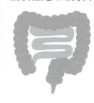

吸収率 経口投与でほぼ**100**％吸収される

代謝・排泄経路

代謝 約**80**％以上が肝臓で代謝。代謝にはCYP1A2が主に関与する

排泄 尿中に排出される。投与後48時間までに尿中に未変化体が約**8**％，代謝物は約**80**％排泄される

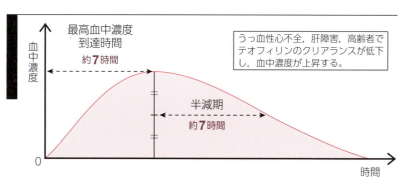

うっ血性心不全，肝障害，高齢者でテオフィリンのクリアランスが低下し，血中濃度が上昇する。

適応症と投与法

〔気管支喘息，喘息性（様）気管支炎，慢性気管支炎，肺気腫〕

▶1回200mg，1日2回（朝・就寝前）

作用機序から理解する副作用と禁忌

- 主な副作用は悪心・嘔気，頻脈，頭痛，腹痛，食欲不振
- テオフィリン血中濃度の上昇に伴い，消化器症状（特に悪心，嘔吐）や精神神経症状（頭痛，不眠，不安，興奮，痙攣，せん妄，意識障害，昏睡），心・血管症状（頻脈，心室頻拍，心房細動，血圧低下）などが発現しやすくなる

── 吸収・代謝経路から理解する相互作用と併用注意薬剤・食品

❏主としてCYP1A2で代謝されるので，CYPの変動をきたす薬剤との併用で血中濃度が変化しうる

❏マクロライドやニューキノロン抗菌薬などとの併用で血中濃度が上昇するので，併用時は減量など注意が必要である

❏喫煙によりテオフィリンクリアランスが上昇し，血中濃度が低下する

06 吸入ステロイド薬

代表的薬剤　フルチカゾン
同種同効薬　ブデソニド，ベクロメタゾン

特徴　喘息長期管理の第一選択薬。多くの臨床試験で，喘息症状の抑制，QOLや呼吸機能の改善，気道過敏性の低下，気道炎症の抑制，急性増悪の頻度と重症度の低下，喘息死亡のリスク低下に有用なことが示されている。喘息発症後，より早期からの吸入ステロイド薬開始が，ステロイド維持量やQOLの点で有用である。

気道炎症を改善させ喘息症状が発現しない状態を維持する目的で使用する薬剤であり，症状のないときでも毎日規則正しく使用する。急性の発作，発作重積状態または喘息の急激な悪化時には使用しない。

吸入ステロイド薬単独でコントロールできない場合，吸入ステロイド薬を増量するより，長時間作用型吸入β_2刺激薬や抗ロイコトリエン薬を併用したほうが有用である。

フルチカゾン（フルタイド®）

作用機序：なぜ効くか？　どこに効くか？

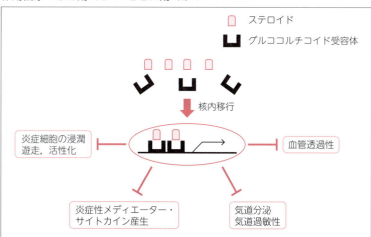

抗原誘導性の遅発性喘息反応を抑制する。細胞質に存在するグルココルチコイド受容体と結合し，核内へ移動，転写を制御することにより，①炎症細胞の肺気道内への浸潤，遊走，活性化を抑制，②血管透過性の抑制，③気道分泌や気道過敏性の抑制，④炎症性メディエーターやサイトカイン産生の抑制―という作用機序が考えられている。

吸収経路と吸収率

吸収経路 ▶ 吸入により，経気道的に肺組織に吸収される

吸収率 ▶ 経口バイオアベイラビリティは**1**％以下と低く，消化管や咽頭粘膜からの吸収は無視できるレベルと考えられる

代謝・排泄経路

代謝 ▶ CYP3A4で代謝される

排泄 ▶ 糞中がほとんど。尿中は**5**％以下

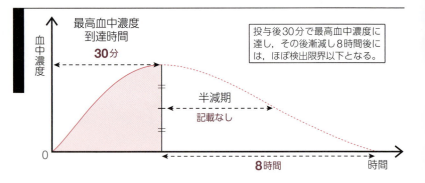

投与後30分で最高血中濃度に達し，その後漸減し8時間後には，ほぼ検出限界以下となる。

最高血中濃度到達時間 **30分**

半減期 記載なし

8時間

適応症と投与法

〔気管支喘息〕

▶1回100μg，1日2回吸入。1日800μgまで

── **作用機序から理解する副作用と禁忌**

❑ 口腔内カンジダ症や嗄声を引き起こす可能性があるので，吸入後にうがいし，口腔内に沈着残留した薬剤を洗い流す。嗄声の発生頻度には薬剤間で差があるので，他の吸入薬への変更も考慮する

❑ 内服や点滴静注に比べ，全身性副作用が発生する可能性は低い。しかし吸

入薬の一部は全身循環するので，特に高用量使用では下垂体副腎機能への影響や骨密度減少のリスクは否定できない

❏有効な抗菌薬の存在しない感染症，深在性真菌症の患者には禁忌

❏エアゾール製剤とドライパウダー製剤があり，ドライパウダー製剤には乳糖が添加されている。粒子径は他製剤と比べやや大きく，肺内沈着率は低いが，抗炎症作用は強い

—→● 吸収・代謝経路から理解する相互作用と併用注意薬剤・食品

❏吸入製剤であり併用内服薬との相互作用は生じにくいが，CYP3A4阻害作用を持つ薬剤との併用で血中濃度が上昇したことが報告されている

同種同効薬差分解説

ブデソニド (パルミコート®)

▶**適応症**：気管支喘息

▶**投与法**：1回100〜400μg，1日2回吸入。1日1,600μgまで

▶**最高血中濃度到達時間**：血漿中ブデソニド濃度は投与後約10分で最高濃度に達した後，二相性で消失し，終末相の半減期は約2時間

▶**副作用**：妊婦の使用について，FDAからカテゴリーBと安全性を評価されている

▶**その他**：タービュヘイラーを用いて吸入するドライパウダー製剤。添加剤を含まず，無味無臭で粒子径は2.6μmで肺到達率も高い。吸入後，肺組織において可逆的にエステル化し，脂質親和性が増し分子量も大きくなるため，組織内に長時間貯留する。その後徐々に活性化するため長期間の局所的な抗炎症効果が発揮される

ベクロメタゾン (キュバール®)

▶**適応症**：気管支喘息

▶**投与法**：1回100μg，1日2回吸入。1日800μgまで

▶**最高血中濃度到達時間**：最高血中濃度到達時間は1時間，半減期約4時間

▶**その他**：HFAフロンが使われているエアゾール剤であり，粒子径も小さく，高い肺内到達率が得られる。高齢者などで吸気流速が低下している場合はドライパウダー製剤より適している。ステロイドの溶媒として無水エタノールが加えられているため，アルコール臭が気になる患者もいる

解説　使用しているステロイドの力価により吸入量が規定されているため，規定された用法・用量での抗炎症作用は，ほぼ等価と考えられている。ステロイドの粒子径，デバイスやステロイドの剤形（エアゾール，ドライパウダー）によって選択される。臨床的にはフルチカゾンに比べ，ブデソニドで，ドライパウダーよりエアゾール剤で嗄声の頻度が少ないとも評価されているが，個々の症例によって出現頻度は異なる。

07 LABA＋吸入ステロイド薬配合剤

代表的薬剤　サルメテロール・フルチカゾン
同種同効薬　ブデソニド・ホルモテロール，フルチカゾン・ビランテロール

呼吸器疾患治療薬

特徴　吸入ステロイドと長時間作用型β_2刺激薬（LABA）の配合剤。軽症持続型以上の喘息とCOPDに適応がある。喘息治療の中心は吸入ステロイドであるが，一定量以上の増量は効果に反映せず，一方，副作用は用量依存的に増加する。このため，吸入ステロイドで十分な効果が得られない場合は吸入ステロイドに他の喘息治療薬を追加する治療が有用で，長時間作用型β刺激薬の追加が頻用されている。

　2つの薬剤を1回の吸入で投与できる配合剤では気道の慢性炎症と気道閉塞という2つの病態に対しての治療が可能となっている。配合剤の使用によって，2つの吸入器を併用する必要がなくなり，服薬アドヒアランスの改善が期待される。また両者がお互いの作用を増強し，薬理学的な効果が増強すると考えられている。

　禁忌や副作用はそれぞれの薬剤と同じである。サルメテロール・フルチカゾンプロピオン酸は，喘息増悪時の急性期治療に適さない。一方，ブデソニド・ホルモテロール吸入剤には発作発現時にレリーバーとして追加吸入するSMART療法の有用性が示されている。

サルメテロール・フルチカゾン（アドエア®）

作用機序：なぜ効くか？　どこに効くか？

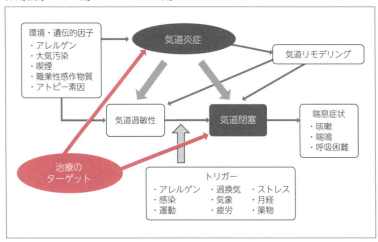

エアゾール製剤とドライパウダー製剤がある。フルチカゾン含有量によってアドエ

ア®100，250，500の3種類ある。LABAであるサルメテロールの量は50μgで一定である。ステロイドにはβ受容体増加作用があり，相乗的に作用すると考えられる。

適応症と投与法
（アドエア®ディスカスの場合）
〔気管支喘息〕
▶1回100μg，1日2回吸入。症状に応じて1回250μgまたは500μg，1日2回吸入
〔慢性閉塞性肺疾患（慢性気管支炎・肺気腫）の諸症状の緩解〕
▶1回250μg，1日2回吸入

—— **作用機序から理解する副作用と禁忌**
　❑有効な抗菌薬の存在しない感染症，深在性真菌症の患者には禁忌
　❑副作用はそれぞれ含まれる薬剤と同様のプロファイルである
　❑COPD患者において本剤との関連性が否定できない肺炎発症の増加が報告されている

—— **吸収・代謝経路から理解する相互作用と併用注意薬剤・食品**
　❑フルチカゾンおよびサルメテロールは，主としてCYP3A4で代謝される。CYP3A4阻害作用を有する薬剤の併用に注意が必要である

同種同効薬差分解説

ブデソニド・ホルモテロール（シムビコート®）
▶**適応症**：気管支喘息，慢性閉塞性肺疾患（慢性気管支炎・肺気腫）の諸症状の緩解
▶**投与法**：維持療法として1回1吸入，1日2回吸入（気管支喘息の場合，症状に応じて増減，1回4吸入，1日2回まで）
▶**代謝**：ブデソニドは主として肝代謝酵素CYP3A4で代謝される。また，ホルモテロールは主としてグルクロン酸抱合を受ける
▶**効果発現時間／最高血中濃度到達時間**：ホルモテロールの効果発現はサルメテロールより早く，最高血中濃度到達時間は5分。また気管拡張作用は用量依存性。タービュヘイラーデバイスによって粒子径が2〜3μmになり，肺全体に薬剤が到達すると考えられる
▶**SMART療法**：維持療法として1回1吸入あるいは2吸入を1日2回投与している場合では，従来β₂刺激薬を頓用していたような発作発現時に，本剤

の頓用吸入を追加で行う。数分経過しても発作が持続する場合には，さらに追加で1吸入する。必要に応じてこれを繰り返すが，1回の発作発現につき，最大6吸入までとする。肺機能が改善し，発作時の投与ステロイド量が減少するメリットがある。ただし，喘息治療で最も重要な点は吸入ステロイドによる気道炎症の持続的なコントロールである。本剤の頓用吸入は維持療法への追加治療として行うべきで，決して頓用吸入のみにならないように注意が必要である

フルチカゾン・ビランテロール（レルベア®）

- ▶**適応症**：気管支喘息，慢性閉塞性肺疾患（慢性気管支炎・肺気腫）の諸症状の緩解
- ▶**投与法**：100エリプタを1日1回1吸入。気管支喘息には症状に応じて200エリプタを1日1回1吸入
- ▶**特徴**：サルメテロール・フルチカゾン（アドエア®）の改良薬と位置づけられる。フルチカゾンフランカルボン酸エステルはアドエア®に含まれているフルチカゾンプロピオン酸エステルに比べて強い好酸球性炎症抑制効果を持ち，β刺激薬ビランテロールの効果発現はサルメテロールより早い。他のLABA＋吸入ステロイド薬合剤と比べ，1日1回の吸入で効果が持続することが特徴
- ▶**代謝**：フルチカゾン，ビランテロールともに主として肝代謝酵素CYP3A4で代謝されるが，臨床最大用量で吸入した際に臨床的な薬物相互作用は確認されていない
- ▶**その他**：吸入器具エリプタを用いて吸入する。エリプタは操作しやすく残量の確認も容易

> **解説** 　含有しているβ₂刺激薬の違いにより，シムビコート®でより速やかな気管支拡張効果が出現する。これがシムビコート®でSMART療法が行われる理由の1つである。アドエア®はドライパウダー製剤に加え，エアゾール製剤もあり，吸入の力が低下している患者にも有用である。アドエア®には含有ステロイド量によって3用量の製剤があるが，シムビコート®は1用量のみである。使用する吸入器具（アドエア®はディスカス，インヘラー，シムビコート®はタービュヘイラー）や薬価なども薬剤選択の参考となる。

なぜ効く？どう違う？を理解し処方するための
治療薬の臨床薬理データブック

アレルギー治療薬

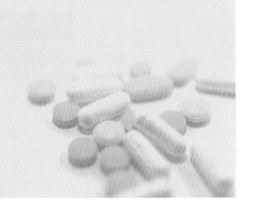

01 抗ヒスタミン薬 (ヒスタミンH₁受容体拮抗薬)

代表的薬剤　フェキソフェナジン
同種同効薬　ロラタジン，オロパタジン

特徴　現代の国民病と言えるアレルギー性鼻炎の治療薬として頻用される。いわゆる第二世代のヒスタミンH₁受容体拮抗薬（抗ヒスタミン薬）は，第一世代の抗ヒスタミン薬と比べ，中枢鎮静や抗コリン作用が弱く使いやすい。

　フェキソフェナジンは精神運動能に対する影響が弱いと考えられている。一般に効果発現は遅く，作用持続は長い。鼻炎症状ならびにQOLを改善することが示されているが，効果は症例により様々である。季節性のアレルギー性鼻炎患者に投与する場合は，好発季節前から投与を開始し，好発季節終了時まで続ける。

フェキソフェナジン (アレグラ®)

作用機序：なぜ効くか？　どこに効くか？

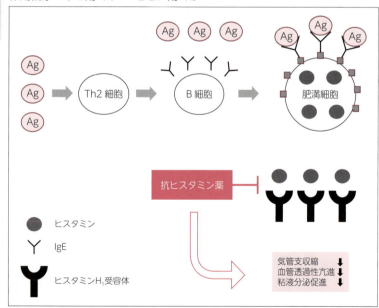

選択的ヒスタミンH₁受容体拮抗作用を有し，炎症性サイトカイン産生抑制作用，好酸球遊走抑制作用，ケミカルメディエーター遊離抑制作用を有する。第一世代の抗ヒスタミン薬と比べ，脳に移行しにくいので中枢抑制作用が弱い。

代謝・排泄経路

排泄 糞中に約 **80**％，尿中に約 **11.5**％

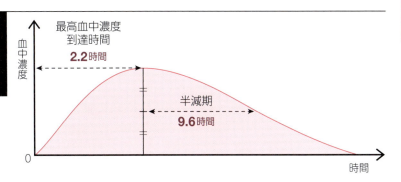

適応症と投与法
〔アレルギー性鼻炎，蕁麻疹，皮膚疾患（湿疹・皮膚炎，皮膚瘙痒症，アトピー性皮膚炎）に伴う瘙痒〕
▶1回60mg，1日2回

── 作用機序から理解する副作用と禁忌
- 主な副作用に頭痛，眠気，吐気がある
- ニーズはあるものの，比較的新しい薬剤で妊婦や授乳婦への安全性は確立していない
- かつてテルフェナジン（商品名：トリルダン）が頻用されたが，エリスロマイシンやケトコナゾールと併用した際のQT延長や心室性不整脈が問題となり，市場から退場した

── 吸収・代謝経路から理解する相互作用と併用注意薬剤・食品
- 水酸化アルミニウム・水酸化マグネシウム含有製剤は，水酸化アルミニウム・水酸化マグネシウムがフェキソフェナジンを一時的に吸着することにより吸収量が減少し，フェキソフェナジンの作用を減弱させることがあるので，同時に服用させない

同種同効薬差分解説

ロラタジン (クラリチン®)

- ▶ **適応症**：アレルギー性鼻炎，蕁麻疹，皮膚疾患 (湿疹・皮膚炎，皮膚瘙痒症) に伴う瘙痒
- ▶ **投与法**：1回10mg，1日1回食後
- ▶ **吸収・代謝・排泄**：消化管から速やかに吸収され，初回通過効果によって活性代謝物descarboethoxy-loratadine (DCL) へと代謝される
- ▶ **最高血中濃度到達時間**：約1.6時間
- ▶ **半減期**：約14時間 (半減期が長いため，1日1回投与が可能となっている)
- ▶ **相互作用**：ロラタジンから活性代謝物への代謝にはCYP3A4およびCYP2D6が関与する。このためCYP3A4，CYP2D6阻害作用を有する医薬品との併用により，ロラタジンから活性代謝物への代謝が阻害され，ロラタジンの血漿中濃度が上昇する。ただし，これら薬物動態上の変化が臨床的な有害事象や心電図変化に及ぼす影響についての検討は限られている

オロパタジン (アレロック®)

- ▶ **適応症**：アレルギー性鼻炎，蕁麻疹，皮膚疾患 (湿疹・皮膚炎，痒疹，皮膚瘙痒症，尋常性乾癬，多形滲出性紅斑) に伴う瘙痒
- ▶ **投与法**：1回5mg，朝・就寝前の1日2回
- ▶ **最高血中濃度到達時間**：約1時間
- ▶ **半減期**：約8.7時間
- ▶ **その他**：重要な基本的注意として，眠気を催すことがあるので，投与中の患者には自動車の運転等危険を伴う機械の操作には従事させないよう注意喚起されている

解説 同種薬は多数あり，それぞれ催眠作用の強弱，1日の服薬回数 (1回または2回) など特色を持つ。特に脳内ヒスタミン受容体占有率で示される催眠作用の強弱は重要な情報であり，自動車の運転をする患者では催眠作用の弱い薬剤を選択すべきである。フェキソフェナジンとロラタジンは添付文書の重要な基本的注意の項目に眠気の記載がない。一方，催眠作用の強弱が抗ヒスタミン作用と関連し，催眠作用のある薬剤が鼻炎症状の改善効果が高い場合もある。

02 ロイコトリエン受容体拮抗薬

アレルギー治療薬

代表的薬剤　モンテルカスト
同種同効薬　プランルカスト水和物

特徴　吸入ステロイド薬を用いても喘息コントロールが不十分な喘息患者に投与される。喘息発作を緩解する作用はない。軽症持続型では吸入ステロイド薬の代替薬として使用できるが，効果は吸入ステロイド薬に劣る。日本アレルギー学会による喘息予防・管理ガイドラインでは，軽症間欠型での単独投与，軽症持続型から重症持続型での吸入ステロイド薬との併用が勧められている。また，いわゆるアスピリン喘息や運動誘発喘息に効果があるとされる。鼻閉，鼻汁，くしゃみを三大主徴とするアレルギー性鼻炎患者にも投与されるが，特に鼻閉に対する有効性が高い。十分な効果発現までに2〜4週間を必要とするため，有効性の判定は2〜4週間投与してから行う。ロイコトリエン受容体拮抗薬にはresponderとnon-responderが存在するとされ，効果のない症例に漫然と投与を続けない。

モンテルカスト（キプレス®，シングレア®）

作用機序：なぜ効くか？　どこに効くか？

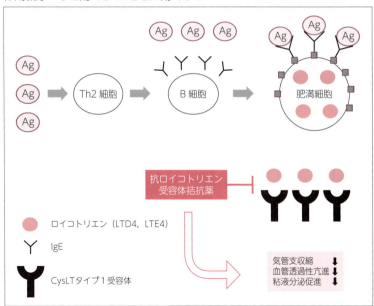

システイニルロイコトリエン（CysLT）はアラキドン酸代謝物のLTC4，LTD4，LTE4の総称。気管支平滑筋などの標的細胞上のCysLTタイプ1受容体に選択性に結合し，炎症惹起メディエーターであるLTD4やLTE4による気管支収縮，血管透過性の亢進，粘液分泌促進を抑制する。軽度ではあるが，気道炎症抑制作用も持つ。ロイコトリエン受容体はアレルギー性鼻炎の病態成立にも重要な役割を演じている。本剤が受容体に選択的に結合することによって，鼻腔通気抵抗上昇，好酸球浸潤を伴う鼻粘膜浮腫，鼻粘膜過敏性を抑制し，これによってヒスタミン，アセチルコリン，その他の非特異的な刺激によるくしゃみや鼻汁等の臨床症状が改善する。

吸収経路と吸収率

吸収率 バイオアベイラビリティは**58％〜73％**で，チュアブル剤で高い

代謝・排泄経路

代謝 CYP2C8，CYP2C9，CYP3A4で代謝される。CYP2C8が主要代謝酵素

排泄 ほとんどが糞中に排泄される

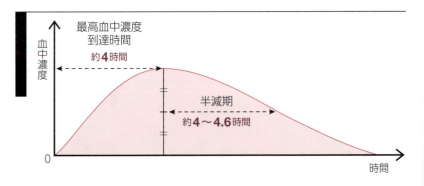

最高血中濃度到達時間 約**4**時間

半減期 約**4〜4.6**時間

アレルギー治療薬

適応症と投与法

〔気管支喘息〕

▶1日1回就寝前に10mg

〔アレルギー性鼻炎〕

▶1日1回就寝前に5〜10mg

──• 作用機序から理解する副作用と禁忌

❏下痢，腹痛，発疹，肝機能異常などの副作用があるが，一般的には安全性
は高い

❏因果関係は明らかでないが，投与中に好酸球性多発血管炎性肉芽腫症
（Churg–Strauss症候群）様の血管炎を生じたとの報告がある

──• 吸収・代謝経路から理解する相互作用と併用注意薬剤・食品

❏代謝にCYP2C8/2C9が関与するが，臨床的な相互作用の報告は少ない

同種同効薬差分解説

プランルカスト水和物 (オノン®)

▶**適応症**：気管支喘息，アレルギー性鼻炎

▶**投与法**：1日量450mgを朝食後・夕食後の2回に分けて経口投与

▶**代謝**：CYP3A4が主要代謝酵素。

▶**最高血中濃度到達時間**：約5時間

▶**半減期**：約1.2時間

解説 薬効に大きな差はなく，選択の際には内服回数の違いなどが考慮される。
モンテルカストは海外でも頻用されており，臨床試験での効果検証がより
多く行われている。

03 メディエーター遊離抑制薬

代表的薬剤　クロモグリク酸ナトリウム
同種同効薬　トラニラスト

 喘息長期管理の第一選択薬は吸入ステロイドであり，メディエーター遊離抑制薬の使用頻度は多くない。既に起こっている喘息発作を抑える効果はない。小児科領域では食物アレルギーに基づくアトピー性皮膚炎に比較的頻用されているが，臨床効果はマイルド。

クロモグリク酸ナトリウム（インタール®）

作用機序：なぜ効くか？　どこに効くか？

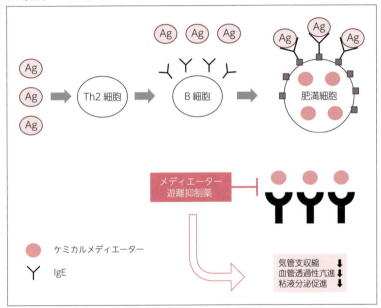

抗原抗体反応に伴うマスト細胞からのヒスタミンなどケミカルメディエーターの遊離を抑制する。

吸収経路と吸収率

吸収率 経口投与ではほとんど吸収されない

適応症と投与法
〔気管支喘息〕
- ▶吸入液：1回20mg，1日3～4回吸入
- ▶エアロゾル：1回2噴霧 (2mg)，1日4回吸入

〔アレルギー性鼻炎〕
- ▶点鼻液：1回1噴霧，1日6回

──● 作用機序から理解する副作用と禁忌
  - ❏安全性が高い。眠気はなく副作用も少ない

──● 吸収・代謝経路から理解する相互作用と併用注意薬剤・食品
  - ❏吸入液は，塩酸ブロムヘキシン (ビソルボン®) やdl-塩酸イソプロテレノールと配合すると白濁または沈殿を生じる

同種同効薬差分解説

トラニラスト (リザベン®)

- ▶**適応症**：気管支喘息，アレルギー性鼻炎，アトピー性皮膚炎，ケロイド・肥厚性瘢痕
- ▶**投与法**：1回100mg，1日3回
- ▶**作用機序**：アセチルコリン，ヒスタミン，セロトニンに対する直接拮抗作用はなく，肥満細胞，各種炎症細胞からのケミカルメディエーターやTGF-β1などのサイトカイン，活性酸素の産生あるいは遊離を抑制し，抗アレルギー作用やケロイドおよび肥厚性瘢痕由来線維芽細胞のコラーゲン合成を抑制する
- ▶**代謝**：主としてCYP2C9が関与する
- ▶**最高血中濃度到達時間**：2時間
- ▶**半減期**：約5時間

 アレルギー治療薬としての重要性および使用頻度は減っている。

04 舌下免疫療法治療薬

代表的薬剤　スギ花粉舌下液

 アレルゲン免疫療法（減感作療法）は，病因アレルゲンを少量から投与し，徐々に増量して，アレルゲンに対する反応性を減弱させることにより，アレルギー反応の進展を防ぐ治療法で，皮下注射による方法と舌下投与法がある。

　本剤はスギ花粉症の舌下免疫療法に用いる薬剤である。病因アレルゲンであるスギ花粉を投与していくことにより，スギ花粉に曝露された場合に引き起こされる関連症状を緩和することを目的としている。薬物療法のような即時的な効果は乏しく，スギ花粉の飛散していない時期を含め，年単位で投与する必要がある。

　投与開始に際し，スクラッチテストや皮内テストなどの皮膚反応テストまたは特異的IgE抗体検査を行い，スギ花粉症の確定診断を行う必要がある。スギ花粉飛散時期はスギ花粉アレルゲンに対する患者の過敏性が高まっている場合が多いので，新たに開始しない。

スギ花粉舌下液（シダトレン®）

作用機序：なぜ効くか？　どこに効くか？

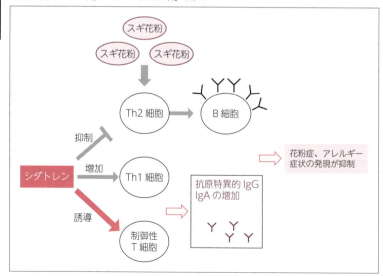

舌下投与による減感作療法の効果発現メカニズムとして，口腔粘膜下の樹状細胞によるスギ花粉アレルゲンの捕捉後，Th2型免疫応答の抑制，Th1型免疫反応の誘導，

制御性T細胞の誘導，抗原特異的IgGおよびIgAの増加が生じ，その結果としてアレルギー症状の発現が抑制されるメカニズムが考えられている。

吸収経路と吸収率

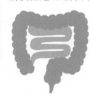

吸収経路 口腔粘膜より吸収される。舌下投与のため，口腔浮腫，口内炎症状，咽頭刺激感，口腔瘙痒などの症状が起こりうる

適応症と投与法
〔スギ花粉症（減感作療法）〕
▶1日1回，舌下に滴下し，2分間保持した後，飲み込む。その後5分間はうがい・飲食を控える

── 作用機序から理解する副作用と禁忌
- ❏ 病因アレルゲンを投与するため，ショック，アナフィラキシー等の全身性副作用が発現する可能性がある。そのため，緊急時に十分に対応できる医療機関に所属し，シダトレン舌下免疫療法に関する十分な知識または経験を持ち，リスクを十分に管理・説明できる受講修了医師のみが処方可能である
- ❏ そのほか，副作用として口内炎，舌下腫脹，咽喉頭瘙痒感，口腔内腫脹，耳瘙痒感，頭痛が報告されている
- ❏ 投与によりショックを起こしたことのある患者，重症の気管支喘息患者には禁忌となっている
- ❏ 当初は，悪性腫瘍や免疫系に影響を及ぼす全身性疾患患者に禁忌であったが，アレルゲン免疫療法はこれらの患者に影響を与えないという知見に基づいて慎重投与に変更された

なぜ効く?どう違う?を理解し処方するための
治療薬の臨床薬理データブック

上部消化管疾患治療薬

01 H₂受容体拮抗薬

代表的薬剤　ファモチジン
同種同効薬　シメチジン，ラニチジン，ニザチジン，ロキサチジン，ラフチジン

特徴　H₂受容体拮抗薬は胃酸分泌抑制薬であり，プロトンポンプ阻害薬より先に臨床応用され，治療成績もよいため，プロトンポンプ阻害薬が臨床応用されても，臨床現場でよく使われている。酸分泌抑制の立ち上がりはPPIよりも速いといわれている。投与期間に保険診療上の制限がないことも関与している。適応疾患は，胃潰瘍，十二指腸潰瘍，吻合部潰瘍，上部消化管出血，逆流性食道炎，Zollinger-Ellison症候群，急性胃炎，慢性胃炎の急性増悪期等である。

ファモチジン（ガスター®）

作用機序：なぜ効くか？　どこに効くか？

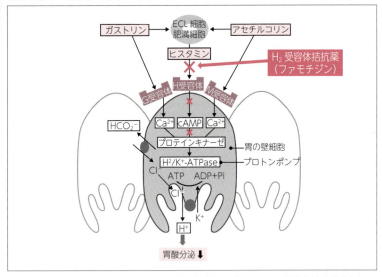

H₂受容体拮抗薬は，壁細胞のH₂受容体を競合的に阻害して，胃酸分泌を抑制する。H₂受容体拮抗薬は使用経過に従い，壁細胞上のH₂受容体の数が増えてしまい，徐々に酸分泌抑制効果が減弱する（Tolerance）。一方で，急に内服を中止すると一過性に胃酸分泌が亢進することがあり，リバウンド現象といわれ，潰瘍が再発しやすい。中止後1～5日続くといわれている。

吸収経路と吸収率

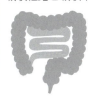

吸収経路 ▶ 小腸

吸収率 ▶ 約**37**%

代謝・排泄経路

代謝 ▶ 数%はS-oxide体へ変化

排泄 ▶ 腎排泄：ほとんどが未変化体で腎から排泄

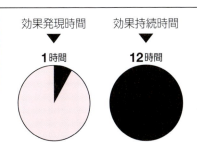

効果発現時間　　効果持続時間
▼　　　　　　　▼
1時間　　　　**12**時間

上部消化管疾患治療薬

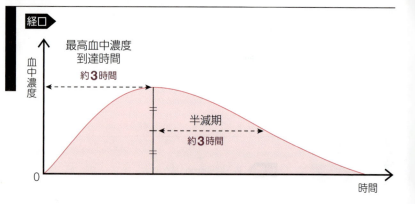

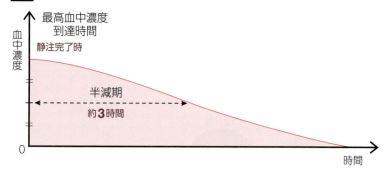

適応症と投与法
〔逆流性食道炎〕
▶1回20mg, 1日2回 (朝, 夕) もしくは1回40mg, 1日1回 (8週間)
〔胃潰瘍〕
▶1回20mg, 1日2回 (朝, 夕) もしくは1回40mg, 1日1回 (8週間)
〔十二指腸潰瘍〕
▶1回20mg, 1日2回 (朝, 夕) もしくは1回40mg, 1日1回 (6週間)
〔胃潰瘍・十二指腸潰瘍の維持療法〕
▶1回20mg, 1日1回

—— 作用機序から理解する副作用と禁忌
　　☐ 胃酸分泌を抑制するため, 併用薬の吸収に影響する
　　☐ ゲフィチニブ, エルロチニブ, セファロスポリン系抗生物質, ジピリダモー

ル，アゾール系抗真菌薬（ケトコナゾール等）は吸収が低下する。SU薬，ジギタリスは吸収が増加するため注意が必要である

──→ 吸収・代謝経路から理解する相互作用と併用注意薬剤・食品

❏ H_2 受容体拮抗薬は，ラフチジン以外は主に腎排泄であるので，腎障害の患者では投与量を減じたり投与間隔をあけたりする必要がある。他の腎排泄薬物（キニジン，プロカインアミド等）の腎でのクリアランスを低下させ血中濃度を高めることがある

❏ H_2 受容体拮抗薬のうち，シメチジンは非特異的にP450（特に3A6，2D6）を阻害して併用薬の血中濃度を上昇させることが知られているので，併用薬には注意が必要である

■ 同種同効薬差分解説

シメチジン（タガメット®）

イミダゾール環を有し，薬物間相互作用の報告も多い。

ラニチジン（ザンタック®）

P450対する抑制作用は有するが特に臨床的に問題となることはない。静注剤あり。

ニザチジン（アシノン®）

高齢者での安全性が高いといわれている。静注剤なし。胃排出能促進作用がある。

ロキサチジン（アルタット®）

六員環（ベンゼン環）を有する H_2 受容体拮抗薬。静注剤がある。小児への適応を有している。

ラフチジン（プロテカジン®）

肝代謝である。胃粘膜保護作用があるといわれている。ソマトスタチン分泌作用があり，血清ガストリンが上昇しにくい。

6種のH₂受容体拮抗薬の比較

	シメチジン	ラニチジン	ファモチジン	ニザチジン	ロキサチジン	ラフチジン
基本骨格	イミダゾール環	フラン環	チアゾール環	フラン環	ベンゼン環	ピリジン環
注射剤	あり	あり	あり	なし	あり	なし
代謝経路	腎排泄	腎排泄	腎排泄	腎排泄	腎排泄	CYP3A4 CYP2D6
P450抑制作用	あり	わずかにあり	なし	なし	なし	なし
P450を介する薬物間相互作用	あり	なし	なし	なし	なし	なし
胃液酸度を介しての薬物間相互作用	あり	あり	あり	あり	あり	あり
その他	抗腫瘍作用			胃排出能促進作用		胃粘膜保護作用 ソマトスタチン分泌作用

解説 H₂受容体拮抗薬は，シメチジン以外は臨床的な安全性，効果はほぼ同等である。シメチジンのP450に対する作用は有名であり，肝代謝薬物と併用することは避けることが望ましい。安価であり，すべてのH₂受容体拮抗薬でジェネリック医薬品が出ている。一部の品目ではOTC薬として発売されており，長期投与される場合が散見されるが，長期処方での貧血，腎機能障害等の副作用の報告もあり，漫然とした長期処方とならないよう注意が必要である。

02 プロトンポンプ阻害薬 (PPI)

代表的薬剤　エソメプラゾール
同種同効薬　オメプラゾール，ランソプラゾール，ラベプラゾール

壁細胞の胃酸分泌機構の最終段階であるプロトンポンプに非可逆的に結合して胃酸分泌を抑制する。適応は，胃潰瘍，十二指腸潰瘍，胃食道逆流症 (GERD) (NERD：非びらん性胃食道逆流症を含む) およびヘリコバクター・ピロリの除菌の補助，潰瘍既往例におけるNSAIDs粘膜傷害の二次予防である。

エソメプラゾール (ネキシウム®)

作用機序：なぜ効くか？　どこに効くか？

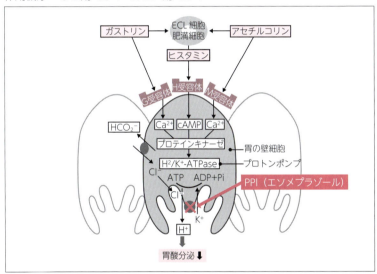

オメプラゾールがラセミ体であるのに対し，エソメプラゾールはS体だけを取り出したものである。R体よりもS体のほうが肝のファーストパスへの影響が少ないため，結果として同じ用量でも血中半減期が延長し，より強く胃酸分泌を抑制できることとなる。エソメプラゾールのようなプロトンポンプ阻害薬 (PPI) は壁細胞の分泌細管に分泌されると酸によって活性体に変化し，そこで胃酸分泌機序の最終段階にあるH$^+$/K$^+$-ATPase (プロトンポンプ) に非可逆的に結合して不活化することによって胃酸分泌を強力に抑制する。PPIは活性化したプロトンポンプのみ不活化するため，静止状態であったプロトンポンプは阻害しない。したがって，夜間よりも，

食事によりプロトンポンプが活性されている日中のほうが胃酸分泌抑制が優れている。活性体に変化したPPIは非常に不安定であり，PPIは血中から供給されなければならず，血中濃度が低下して供給がなくなってしまってから活性化されたプロトンポンプを不活化することはできない。

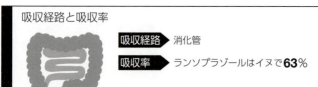

吸収経路と吸収率

吸収経路 ▶ 消化管

吸収率 ▶ ランソプラゾールはイヌで **63**％

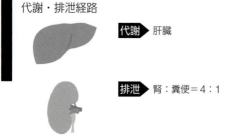

代謝・排泄経路

代謝 ▶ 肝臓

排泄 ▶ 腎：糞便＝4：1

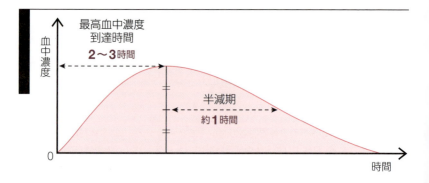

最高血中濃度到達時間 **2〜3**時間

半減期 約**1**時間

適応症と投与法
〔逆流性食道炎の初期治療〕
▶1回20mg，1日1回（8週間）
〔逆流性食道炎の維持療法〕

▶1回10mgまたは20mg，1日1回

〔非びらん性胃食道逆流症〕

▶1回10mg，1日1回（4週間）

〔胃潰瘍の初期治療〕

▶1回20mg，1日1回（8週間）

〔十二指腸潰瘍の初期治療〕

▶1回20mg，1日1回（6週間）

〔ヘリコバクター・ピロリ除菌療法の補助〕

▶1回20mg，1日2回（1週間）

〔NSAIDs/Aspirin潰瘍の二次予防〕

▶1回20mg，1日1回

── 作用機序から理解する副作用と禁忌

❑ PPIの強力な胃酸分泌抑制作用によってアゾール系の抗真菌薬（イトラコナゾール等），テトラサイクリンやセファロスポリン系抗生物質，ジピリダモール，ゲフィチニブやエルロチニブはその吸収が低下する

❑ アタザナビルやリルピビリンとは併用禁忌とされている

❑ 逆にSU薬やジギタリス等は胃酸による破壊から逃れるため，血中濃度が上昇する

❑ 長期の胃酸分泌抑制は，カルシウムの吸収低下による骨折のリスク，鉄の吸収障害，胃酸の殺菌作用の低下に伴う腸管感染症や肺炎，ビタミンB_{12}欠乏，低マグネシウム血症，高ガストリン血症に伴う胃がんやカルチノイドのリスク等が懸念されている

── 吸収・代謝経路から理解する相互作用と併用注意薬剤・食品

❑ PPIは主に肝のP450の一つであるCYP2C19やCYP3A4で主に代謝される。CYP2C19の阻害薬であるボリコナゾールにて血中濃度が上昇し，セイヨウオトギリソウ（St. John's Wort，セント・ジョーンズ・ワート）含有食品ではこれら酵素の誘導が起こり，血中濃度が低下し，効果が低下するおそれがある

❑ CYP2C19には遺伝的に決定された活性の個体差が存在するためPPIの血中動態，その胃酸分泌抑制効果，さらにはPPIによるGERD治療効果やヘリコバクター・ピロリの除菌療法にも影響する。よって常用量のPPIで効果が不十分な場合にはPPI増量が効果的なことがある

❑ CYP2C19のrapid metabolizer（RM）ではPPIの血中濃度は低く，5〜6時間で血中から消失するのに対し，poor metabolizer（PM）では最高血中濃度も高く，長く血中に存在する。こうした血中濃度の違いは胃酸

分泌抑制効果にもあらわれ、胃内pHもRM群で低く、PMで高くなる。intermediate metabolizer (IM) は全体としてはRMとPMの中間に位置するが、実際は個々のばらつきが大きい

- CYP2C19遺伝子多型に基づく胃酸分泌抑制効果の違いはGERDの治癒率に影響し、さらに維持療法中の再発にも影響し、ヘリコバクター・ピロリの除菌率にも影響する
- PPIはP450を介する薬物間相互作用を引き起こすことが知られている
- ワルファリンとの相互作用が知られているが、近年では、クロピドグレルとの相互作用が話題を集めている。クロピドグレルはCYP2C19で活性化されるために、PPIとの併用で活性化が低下し、効果が低下するというものである。臨床的な意義については、議論のあるところであるが、相互作用があることは確実である

同種同効薬差分解説

オメプラゾール (オメプラール®)

エソメプラゾールがS体のみであるのに対して、オメプラゾールはラセミ体である。RオメプラゾールがよりCYP2C19遺伝子多型の影響を受けるため、エソメプラゾールに比してCYP2C19遺伝子多型の影響が大きい。静注製剤がある。

ランソプラゾール (タケプロン®)

本邦開発のPPIである。オメプラゾールと同様の第一世代のPPIである。CYP2C19遺伝子多型の影響を受ける。静注製剤がある。

ラベプラゾール (パリエット®)

本邦開発のPPIである。力価が高く、他のPPIよりも低い用量設定となっている。難治性の逆流性食道炎には40mgまで処方が可能で、その場合にPPIの中で最も強い胃酸分泌抑制作用が発揮される。代謝にP450を介しない部分があり、他のPPIに比較して薬物間相互作用の程度が低いと考えられている。CYP2C19遺伝子多型による影響もほかのPPIよりは少ない。

解説　胃酸分泌抑制効果は高く、酸関連疾患の治療の中心的薬剤である。長期投与での安全性に関わるデータも蓄積されてきている。

03 カリウム競合型アシッドブロッカー (P-CAB)

代表的薬剤　ボノプラザン

特徴　PPIを凌ぐ胃酸分泌抑制作用を示す薬物。効果の発現も速い。特にPPI抵抗性の重症の逆流性食道炎やヘリコバクター・ピロリの除菌療法においてPPIを上回る臨床効果が報告されており、初期治療においては有効。易再発性の逆流性食道炎の維持療法にも有効である。

ボノプラザン (タケキャブ®)

作用機序：なぜ効くか？　どこに効くか？

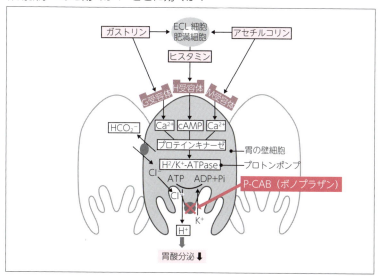

ボノプラザン (VPZ) はプロトンポンプのカリウムチャネル部分に競合的に結合し、プロトンポンプを不活化する。VPZのプロトンポンプ活性に対する阻害効果はランソプラゾール (LPZ) の400倍とする報告もあり、強力に胃酸分泌を抑制する。さらに、PPIが活性化に胃酸を必要としたのに対し、血中から壁細胞の分泌細管内に分泌されたVPZは、未変化体のままでプロトンポンプを阻害し、さらに、酸に対して安定的で長く分泌細管内にとどまるため、血中からVPZが消失した後でも胃酸分泌抑制効果を発揮できるといわれている。そのため、強力な胃酸分泌抑制効果が長時間得られることとなる。

VPZ 20mgを用いた逆流性食道炎の治療では、従来のPPIでは8週間で達成して

いた内視鏡的な粘膜治癒率と同等な治癒率を4週で達成できるため，初期治療は4週間であり，難治の場合に8週間の投与ができる。特に，PPI抵抗性の逆流性食道炎やロサンゼルス分類のグレードC, Dとされる重症の逆流性食道炎に有効である。VPZ 20mgを用いたヘリコバクター・ピロリの除菌療法は，一次除菌率は，VPZ 20mg＋クラリスロマイシン 200mg/400mg＋アモキシシリン（AMPC）750mgの1日2回，7日間投与で92.6％であり，二次除菌率はVPZ 20mg＋メトロニダゾール（MNZ）250mg＋アモキシシリン（AMPC）750mgの1日2回で98％と報告されている。特に一次除菌療法に関しては，PPIベースとの比較試験において有意に除菌率が高かったことも報告されている。

吸収経路と吸収率

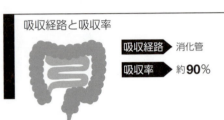

吸収経路 消化管
吸収率 約90％

代謝・排泄経路

代謝 代謝は主にCYP3A4といわれているが，CYP2C19や他のP450分子種も関与する

排泄 尿：70％，糞便：30％

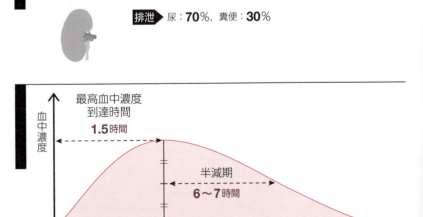

最高血中濃度到達時間 1.5時間
半減期 6〜7時間

適応症と投与法

〔胃潰瘍，十二指腸潰瘍〕

▶1回20mg，1日1回（胃潰瘍では8週間まで，十二指腸潰瘍では6週間まで）

〔逆流性食道炎〕

▶1回20mg，1日1回（通常4週間まで，効果不十分の場合は8週間まで）

▶維持療法では1日1回10mg，効果不十分の場合は1日1回20mg

〔低用量アスピリン・NSAIDs投与時における胃潰瘍または十二指腸潰瘍の再発抑制の場合〕

▶1回10mgを1日1回経口投与

〔ヘリコバクター・ピロリの除菌の補助の場合〕

▶1回20mgを1日2回（1週間）

── 作用機序から理解する副作用と禁忌

- ❏臨床応用されてからの期間が不十分であるため，実臨床における副作用報告のデータは不十分である
- ❏胃酸分泌抑制作用に起因する副作用に関してはPPIで経験された事例のいくつかは当てはまると考えられる
- ❏強力な胃酸分泌抑制作用によってアゾール系の抗真菌薬（イトラコナゾール等），テトラサイクリンやセファロスポリン系抗生物質，ジピリダモール，ゲフィチニブやエルロチニブはその吸収が低下する
- ❏アタザナビルやリルピビリンとは併用禁忌とされている
- ❏逆にSU薬やジギタリス等は胃酸による破壊から逃れるため，血中濃度が上昇する
- ❏長期の胃酸分泌抑制は，カルシウムの吸収低下による骨折のリスク，鉄の吸収障害，胃酸の殺菌作用の低下に伴う腸管感染症や肺炎，ビタミンB_{12}欠乏，低マグネシウム血症，高ガストリン血症に伴う胃がんやカルチノイドのリスク等が懸念されている。添付文書でも動物実験ではあるが，カルチノイドや腺腫，肝腫瘍が発生するとしている

── 吸収・代謝経路から理解する相互作用と併用注意薬剤・食品

- ❏VPZの代謝にCYP3A4が関与することからクラリスロマイシンの併用にて血中濃度が上昇することが報告されている。ほかにもCYP2B6，CYP2D6，CYP2C19が代謝に関与し，添付文書においてもこれらの酵素を時間依存性に阻害すると記されている
- ❏VPZ併用によりクロピドグレルやプラスグレルの抗血小板作用が減弱することが報告されている

PPIを上回る胃酸分泌抑制効果が得られるため，ヘリコバクター・ピロリの除菌療法や難治性の逆流性食道炎に対してもPPIを上回る臨床成績が報告されており，酸関連疾患の初期治療薬として最も優れていると考えられる。一方で，その強力な胃酸分泌抑制作用に対する高ガストリン血症を危惧する意見もあり，長期投与には慎重な意見もある。維持療法ではPPIで十分な症例であるのか，VPZが必要であるかの判断が重要である。

04 選択的ムスカリン受容体拮抗薬

代表的薬剤　ピレンゼピン

特徴　ムスカリン受容体（M₁受容体）に対して，選択的に拮抗し，胃酸分泌抑制作用を示す。従来の抗コリン薬と異なり，M₂受容体に対する作用がないため，瞳孔，心拍数，胃腸管運動，排尿等にほとんど影響せずに胃酸分泌抑制作用を示す。

ピレンゼピン（ガストロゼピン®）

作用機序：なぜ効くか？　どこに効くか？

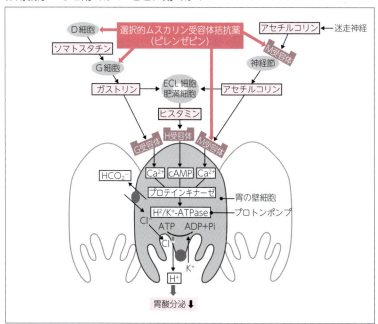

主に，神経節のM₁受容体に対して選択的に拮抗し，アセチルコリン分泌を抑制し，胃酸分泌を抑制する。さらに，胃のムスカリン受容体に対しても抑制作用を示し，G細胞からのガストリン分泌抑制，壁細胞上のM₃受容体にも拮抗し胃酸分泌抑制作用を示す。ソマトスタチン刺激作用もあることが報告されている。

上部消化管疾患治療薬

吸収経路と吸収率

吸収経路 胃・腸管

吸収率 $26.0 \pm 4.6\%$

代謝・排泄経路

代謝 ほとんど代謝を受けず，血漿，尿および糞中では大部分が未変化体である

排泄 健康成人における尿中への排泄は約 **10%**

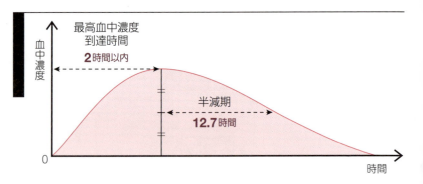

最高血中濃度到達時間 **2**時間以内

半減期 **12.7**時間

適応症と投与法
〔急性胃炎，慢性胃炎の急性増悪期，胃潰瘍，十二指腸潰瘍〕
▶1回25mg，1日3～4回

── 作用機序から理解する副作用と禁忌
- PPIやH₂受容体拮抗薬のような胃酸分泌抑制に伴う併用薬への影響は十分に検討されていない
- 眼の調節障害を引き起こすことがあり，運転や機械の操作に注意が必要

比較的薬物間相互作用の報告も少なく，安全で使いやすい薬物ではあるが，胃酸分泌抑制薬としてはH₂受容体拮抗薬，PPI，P-CABが現在の主流であり，本薬物の臨床応用される機会はだいぶ少なくなってきていると考えられる。

05 抗ガストリン薬

代表的薬剤　オキセサゼイン
同種同効薬　プログルミド，アミノ安息香酸エチル，
　　　　　　ピペリジノアセチルアミノ安息香酸エチル

 局所麻酔作用によって微絨毛を麻痺させ，G細胞の酸センサーの機能を低下させることにより，ガストリンの遊離を抑制して二次的に胃酸分泌を抑制する。

オキセサゼイン (ストロカイン®)

作用機序：なぜ効くか？　どこに効くか？

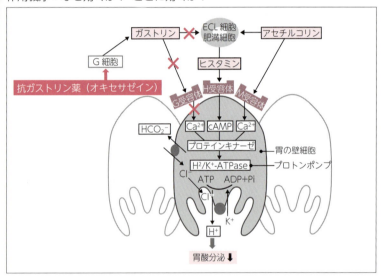

オキセサゼインは，酸性下でも効果を発揮する消化管粘膜局麻剤である。本薬物は，局所麻酔作用によってガストリンの遊離を抑制し，二次的に胃酸分泌を抑制する。臨床的にはその表面麻酔作用により胃炎，消化性潰瘍等の消化管粘膜疾患に随伴する心窩部痛をはじめ，悪心・嘔吐，胸やけ，曖気，胃部不快感，便意逼迫等の自覚症状を改善する。

吸収経路と吸収率

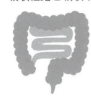

吸収経路 ▶ 消化管

代謝・排泄経路

代謝 ▶ 肝臓

排泄 ▶ 尿中，糞便中，呼気中

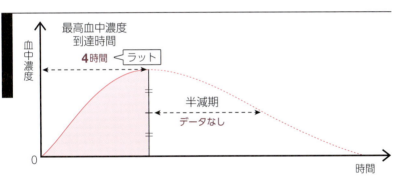

適応症と投与法

〔食道炎，胃炎，胃・十二指腸潰瘍，過敏性大腸症に伴う疼痛・酸症状・噯気・悪心・嘔吐・胃部不快感・便意逼迫〕
▶1日15〜40mgを3〜4回に分割経口投与

同種同効薬差分解説

プログルミド（プロミド®）

プログルミドは，ガストリン受容体をブロックしてガストリンの刺激を抑制して胃酸を抑制する。

アミノ安息香酸エチル，ピペリジノアセチルアミノ安息香酸エチル（スルカイン®）

アミノ安息香酸エチル，ピペリジノアセチルアミノ安息香酸エチルは，オキセサゼインと同様な表面麻酔薬である。特に大きな違いは認められない。

解説　胃酸分泌抑制薬としてはPPI，H_2受容体拮抗薬に比して効果は劣るため，胃酸分泌抑制薬としての効果はあまり期待されていない。腸管の表面麻酔薬として，胃炎の痛み，胸やけ，便意逼迫などの症状の緩和に用いられることが多い。

06 副交感神経遮断薬

代表的薬剤　チキジウム臭化物
同種同効薬　メペンゾラート臭化物

 特徴　抗ムスカリン作用により，腸管の運動亢進や痙攣を抑制し腹痛を改善させる。

チキジウム臭化物（チアトン®）

作用機序：なぜ効くか？　どこに効くか？

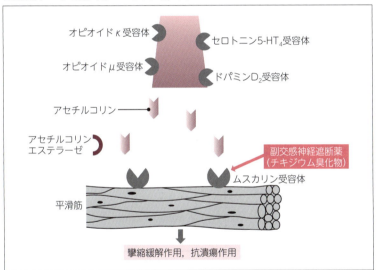

副交感神経末端のムスカリン受容体に選択的に作用し，胃，腸管，胆嚢・胆道および尿管に対する選択的な攣縮緩解作用と抗潰瘍作用（攻撃因子抑制作用，防御因子増強作用）を有することが認められている。特に神経節遮断作用をほとんど示さないため膀胱の収縮には影響が少ない。

吸収経路と吸収率

吸収経路 ▶ 消化管

代謝・排泄経路

代謝 ▶ 未変化体のまま排出されたり，グルクロン酸抱合を受けたりする

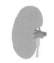

排泄 ▶ 主に糞便

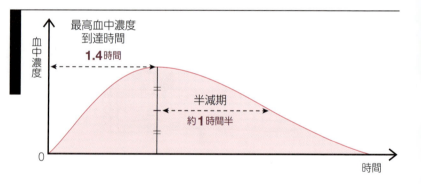

最高血中濃度到達時間 **1.4**時間

半減期 約**1**時間半

血中濃度／時間

適応症と投与法

〔胃炎，胃・十二指腸潰瘍，腸炎，過敏性大腸症候群，胆嚢・胆道疾患，尿路結石症における痙攣並びに運動機能亢進〕

▶1回5～10mgを1日3回経口投与

── 作用機序から理解する副作用と禁忌

- ❑ 抗コリン作用があるため，緑内障，前立腺肥大による排尿障害，重篤な心疾患，麻痺性イレウスでは禁忌
- ❑ 潰瘍性大腸炎ではその弛緩作用により中毒性巨大結腸症があらわれること

があり，また，高温環境での体温調整を障害するおそれがある。
- 三環系抗うつ薬やフェノチアジン系薬物，抗ヒスタミン薬は抗コリン作用があり，本薬物の作用が増強されることがある
- MAO阻害薬も抗コリン作用があり効果が増強されるおそれがある

同種同効薬差分解説

メペンゾラート臭化物（トランコロン®）
保険収載上は過敏性腸症候群が主な適応症となっている。

消化器疾患での愁訴のうちで機能性疾患が占める割合が増加してきている。症状の緩和という点で，上腹部症状に対しては，単剤もしくは，胃酸分泌抑制薬と併用されることが多い。下部消化管に関しては，過敏性腸症候群はその代表的な疾患であり，本薬物は比較的副作用も少なく使いやすい薬物である。

07 制酸薬

代表的薬剤　水酸化アルミニウムゲル・水酸化マグネシウム配合
同種同効薬　炭酸水素ナトリウム（重曹），炭酸カルシウム，炭酸マグネシウム，
　　　　　　酸化マグネシウム

制酸薬は，胃酸を中和する薬物である。胃内のpHを上昇させ，胃粘膜を保護する。

水酸化アルミニウムゲル・水酸化マグネシウム配合（マーロックス®）

作用機序：なぜ効くか？　どこに効くか？

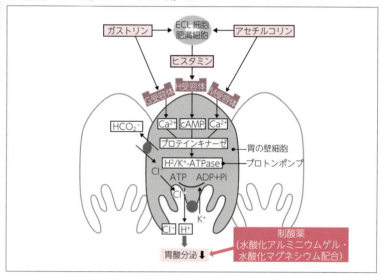

水酸化アルミニウム，水酸化マグネシウムの酸中和作用により制酸作用を示す。また，制酸作用以外にも，サイトプロテクション作用，胃粘膜保護作用が観察されている。これらの作用により消化性潰瘍・胃炎治療薬として作用する。

吸収経路と吸収率

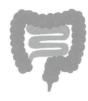

吸収経路 直接胃内の胃液に作用する

吸収率 約**0.1**％が吸収される

代謝・排泄経路

排泄 投与された水酸化アルミニウムはほとんど吸収されずに糞中に排泄される。吸収された微量のアルミニウムは主として腎から排泄される

適応症と投与法
〔胃・十二指腸潰瘍，胃炎，上部消化管機能異常〕
▶1日1.6〜4.8gを数回に分割して水に懸濁するなどし，そのまま内服

──• 作用機序から理解する副作用と禁忌
- ❏ いくつかの薬物（テトラサイクリン系抗生物質，フルオロキノロン系抗菌薬，クエン酸カリウム）とはキレートを形成し，またジギタリス，甲状腺ホルモン剤，ウルソデオキシコール酸とは本薬物を吸着して，吸収が低下する
- ❏ アルミニウムがリン酸塩とリン酸アルミニウムを形成することにより，リンの吸収が阻害され，血中のリン酸塩低下をきたすことがある

──• 吸収・代謝経路から理解する相互作用と併用注意薬剤・食品
- ❏ 腎障害のある患者では，高マグネシウム血症，長期投与によりアルミニウム脳症，アルミニウム骨症，貧血等があらわれるおそれがある

同種同効薬差分解説

炭酸水素ナトリウム (重曹)

制酸作用に加えて，アシドーシスの改善や，尿酸排泄の促進と痛風発作の予防で用いられる。

炭酸カルシウム

制酸作用を有する。高リン血症に対しても用いられる。

炭酸マグネシウム

制酸作用に加えて，緩下剤としても用いられる。

酸化マグネシウム

酸化マグネシウムは制酸作用を有するが，緩下剤として主に用いられている。

解説 制酸薬は作用時間が短いため，効果は一過性であるが，酸関連症状が強い場合には，その効果に即効性があり，現在でもよく使われている。制酸作用に加えて，粘膜創傷部位に対して保護作用を有するため，上部消化管出血での止血後や内視鏡的な腫瘍切除後では，胃酸分泌抑制薬と併用されることが多い。ただし，経口投与されたPPIの吸収を低下させることがあるので，内服時間をずらすことが重要である。

08 プロスタグランジン製剤

代表的薬剤　ミソプロストール

特徴　非ステロイド性抗炎症薬（NSAIDs）は，COX-1，COX-2の経路阻害により解熱鎮痛効果を発揮する。痛みの抑制にはCOX-2が主に関与しており，COX-2選択的阻害薬が開発されているが，鎮痛効果が不十分の場合もあり，非選択的なNSAIDsが依然として用いられている。COX-1は消化管粘膜での血流や粘膜防御に関わっており，その阻害は，胃粘膜でのプロスタグランジン濃度低下が起こり粘膜防御機能の低下となり，胃潰瘍と十二指腸潰瘍の発生が増えるという副作用がある。プロスタグランジン製剤は，NSAIDs投与に伴うプロスタグランジンの不足を補うものであり，NSAIDsの長期服用による胃潰瘍・十二指腸潰瘍の予防治療に用いられる。

ミソプロストール（サイトテック®）

作用機序：なぜ効くか？　どこに効くか？

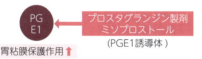

本薬物はプロスタグランジン（PG）E1の誘導体であることから，胃粘膜の粘液および十二指腸粘膜の重炭酸イオン分泌を促進し，粘膜血管に作用して血流量を維持し，粘膜層の持つ酸中和能を高めることより，粘膜防御機構の増強作用を示す。胃の壁細胞に対しては，PGE受容体を介してcAMP経路での胃酸分泌を抑制する。NSAIDs潰瘍予防においてミソプロストールとランソプラゾールはほぼ同等に再発を抑制する。

吸収経路と吸収率

吸収経路 ▶ 消化管
吸収率 ▶ **87**%（ラット）

上部消化管疾患治療薬

代謝・排泄経路

 ミソプロストールは経口投与後急速に脱エステル化され、ミソプロストール遊離酸となり、さらに非活性代謝物へと変換されていく

 腎臓

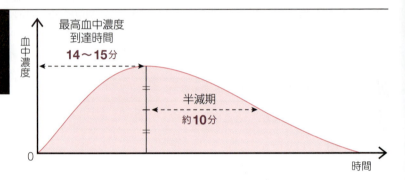

適応症と投与法
〔非ステロイド性消炎鎮痛薬の長期投与時にみられる胃潰瘍および十二指腸潰瘍〕
▶1回200μgを1日4回経口投与

作用機序から理解する副作用と禁忌
- 本薬物はプロスタグランジン製剤であり、腸管での分泌も促進するため下痢を誘発しやすい。そのため、マグネシウム含有制酸薬との併用では、下痢が出現しやすくなる
- 子宮収縮作用があるため、妊婦には投与しないように注意が必要である

 NSAIDs潰瘍の予防薬としてPPIとともにガイドラインにも掲載されている薬物である。ただし、1日4回の内服が必要であること、下痢の頻度が高いことより、実際はPPIが使われる頻度が高い。

09 粘膜防御因子増強薬

代表的薬剤　レバミピド
同種同効薬　テプレノン，イルソグラジン，スクラルファート，
　　　　　　エカベトナトリウム，ポラプレジンク，アルギン酸ナトリウム，
　　　　　　セトラキサート塩酸塩，
　　　　　　アズレンスルホン酸ナトリウム水和物・L-グルタミン配合

特徴 内因性のプロスタグランジンの産生を促して粘液分泌を促進したり，それ自体が損傷した粘膜を被覆したり，細胞間の接着を強固にするなどして粘膜損傷の治癒を促す作用を有し，傷害粘膜修復を促進する。粘膜傷害を引き起こしやすい薬物内服中の予防目的でも用いられる。比較的副作用は少なく有害事象も少ない。

レバミピド（ムコスタ®）

作用機序：なぜ効くか？　どこに効くか？

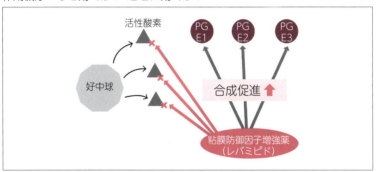

内因性プロスタグランジン合成促進による，胃粘膜での血流の増加，粘液の産生・分泌促進，フリーラジカルの除去作用によって胃粘膜を保護する。

吸収経路と吸収率

吸収経路　小腸上部

上部消化管疾患治療薬

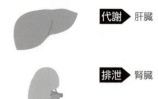

代謝・排泄経路
代謝 ▶ 肝臓
排泄 ▶ 腎臓

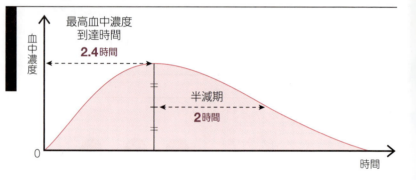

最高血中濃度到達時間 **2.4**時間
半減期 **2**時間
血中濃度
時間

適応症と投与法
〔胃潰瘍〕
▶1回100mgを朝・夕・就眠前に経口投与
〔急性胃炎の胃粘膜病変（びらん，出血，発赤，浮腫）〕
▶1回100mgを1日3回

同種同効薬差分解説

テプレノン（セルベックス®）
内因性プロスタグランジン合成促進による，粘液の産生・分泌促進，フリーラジカルの除去作用を有する。

イルソグラジン（ガスロンN®）
細胞間結合（タイトジャンクション）の強化を担う。

スクラルファート (アルサルミン®)

粘膜傷害部位で蛋白成分と結合し被膜を形成して病巣部を被覆する。

エカベトナトリウム (ガストローム®)

粘膜傷害部位で蛋白成分と結合し被膜を形成して病巣部を被覆する。抗ヘリコバクター・ピロリ作用があり，除菌療法における上乗せ効果がある。

ポラプレジンク (プロマック®)

粘膜の傷害部位を直接保護し，組織の修復力を高める。亜鉛を含んでおり，亜鉛補充目的で味覚異常に対して用いられることがある。

アルギン酸ナトリウム (アルロイドG®)

粘膜の傷害部位を直接保護する。止血作用もあるため，出血性病変に対して経内視鏡的に粉末製剤を直接散布することも行われている。

セトラキサート塩酸塩 (ノイエル®)

プロスタグランジンの生合成を促進することで，胃粘膜を保護する。

アズレンスルホン酸ナトリウム水和物・L-グルタミン配合 (マーズレンS®)

炎症のある胃粘膜に直接作用して抗炎症効果を示す。L-グルタミンは潰瘍組織を保護し再生を促進する。アズレンスルホン酸ナトリウム水和物は結膜炎等での点眼薬や口内炎での含嗽薬としても使用されている。

解説 粘膜防御因子増強薬は，消化性潰瘍の治療においては，単剤でPPIやH$_2$受容体拮抗薬の効果を凌ぐものはなく，多くは，併用薬として用いられることが多い。内視鏡的に胃がんを切除した後の潰瘍に対してPPIに加えて投与すると，潰瘍の治癒が促進されることが報告されている。

上部消化管疾患治療薬

10 アセチルコリンエステラーゼ阻害薬

代表的薬剤　アコチアミド

特徴　消化管機能改善薬は，胃内容物の排出異常を改善する薬であり，胃炎やその他の疾患に随伴する胃もたれ感や胃部不快感に対して処方される。内視鏡的にも原因となるような上部消化管疾患を認めない場合は，機能性ディスペプシアと診断されるが，その場合に保険収載されているのは，アコチアミドである。

アコチアミド（アコファイド®）

作用機序：なぜ効くか？　どこに効くか？

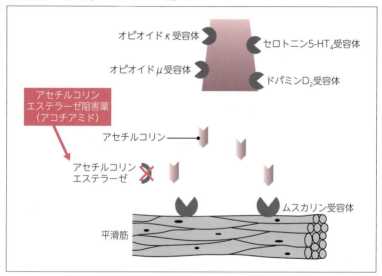

特に原因となるような器質的疾患を認めないにもかかわらず，上腹部症状を訴える場合に機能性ディスペプシアとされる。アコチアミドは消化管の副交感神経終末から遊離されるアセチルコリン（ACh）の分解を抑制することで，シナプス間隙におけるACh量を増加させて，機能性ディスペプシアの原因となる低下した胃運動および胃排出能を改善する。アコチアミドは唯一機能性ディスペプシアに対して保険収載となった薬物である。

吸収経路と吸収率

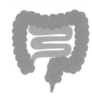

吸収経路 消化管

吸収率 13.9〜19.0%（ラット），27.8〜50.4%（イヌ）

代謝・排泄経路

代謝 肝臓

排泄 主に糞便

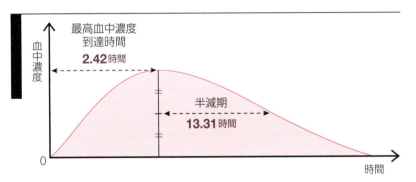

最高血中濃度到達時間 **2.42**時間

半減期 **13.31**時間

血中濃度／時間

適応症と投与法

〔**機能性ディスペプシア**〕

▶ 1回100mgを1日3回，食前に経口投与

―● **作用機序から理解する副作用と禁忌**

❏ 抗コリン作用を有する薬物と併用すると効果は減弱し，コリン賦活薬やコリンエステラーゼ阻害薬等と併用すると効果が増強される

本邦における機能性ディスペプシアに対して唯一保険収載されている薬物である。食後膨満感，上腹部膨満感，早期腹満感に対して，プラセボに比較して優越性が証明されている。

11 セロトニン受容体作動薬

代表的薬剤　モサプリドクエン酸塩

 消化管運動改善薬であり，大腸検査前の前処置にも用いられることが特徴である。

モサプリドクエン酸塩（ガスモチン®）

作用機序：なぜ効くか？　どこに効くか？

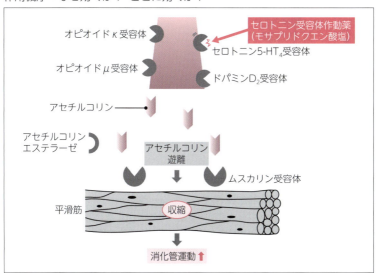

5-HT$_4$受容体を刺激してアセチルコリン遊離を促進することにより，消化管平滑筋を収縮させ，消化管運動を促進させる。

吸収経路と吸収率

吸収経路　上部小腸

吸収率　95%

代謝・排泄経路

代謝 ▶ 肝臓（CYP3A4）

排泄 ▶ 尿中，糞便中

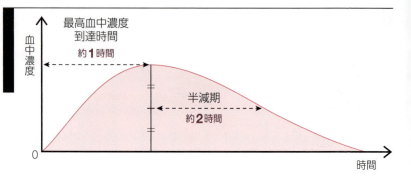

適応症と投与法
〔慢性胃炎に伴う消化器症状（胸やけ，悪心・嘔吐）〕
▶ 1回5mg，1日3回（食前または食後）
〔経口腸管洗浄剤によるバリウム注腸X線造影検査前処置の補助〕
▶ 20mgを経口腸管洗浄剤（約180mL）と一緒もしくは終了後に経口投与

—— 作用機序から理解する副作用と禁忌
　　❏ 抗コリン作用を有する薬物と併用すると本薬物の効果が減弱する

—— 吸収・代謝経路から理解する相互作用と併用注意薬剤・食品
　　❏ 本薬物はCYP3A4で代謝されるために，エリスロマイシンのようなCYP3A4阻害薬との併用で，その血中濃度が上昇することが報告されている

 消化管運動改善薬としては，比較的処方機会の多い薬物である。同効薬であったシサプリドがQT延長の副作用を有していたが，本薬物にはそうした問題はなく安全に使用できる。

12 アセチルコリン作動薬

代表的薬剤　アクラトニウム
同種同効薬　ベタネコール塩化物

特徴　消化管平滑筋に存在するアセチルコリン-ムスカリン受容体へ直接作用し消化管運動を促進する。したがって，消化管手術後など迷走神経が切離されている患者でも直接作用し，効果が期待される。

アクラトニウム (アボビス®)

作用機序：なぜ効くか？　どこに効くか？

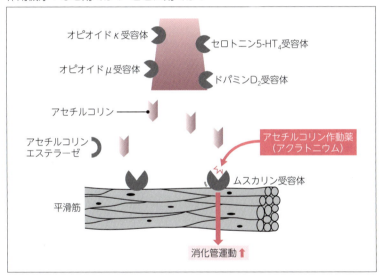

消化管平滑筋にあるアセチルコリン受容体に直接作用し，消化管運動を促進させる。

吸収経路と吸収率

吸収経路　塩基部分が小腸で，酸基部分はほとんど吸収されずに糞便中へ

代謝・排泄経路

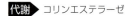
代謝　コリンエステラーゼ

排泄　尿，糞便

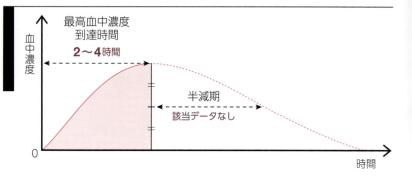

最高血中濃度到達時間 **2～4時間**

半減期 該当データなし

適応症と投与法
〔慢性胃炎，胆道ジスキネジー，消化管手術後の消化器機能異常（悪心，嘔吐，食欲不振，腹部膨満感）〕
▶1回25～50mgを1日3回経口投与

―― 作用機序から理解する副作用と禁忌
- コリン作動薬であり，腹痛，下痢等が起こることがある。流涙も起こりうる
- 禁忌は，気管支喘息の患者（気管支を収縮し，喘息発作を誘発するおそれがある），甲状腺機能亢進症の患者（心房細動を誘発または悪化させるおそれがある），消化性潰瘍（活動期）の患者（潰瘍を悪化させるおそれがある），てんかんの患者（痙攣を増強するおそれがある），パーキンソン病の患者（症状を悪化させるおそれがある），徐脈等の著明な迷走神経亢進状態にある患者（迷走神経亢進状態をさらに悪化させるおそれがある），妊婦または妊娠している可能性のある婦人（副交感神経系の刺激により子宮を収縮させるおそれがある）

―● 吸収・代謝経路から理解する相互作用と併用注意薬剤・食品
　❏ 抗コリンエステラーゼ薬により本薬物の代謝が阻害され，効果が増強されるおそれがある

同種同効薬差分解説

ベタネコール塩化物（ベサコリン®）

コリン作動薬であるが，節後副交感神経刺激によるムスカリン様作用により，胃腸の運動を促進することに加えて，胃液の分泌を促進する。

 消化管の運動改善のみならず，胆道系にも効果を有する点が特徴である。

13 ドパミン受容体拮抗薬

代表的薬剤　ドンペリドン
同種同効薬　メトクロプラミド，イトプリド

特徴　副交感神経節後線維上のドパミンD_2受容体は，アセチルコリン遊離を抑制している。ドパミンD_2受容体拮抗薬は，このドパミンD_2受容体の働きを抑えることで，アセチルコリン遊離抑制を抑え，結果として消化管運動を亢進させる。CTZ（化学受容器引金帯）においてもD_2受容体を介して制吐作用を抑制するため，悪心の症状改善にも用いられる。

ドンペリドン（ナウゼリン®）

作用機序：なぜ効くか？　どこに効くか？

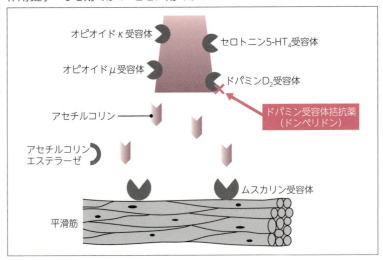

ドパミンD_2受容体を阻害して，副交感神経終末でのアセチルコリン遊離を促し，蠕動運動を促進して消化管機能を改善する。また，CTZのD_2受容体を遮断することにより制吐作用を示す。

吸収経路と吸収率

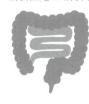

 吸収経路 ▶ 小腸（坐剤は直腸）

代謝・排泄経路

代謝 ▶ 肝臓

排泄 ▶ 尿中，糞中

経口

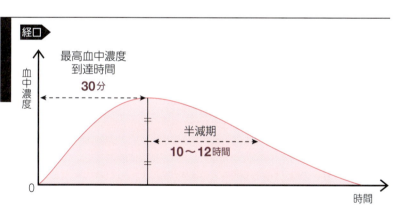

最高血中濃度到達時間 **30分**

半減期 **10〜12時間**

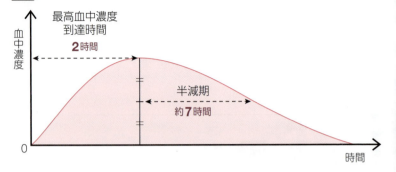

適応症と投与法

〔(成人) 慢性胃炎, 胃下垂症, 胃切除後症候群, 抗悪性腫瘍薬またはレボドパ製剤投与時の消化器症状 (悪心, 嘔吐, 食欲不振, 腹部膨満, 上腹部不快感, 腹痛, 胸やけ, 噯気)〕

▶1回10mgを1日3回食前に経口投与。ただし, レボドパ製剤投与時には1回5〜10mgを1日3回食前に経口投与

〔(小児) 周期性嘔吐症, 上気道感染症, 抗悪性腫瘍薬投与時での消化器症状 (悪心, 嘔吐, 食欲不振, 腹部膨満, 上腹部不快感, 腹痛, 胸やけ, 噯気)〕

▶1日1.0〜2.0mg/kgを1日3回食前に分けて経口投与

作用機序から理解する副作用と禁忌
- 抗コリン薬と併用すると本薬物の胃排出作用が減弱する
- フェノチアジン系精神神経用剤やブチロフェノン系製剤, ラウオルフィアアルカロイド製剤に併用すると, これら薬物の抗ドパミン作用が増強され, 手足の震えや動作緩慢などの錐体外路症状が出現しやすくなる。

吸収・代謝経路から理解する相互作用と併用注意薬剤・食品
- 制酸薬や胃酸分泌抑制薬と併用すると, 胃内pHの上昇により, 本薬物の消化管吸収が低下する
- 本薬物は肝で主にCYP3A4で代謝されるため, イトラコナゾールやエリスロマイシン等との併用で血中濃度が上昇する
- エリスロマイシンとの併用ではQT延長が報告されている

同種同効薬差分解説

メトクロプラミド (プリンペラン®)

ドンペリドンと同じドパミンD_2受容体拮抗薬である。ドンペリドンよりも血液脳関門を通過しやすく，内分泌機能異常（プロラクチン値上昇），錐体外路症状等の副作用が出現しやすい。注射剤もあり，悪心が強く経口摂取が不可能な場合でも使用可能である。

イトプリド (ガナトン®)

ドパミンD_2受容体拮抗薬であり，また，アセチルコリンの分解を抑制する作用もある。これら両作用によって消化管運動亢進作用を示す。

解説 ドパミンD_2受容体拮抗薬は，消化管運動機能改善薬として広く用いられている。剤形も錠剤，シロップ，坐剤，注射剤とあり，悪心嘔吐の治療薬としても広く用いられている。小児領域でも使用可能であり，小児の嘔吐の際には坐剤が用いられることが多い。

14 オピアト作動薬

代表的薬剤　トリメブチンマレイン酸塩

特徴 腸管蠕動が低下している際には蠕動を活発化させ，胃排泄，腸管運動を改善させるが，逆に胃腸運動が亢進している場合には，抑制的に働く。そのような両方の作用により胃腸の調子を整えることができる。

トリメブチンマレイン酸塩（セレキノン®）

作用機序：なぜ効くか？　どこに効くか？

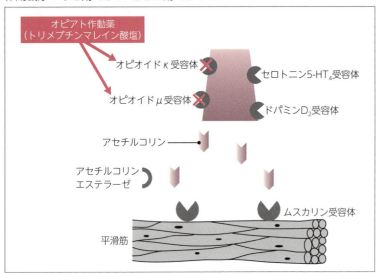

(1) 消化管平滑筋に対する作用：トリメブチンは，平滑筋細胞において，弛緩した細胞に対しては，カリウムチャネルの抑制に基づく脱分極作用により細胞の興奮性を高め，一方，細胞の興奮性に応じてカルシウムチャネルを抑制することで過剰な収縮を抑制することが推測される。

(2) オピオイド受容体を介する作用：トリメブチンは，運動亢進状態にある腸管では，副交感神経終末にあるオピオイドμおよびκ受容体に作用して，アセチルコリン遊離を抑制し，消化管運動を抑制する。一方，運動低下状態にある腸管では，交感神経終末にあるμ受容体に作用してノルアドレナリン遊離を抑制する。その結果，副交感神経終末からのアセチルコリン遊離が増加し，消化管運動を亢進する。

吸収経路と吸収率

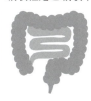

吸収経路 消化管

吸収率 80%（ラット）

代謝・排泄経路

代謝 N-脱メチル化，エステル加水分解，ならびにそれに引き続く抱合反応（肝臓）

排泄 腎排泄

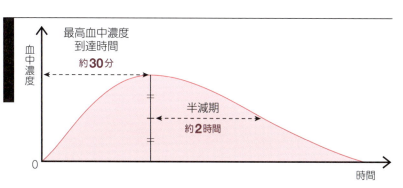

適応症と投与法

〔慢性胃炎における消化器症状〕

▶1回100mg，1日3回

〔過敏性腸症候群〕

▶1回100〜200mg，1日3回

 比較的安全であり，機能性消化管疾患において使いやすい薬物である。

なぜ効く？ どう違う？ を理解し処方するための
治療薬の臨床薬理データブック

下部消化管疾患治療薬

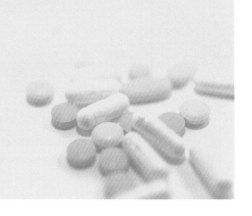

01 炎症性腸疾患治療薬

代表的薬剤　メサラジン
同種同効薬　サラゾスルファピリジン

特徴　サラゾスルファピリジンは，消化管内で，スルファピリジンと5アミノサリチル酸（5-ASA）（メサラジン）に分解され，このメサラジンが抗炎症作用を発揮する。スルファピリジンには抗菌作用があるが，副作用の原因となる。そのため，メサラジンのみを製剤化することによって副作用を軽減することとなった。

メサラジンは小腸上部で吸収されやすいために，小腸から大腸にかけて全体的にメサラジンが放出されるように工夫された製剤がペンタサ®であり，潰瘍性大腸炎に限定して大腸だけに薬を作用させるために薬の放出をより大腸側に限局させて潰瘍性大腸炎の治療に特化させた製剤がアサコール®である。

メサラジン（ペンタサ®，アサコール®，リアルダ®）

作用機序：なぜ効くか？　どこに効くか？

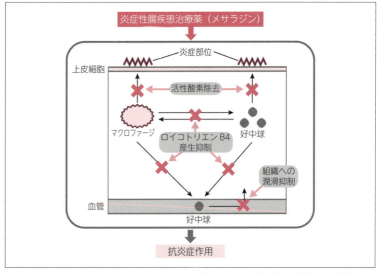

ロイコトリエンB4（LTB4）の生合成の抑制により炎症性細胞の組織への浸潤を抑制し，また，炎症部位での活性酸素除去により組織障害を抑制することで抗炎症作用を示すと考えられる。

吸収経路と吸収率

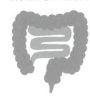
 吸収経路 ▶ 消化管

代謝・排泄経路

 代謝 ▶ 肝臓

 排泄 ▶ 糞便，尿

ペンタサ®

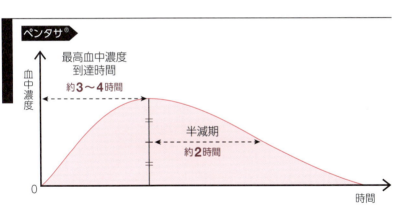

最高血中濃度到達時間 約 **3〜4** 時間

半減期 約 **2** 時間

下部消化管疾患治療薬

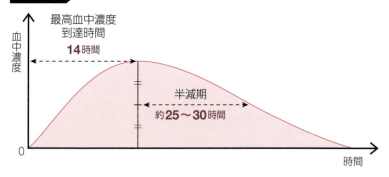

適応症と投与法

ペンタサ®

〔潰瘍性大腸炎〕
- ▶1日1,500mgを3回に分けて食後経口投与するが、寛解期には、必要に応じて1日1回の投与とすることができる。1日2,250mgを上限とする。活動期には、必要に応じて1日4,000mgを2回に分けて投与することができる
- ▶小児には1日30〜60mg/kgを3回に分けて食後経口投与。1日2,250mgを上限とする

〔クローン病〕
- ▶1日1,500〜3,000mgを3回に分けて食後経口投与
- ▶小児には1日40〜60mg/kgを3回に分けて食後経口投与

アサコール®

〔潰瘍性大腸炎〕
- ▶1日2,400mgを3回に分けて食後経口投与。活動期には1日3,600mgを3回に分けて食後経口投与

ペンタサ®坐剤

〔潰瘍性大腸炎〕
- ▶1日1個（メサラジンとして1g）を直腸内に挿入（S状結腸より口側の炎症には効果が期待できない）

ペンタサ®注腸

〔潰瘍性大腸炎〕
- ▶1日1個（メサラジンとして1g）を直腸内に注入（脾彎曲部より口側の炎症には

効果が期待できない)

リアルダ®
〔潰瘍性大腸炎〕
▶1日1回2,400mgを食後経口投与。活動期は1日1回4,800mgを食後経口投与

作用機序から理解する副作用と禁忌
- 本薬物はTPMT（チオプリンメチルトランスフェラーゼ）活性を抑制するため、アザチオプリンやメルカプトプリンの活性代謝物への変換が高まり、骨髄抑制などの副作用が出やすくなる可能性がいわれているが、実際は併用されている

同種同効薬差分解説

サラゾスルファピリジン（サラゾピリン®）
本薬物は消化管でスルファピリジンとメサラジンに分解され、メサラジンが抗炎症作用を示す。スルファピリジンは、抗菌作用があるが、アレルギー、頭痛、発熱、色素沈着、精子減少症などの副作用の原因となる。現時点では本薬物を炎症性腸疾患に用いることは少ない。ただし、最近では抗腫瘍作用が見つかり注目されている。

炎症性腸疾患の基本薬であり、本薬物に対してアレルギー等がない限り、軽症から重症に至るまで処方されている。

下部消化管疾患治療薬

02 浸透圧性下剤

代表的薬剤　酸化マグネシウム
同種同効薬　硫酸マグネシウム，クエン酸マグネシウム，
　　　　　　ラクツロース，D-ソルビトール

特徴　塩類下剤として酸化マグネシウム，硫酸マグネシウム，クエン酸マグネシウムがある。便を軟化することで刺激性が少なく，下剤の第一選択薬である。腎不全患者では，高マグネシウム血症をきたすことがある。そのほか糖類下剤としてラクツロース，D-ソルビトールがある。

酸化マグネシウム

作用機序：なぜ効くか？　どこに効くか？

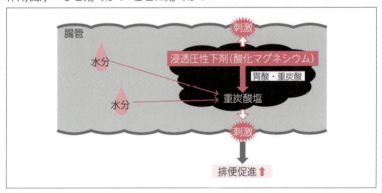

酸化マグネシウムは，消化管から吸収されにくい。酸化マグネシウムは胃内の塩酸と反応し，$MgO + 2HCl \rightarrow MgCl_2 + H_2O$ にて塩化マグネシウムとなる。次いで腸内で重炭酸と反応し，$MgCl_2 + 2NaHCO_3 \rightarrow Mg(HCO_3)_2 + 2NaCl$ にて重炭酸マグネシウムが産生され，これにより腸管内部が高張となり，腸内水分の吸収を妨げるとともに，組織から腸管腔に水分を引き寄せる。そのため，便中の水分が増加し軟化するとともに，体積も増えるため，腸管が刺激され，蠕動運動が亢進して，排便が促進される。

代謝・排泄経路

大部分が糞便に排泄されるが，ごくわずか吸収されて腎より排泄される

適応症と投与法
〔便秘症〕
▶1日2gを食前または食後の3回に分割経口投与するか，または就寝前に1回投与

—— 作用機序から理解する副作用と禁忌
- 高マグネシウム血症があらわれることがある。特に，便秘症の患者では，腎機能が正常な場合や通常用量以下の投与でも注意が必要である
- 下痢の患者で症状が悪化する。腸閉塞やそれが疑われる場合は禁忌

—— 吸収・代謝経路から理解する相互作用と併用注意薬剤・食品
- 高カリウム血症改善イオン交換樹脂製剤（ポリスチレンスルホン酸カルシウム，ポリスチレンスルホン酸ナトリウム）では，マグネシウムがこれらの薬物の陽イオンと交換するため，効果が減弱してしまう
- テトラサイクリン系抗生物質（テトラサイクリン，ミノサイクリン等），ニューキノロン系抗菌薬（シプロフロキサシン，トスフロキサシン等），ビスホスホン酸塩系骨代謝改善薬（エチドロン酸二ナトリウム，リセドロン酸ナトリウム等）とはキレート形成するため，これら薬物の吸収が低下する
- セフジニル，セフポドキシムプロキセチル，ミコフェノール酸モフェチル，ペニシラミン，アジスロマイシン，セレコキシブ，ロスバスタチン，ラベプラゾール，ガバペンチンに関しても併用にて吸収が低下することが知られている
- ジギタリス製剤（ジゴキシン，ジギトキシン等），鉄剤，フェキソフェナジンも吸収に影響する
- 酸化マグネシウムから重炭酸マグネシウムに変換される過程で胃酸が重要な役割を担っている。したがって，胃酸分泌抑制を併用すると初期段階の反応が低下するため，緩下作用が減弱することが考えられる
- 活性型ビタミンD_3製剤との併用で，マグネシウムの消化管吸収，腎尿細管からの再吸収が促進され，高マグネシウム血症を起こすおそれがある

同種同効薬差分解説

硫酸マグネシウム

作用機序は酸化マグネシウムと同じである。一部の薬物と難溶性のキレートを形成するため注意が必要である。胆嚢を収縮させる作用がある。

クエン酸マグネシウム (マグコロール®)

大腸の検査前投与で用いられることがある。

ラクツロース (モンラック®)

高アンモニア血症に対して用いられることが多い。

D-ソルビトール

消化管の造影検査での検査の迅速化のために使われることがある。

解説 浸透圧性下剤は，耐性も起きにくく，便秘の第一選択薬である。長期投与での高マグネシウム血症があり，漫然とした投与にならないよう注意が必要である。

03 大腸刺激性下剤

代表的薬剤　センノシド
同種同効薬　ピコスルファートナトリウム，ビサコジル，
　　　　　　炭酸水素ナトリウム・無水リン酸二水素ナトリウム配合

 特徴　大腸を刺激し，腸運動を活発にして排便を促す。効果の発現は8〜10時間後で，腸運動が低下している弛緩性便秘に有効である。長く飲み続けると効果が低下する。

センノシド（プルゼニド®）

作用機序：なぜ効くか？　どこに効くか？

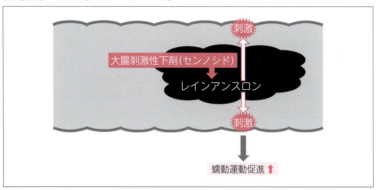

大腸に至り，腸内細菌により分解されレインアンスロンに代謝され，このレインアンスロンが大腸を刺激して蠕動運動を促進する。

吸収経路と吸収率

吸収経路　不明（胃および小腸から吸収されることなく，そのままの形で作用部位の大腸に達し，腸内菌の作用でレインアンスロンに代謝されて瀉下作用を発現すると考えられる）

代謝・排泄経路

代謝 尿中の主な代謝物はレインおよびそのグルクロン酸抱合体およびセンニジンであった
糞便中の主な代謝物は、レイン、レインアンスロンおよびセンニジンであった

排泄 糞中および尿中に種々のアントラセン誘導体として排泄される

適応症と投与法
〔便秘症〕
- 1日1回12〜24mgを就寝前に経口投与
- 高度の便秘には1回48mgまで増量することができる

作用機序から理解する副作用と禁忌
- 下痢の患者で症状が悪化する
- 腸管の蠕動を亢進させるため腹痛が起こることがある
- 長期使用での下痢による水分とナトリウムの喪失がアルドステロンの分泌を亢進させ、カリウム欠乏をもたらす
- 長期使用で大腸粘膜にメラノーシスが起こる
- 腸閉塞やそれが疑われる場合は禁忌

同種同効薬差分解説

ピコスルファートナトリウム (ラキソベロン®)
大腸細菌叢由来の酵素アリルスルファターゼにより加水分解され、活性型のジフェノール体となり、この腸管蠕動運動の亢進作用と水分吸収阻害作用により排便が促進される。錠剤以外に液体製剤があり、用量の細かい調整がしやすい。

ビサコジル (テレミンソフト®坐薬)
直腸粘膜を直接刺激し、腸の運動を活発にして排便を促す。的確な効果が期待できるため、注腸造影・手術前後の排便の促進に用いられたりする。

炭酸水素ナトリウム・無水リン酸二水素ナトリウム配合（新レシカルボン®）

直腸内で融解してCO_2を徐々に発生し，このCO_2により直腸粘膜を刺激，また直腸を拡張し，拡張反射により排便刺激を与える。また，直腸粘膜に対する拡張刺激がS状結腸に伝わり，大腸の蠕動運動を誘発する。自然に近い排便が期待できる点と，生体（腸内）に常在する無害な炭酸ガスを主体としているため人体に対して悪影響の少ない点が特徴。

解説 大腸を刺激して排便をさせるために排便効果が確実である点は利点であるが，刺激に対して耐性が出てくることがあり，徐々に増量が必要となる場合がある。

下部消化管疾患治療薬

04 上皮機能変容薬

代表的薬剤　ルビプロストン
同種同効薬　リナクロチド

特徴　小腸や腸粘膜上皮に作用し，腸管内の水分分泌を増加させ，腸管内の便輸送を亢進させて排便を促す。

ルビプロストン（アミティーザ®）

作用機序：なぜ効くか？　どこに効くか？

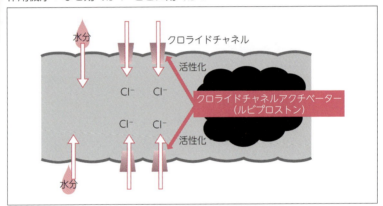

ルビプロストンは，小腸上皮頂端膜（腸管内腔側）に存在するClC-2クロライドチャネルを活性化し，腸管内への水分分泌を促進し，便を軟らかくし，腸管内の輸送を高めて排便を促進する。ルビプロストンの作用は腸管局所にて発現し，吸収された後速やかに代謝される。

吸収経路と吸収率

吸収経路 ▶ 小腸

吸収率 ▶ **34%**（ラット）

下部消化管疾患治療薬

代謝・排泄経路

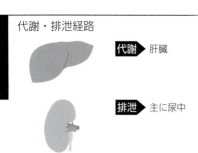

代謝 ▶ 肝臓

排泄 ▶ 主に尿中

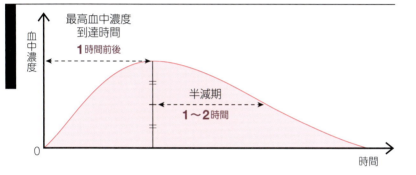

最高血中濃度到達時間 1時間前後

半減期 1〜2時間

適応症と投与法
〔慢性便秘症〕
▶通常1回24μgを1日2回，朝食後および夕食後に経口投与

──▶ 作用機序から理解する副作用と禁忌
- 下痢の症例では症状が悪化する
- 腸閉塞やそれが疑われる症例では禁忌

同種同効薬差分解説

リナクロチド（リンゼス®）
腸粘膜上皮細胞に存在するグアニル酸シクラーゼC受容体を刺激し，細胞内のサイクリックGMPの濃度を増加させることにより，腸内への水分泌を促進し，便の軟化と容積を増大させ，腸管を刺激して排便を促進させる。適応症は便秘型の過敏性腸症候群となっている。

ルビプロストンは，慢性便秘症の効能を有する世界初のクロライドチャネルアクチベーターで，小腸からの水分分泌を促進する。自然排便回数を有意に増加させることができる。酸化マグネシウムに似た作用であるが，高マグネシウム血症をきたすことはない。

05 胆汁酸トランスポーター阻害薬

代表的薬剤　エロビキシバット

特徴　胆汁酸トランスポーター阻害薬で，大腸に流入した胆汁酸により水分分泌と大腸運動を促進させることで排便を促す。

エロビキシバット（グーフィス®）

作用機序：なぜ効くか？　どこに効くか？

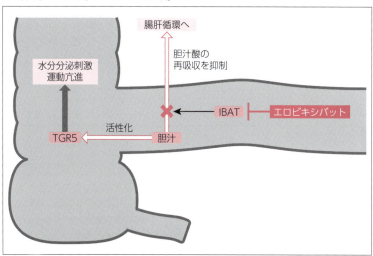

エロビキシバットは回腸末端部に発現している胆汁酸トランスポーターであるIBAT（ileal bile acid transporter）に直接作用して阻害し，胆汁酸の再吸収を抑制することで，大腸管腔内に流入する胆汁酸の量を増加させる。腸に流入した胆汁酸は，胆汁酸がリガンドとして作用するTGR5（Transmembrane G protein-coupled Receptor 5）を活性化し，大腸管腔内への水分の分泌，消化管運動の亢進を惹起し，排便を促進する。

吸収経路と吸収率

吸収経路 小腸（作用部位が回腸末端部である）

吸収率 ごく一部が吸収されると考えられる。血漿中に代謝物は認められず，糞便中には未変化体が **96**％，代謝物は **3**％程度である。ヒトにおいて累積尿中排泄率は **0.01**％程度であった。なお，ラットにおける吸収率は **8.2**％であった

代謝・排泄経路

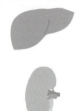

代謝・排泄 本薬は回腸で局所的に作用し，全身曝露量は低く，吸収された後は代謝を受けず大半が胆汁を介して糞中に排泄されることから，ごく一部が吸収されると考えられる。また，尿中にはほとんど認めない

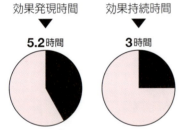

効果発現時間 **5.2**時間
（初回自発排便時間までの中央値）

効果持続時間 **3**時間

エロビキシバットを経口投与したマウスにおいて，回腸における胆汁酸吸収抑制作用は少なくとも投与後3時間は持続するが，8時間後には減弱することが示された。

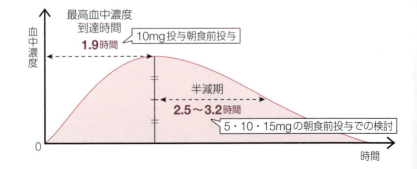

最高血中濃度到達時間 **1.9**時間
10mg投与朝食前投与
半減期 **2.5～3.2**時間
5・10・15mgの朝食前投与での検討

適応症と投与法
〔慢性便秘症〕
▶1日1回10mgを食前に経口投与。症状により適宜増減するが，最高用量は1日15mg

—→ **作用機序から理解する副作用と禁忌**
- ❏ 下痢の患者では症状を悪化させる
- ❏ 腫瘍・ヘルニア等により腸閉塞が確認，疑われる症例では腸閉塞を悪化させるため禁忌である

—→ **吸収・代謝経路から理解する相互作用と併用注意薬剤・食品**
- ❏ 胆汁酸製剤との併用では胆汁酸製剤の吸収を抑制し，これらの薬剤の作用を減弱させるおそれがある
- ❏ 弱いP糖蛋白の阻害作用を有し，同酵素の基質薬物との相互作用が考えられる

06 止痢薬

代表的薬剤　ロペラミド
同種同効薬　ロートエキス，メペンゾラート，チキジウム，
　　　　　　タンニン酸アルブミン，ラモセトロン，天然ケイ酸アルミニウム

特徴　いわゆる下痢止めの薬のことである。感染等に伴う急性下痢症では下痢が毒素を排出する重要な現象なので，止痢薬を安易に用いるのは好ましくないとされているが，下痢型の過敏性腸症候群等で患者が困っている場合には，積極的に用いるべきである。なお，止痢薬は下痢を引き起こしている根本的な原因を治療するわけではなく，下痢の原因の検索とその治療も行っていく必要がある。

ロペラミド (ロペミン®)

作用機序：なぜ効くか？　どこに効くか？

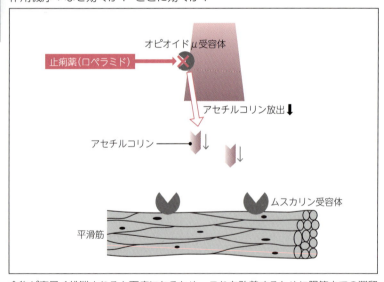

食物が素早く排泄されると下痢になるため，これを改善するために腸管内での滞留時間を長くすればよいこととなる。ロペラミドは腸管のオピオイド受容体に作用して腸管の神経末端におけるアセチルコリン，プロスタグランジン放出を抑制することにより，過剰な腸管運動を抑制して腸内容物の通過時間を延長させる。また，腸粘膜よりの分泌も抑制されるため，水分や電解質の吸収を促進して，下痢を抑制する。

吸収経路と吸収率

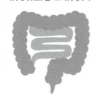

吸収経路 小腸。本薬物はP糖蛋白の基質である

代謝・排泄経路

代謝 肝代謝酵素のCYP3A4，CYP2C8で代謝される

排泄 主に糞便中

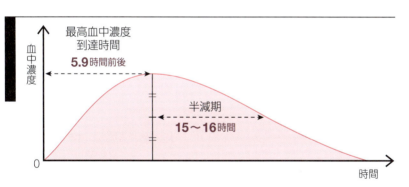

最高血中濃度到達時間 **5.9時間前後**
半減期 **15〜16時間**

適応症と投与法
〔下痢症〕
▶1日1〜2mgを1〜2回に分割経口投与。症状により適宜増減

作用機序から理解する副作用と禁忌
- 感染性下痢の患者（毒素等の排出を低下させて治療期間を延長させるおそれがある），潰瘍性大腸炎患者（中毒性巨大結腸症を起こすおそれがある）は禁忌

───▶ 吸収・代謝経路から理解する相互作用と併用注意薬剤・食品

❏ デスモプレシンは，本薬物の消化管運動抑制作用により吸収が増加して，その濃度が上昇する

❏ 大量投与で麻痺性イレウスを起こすおそれがある。その場合は，ナロキソンの投与が行われるが，半減期はナロキソンのほうが短いため，反復投与が必要である

❏ タンニン酸アルブミンと併用すると，吸着されて効果が低下する

❏ リトナビルやキニジンは，P糖蛋白を抑制して本薬物の血中濃度を上昇させる

❏ イトラコナゾール等はCYP3A4やP糖蛋白を阻害して本薬物の血中濃度を上昇させる

同種同効薬差分解説

ロートエキス，メペンゾラート（トランコロン®），チキジウム（チアトン®）

抗コリン薬であるロートエキスは，アトロピンやスコポラミン，l-ヒヨスチアミンを含み，これらは腸管のM$_3$受容体に拮抗作用して，腸管の平滑筋を弛緩させ，下痢を抑制する。メペンゾラート，チキジウムも抗コリン薬であるが上部消化管よりも下部消化管に作用しやすい。代表的な副作用としては，抗コリン作用に伴う口渇，排尿困難があり，前立腺肥大症，緑内障，重篤な心疾患患者では禁忌である。

タンニン酸アルブミン（タンナルビン®）

タンニン酸アルブミンは，アルカリにより分解されるため，腸管内で膵液によってタンニン酸と蛋白質に分解され，タンニン酸は腸粘膜中の蛋白質と結合して，腸粘膜を保護し，これにより腸液の分泌を抑制し，刺激を抑えることで過剰な腸管運動を抑制し止痢作用を示す。

ラモセトロン（イリボー®）

ラモセトロンは，5-HT$_3$受容体に作用し，セロトニンによる腸管の運動刺激作用を抑制して，下痢を改善させる。

天然ケイ酸アルミニウム（アドソルビン®）

アドソルビン®は，腸管にて水分や有害物質を吸着することで下痢を改善する。腸管運動抑制薬ではないため効果がマイルドである分，副作用も少ない。

止痢薬として非常に広く用いられている。作用の発現は必ずしも速いわけではない。それは，すでに下痢便として大腸に到達した大量の水様便の水分が腸管の停滞のみで一気に吸収が進むとは考えにくいことを理解すれば納得できる。処方にあたっては，必ずしも即効性がないことを説明する必要がある。一方で，半減期は長く，効果が切れるまで時間がかかるため，便秘にならないような注意が必要である。

07 整腸薬

代表的薬剤　ビフィズス菌
同種同効薬　宮入菌，フェカリス菌，アシドフィルス菌，酪酸菌，
　　　　　　ラクトミン，糖化菌，耐性乳酸菌

整腸薬は，腸の機能を正常に整える薬であり，消化酵素薬，腸管の運動機能の調整薬も含まれるはずであるが，現在では，乳酸菌製剤のようなプロバイオティクスとほぼ同義で使われており，腸内細菌のバランスを是正して腸の機能を整える生菌製剤を意味している。

ビフィズス菌

作用機序：なぜ効くか？　どこに効くか？

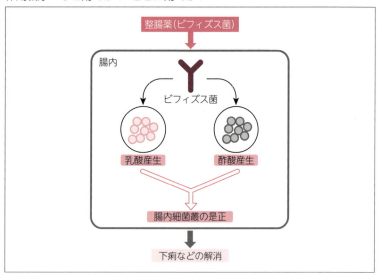

ビフィズス菌は腸内で増殖し，乳酸と酢酸を産生して腸内菌叢の正常化を図り，整腸作用をあらわす。ビフィズス菌が作る酢酸には強い殺菌力があり，病原性大腸菌O157などへの予防効果があることが知られている。

適応症と投与法
〔腸内菌叢の異常による諸症状の改善〕
▶1日1～2g，1日3回

同種同効薬差分解説

宮入菌，フェカリス菌，アシドフィルス菌，酪酸菌，ラクトミン，糖化菌，耐性乳酸菌

いくつかの乳酸菌製剤，酪酸製剤が単剤もしくは，合剤で臨床応用されている。特に目立った差はない。

 軽度の便秘，軟便で用いられる。プロバイオティクスは過敏性腸症候群の第一段階での治療薬にも含まれている。また，抗菌薬を使用する際の下痢・軟便の緩和に用いられる。非常に広く使用されており，安全性や副作用の懸念は低い薬物である。

08 消化管ガス駆除薬

代表的薬剤　ジメチコン

特徴　消化管内で発生したガスが泡を形成した場合に排出や吸収が悪く，おなかが張った感じとなり，不快感を呈する場合がある。ジメチコンはこの泡を崩壊し，ガスの排出や吸収を促進して，おなかの張りを軽減させる。ガス自体を消去するものではない。

ジメチコン（ガスコン®）

作用機序：なぜ効くか？　どこに効くか？

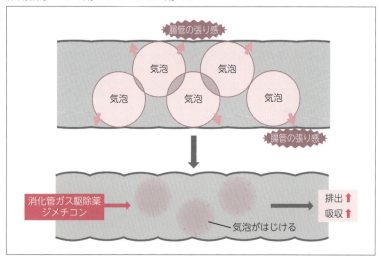

消化管内のガス気泡の表面張力を低下させることにより破裂させ，気泡内のガスを遊離気体とし，排出や吸収を促進して腸管内のガスを減じて腹部膨満感を改善する。

吸収経路と吸収率

吸収経路 吸収はされない

代謝・排泄経路

 尿からは検出されず。ほとんどすべてが糞中へ排泄される

適応症と投与法
〔胃腸管内のガスに起因する腹部症状の改善〕
▶1回40〜80mg, 1日3回 (食後または食間)
〔胃内視鏡検査時における胃内有泡性粘液の除去〕
▶検査15〜40分前に通常成人40〜80mgを約10mLの水とともに経口投与
〔腹部X線検査時における腸内ガスの駆除〕
▶検査3〜4日前より通常成人1日120〜240mgを食後または食間の3回に分割経口投与

―― 作用機序から理解する副作用と禁忌
❏ 本薬物は吸収されず,また,排ガスを促進させるため,軟便,下痢が起こる。同時に胃部不快感,腹痛等が起こるが,その頻度は低く,比較的安全に用いることができる薬物である

 腹部膨満感で最もよく処方される薬物である。また,その消泡作用により,上部下部消化器内視鏡検査時の腸管内の泡消しとして"ガスコン水"は広く用いられている。

なぜ効く？どう違う？を理解し処方するための
治療薬の臨床薬理データブック

肝胆膵疾患治療薬

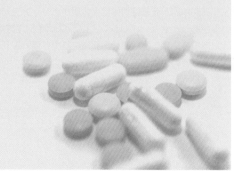

01 肝機能改善薬（肝庇護薬）

代表的薬剤　グリチルリチン製剤

 特徴　グリチルリチン酸は甘草の根に含まれる有効成分である。グリチルリチンには抗炎症作用を含む多彩な作用を有し，肝臓の働きの改善や皮膚の炎症などを抑える。

グリチルリチン製剤（強力ネオミノファーゲンシー®）

作用機序：なぜ効くか？　どこに効くか？

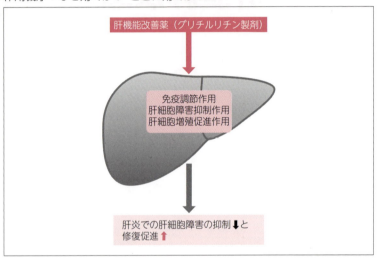

グリチルリチン酸とグリチルレチン酸には抗炎症作用，免疫調節作用，肝細胞障害抑制作用，肝細胞増殖促進作用があり，肝炎での肝細胞障害の抑制と修復促進作用があり，また，グリシン，L-システイン塩酸塩には，グリチルリチン酸の大量長期投与による電解質代謝異常に基づく偽アルドステロン症の発症を抑制ないし軽減する等の作用を有する。

代謝・排泄経路

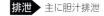
排泄 主に胆汁排泄

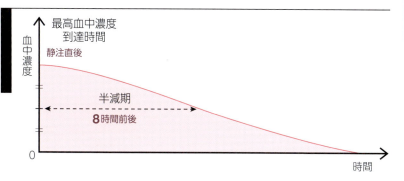

適応症と投与法
〔湿疹・皮膚炎，蕁麻疹，皮膚瘙痒症，薬疹・中毒疹，口内炎，小児ストロフルス，フリクテン，慢性肝疾患における肝機能異常の改善〕
▶1日1回5〜20mLを静脈内に注射。慢性肝疾患に対しては1日1回40〜60mLを静脈内に注射または点滴静注

作用機序から理解する副作用と禁忌
- 本薬物にはカリウムを低下させる作用があり，アルドステロン症，低カリウム血症の患者では禁忌
- ループ利尿薬やサイアザイドその他の降圧利尿薬との併用で低カリウム血症をきたすおそれがある
- 本薬物による低カリウム血症は，モキシフロキサシンなどのQT延長等を引き起こす薬物との併用で不整脈リスクを高めるおそれがある

吸収・代謝経路から理解する相互作用と併用注意薬剤・食品
- ループ利尿薬（エタクリン酸，フロセミド等）やチアジド系およびその類似降圧利尿薬（トリクロルメチアジド，クロルタリドン等）との併用で，グリチルリチン酸のカリウム排出作用が増強され，低カリウム血症となるおそれがある
- モキシフロキサシン塩酸塩との併用では，グリチルリチン酸で低カリウム

血症となった際に,心室性頻拍(Torsades de pointesを含む),QT延長が発現するおそれがある

ウイルス性慢性肝炎での肝機能障害に対して,以前からよく用いられている薬である。比較的安全に用いることができる。

02 胆汁酸製剤

代表的薬剤　ウルソデオキシコール酸

特徴　ウルソデオキシコール酸は，利胆作用や炎症抑制作用，コレステロールの吸収抑制，コレステロール結石の溶解作用を有する。もともと胆汁酸の一種であり安全性が高い。

ウルソデオキシコール酸（ウルソ®）

作用機序：なぜ効くか？　どこに効くか？

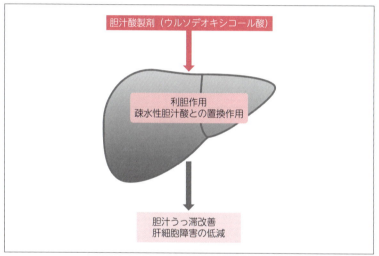

胆汁酸は，十二指腸乳頭から分泌され脂質と結合し吸収され再び肝臓に戻り，再び胆汁として分泌される腸肝循環をしている。そこで，胆汁の成分の一つであるウルソデオキシコール酸を投与するとそれが吸収され再び胆汁として分泌されるため，結果として胆汁分泌が促進され，胆汁うっ滞を改善し，胆石の溶解につながる。また，ウルソデオキシコール酸は親水性胆汁酸であり，この投与は，胆汁中の組織障害性が高い疎水性の胆汁酸（デオキシコール酸，ケノデオキシコール酸など）の比率が低下し，肝細胞への障害作用を軽減する。

吸収経路と吸収率

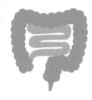

吸収経路 小腸（回腸）

吸収率 約 **90%**

代謝・排泄経路

代謝 吸収された後その大部分が肝臓にて主にグリシン抱合された後，腸肝循環を繰り返し体内から徐々に糞便中に排泄される

排泄 主に糞便中

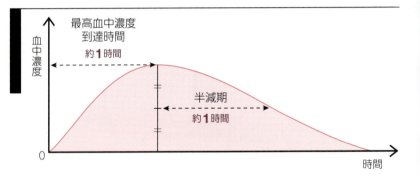

適応症と投与法

〔胆道（胆管・胆嚢）系疾患および胆汁うっ滞を伴う肝疾患，慢性肝疾患における肝機能の改善，小腸切除後遺症，炎症性小腸疾患での消化不良〕

▶1回50mgを1日3回経口投与

〔外殻石灰化を認めないコレステロール系胆石の溶解〕

▶1日600mgを3回に分割経口投与

〔原発性胆汁性肝硬変，C型慢性肝疾患における肝機能の改善〕

▶1日600〜900mgを3回に分割経口投与

── 作用機序から理解する副作用と禁忌

- 胆管に胆石がある場合には，利胆作用で胆石が移動して総胆管下部で嵌頓するおそれがある
- 本薬物は粘膜刺激作用があり，消化性潰瘍患者では症状が増悪するおそれがある

── 吸収・代謝経路から理解する相互作用と併用注意薬剤・食品

- 完全胆道閉塞の場合は利胆作用により症状が増悪するおそれがあり禁忌である
- 劇症肝炎の患者も禁忌とされている

 肝機能の改善や胆石の溶解，消化不良の改善など，肝臓が関わる多くの疾患を治療することができ，副作用も少なく使用しやすい薬物である。

03 蛋白分解酵素阻害薬

代表的薬剤　カモスタット
同種同効薬　ガベキサート，ナファモスタット，ウリナスタチン

特徴　膵臓は消化酵素を十二指腸に分泌し，食物の消化を助けるが，体の臓器も蛋白質でできており，膵臓に炎症等で膵液が漏出すると膵臓自体も消化されることとなる。また，胃切除後などで，腸液が食道に逆流すると膵液や胆汁によって食道炎が引き起こされることがある。こうした膵液の傷害を減じるために，膵酵素のトリプシンを阻害する薬がカモスタットである。

カモスタット（フォイパン®）

作用機序：なぜ効くか？　どこに効くか？

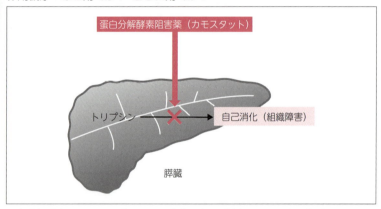

蛋白分解酵素であるトリプシンは，膵臓の中で活性化したり，十二指腸に分泌されたものが胃切除後等で食道に逆流するなどすると臓器障害が起こる。カモスタットはトリプシンの作用を阻害するため，トリプシンによる傷害を低下させる。そのため，慢性膵炎で起こる急性症状や胃切除後に起こる逆流性食道炎の治療に用いられる。

吸収経路と吸収率

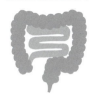

吸収経路 主に十二指腸，空腸

吸収率 90％以上

代謝・排泄経路

代謝 エステラーゼにより加水分解されて活性体（FOY-251）になる．さらに4-グアニジノ安息香酸（GBA）にまで加水分解され，糞中，尿中に排泄される

排泄 尿中（約20％）と糞中

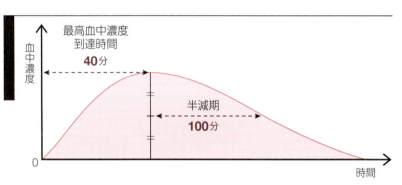

適応症と投与法

〔慢性膵炎における急性症状の緩解〕
▶1日600mgを3回に分けて投与

〔術後逆流性食道炎〕
▶1日300mgを3回に分けて食後投与

──● 作用機序から理解する副作用と禁忌
☐ 消化酵素薬と併用した場合，消化酵素薬の効果が損なわれる可能性がある

同種同効薬差分解説

ガベキサート (エフォーワイ® (FOY®))

ガベキサートメシル酸塩 (エフォーワイ®) が抑制する蛋白分解酵素はトリプシン，プラスミン，トロンビン，エラスターゼなどである。

ナファモスタット (フサン®)

ナファモスタットメシル酸塩 (フサン®) が抑制する蛋白分解酵素はトロンビン，カリクレイン，プラスミン，トリプシン，ホスホリパーゼA_2などである。

ウリナスタチン (ミラクリッド®)

ウリナスタチン (ミラクリッド®) が抑制する蛋白分解酵素はトリプシン，キモトリプシン，エラスターゼなどである。

解説 カモスタットは内服薬であり，蛋白分解酵素阻害薬として長く使われてきており，副作用も実臨床ではほとんど遭遇することはなく，使いやすい薬である。ガベキサート (FOY®)，ナファモスタット (フサン®)，ウリナスタチン (ミラクリッド®) は，急性膵炎時に用いられ，いずれも点滴静注製剤である。DIC (播種性血管内凝固症候群) やショック状態でも使われることがある。

04 膵消化酵素補充薬

代表的薬剤　パンクレリパーゼ
同種同効薬　パンクレアチン

 パンクレリパーゼは，ブタの膵臓からパンクレアチンを高度に抽出・精製した高力価製剤。従来のパンクレアチンと比較して，リパーゼは約8倍，プロテアーゼは約7倍，アミラーゼは約7倍の酵素活性を示す。このため，今までのような大量投与を必要としない。

　膵酵素は胃内で失活することから，胃液で分解されないように腸溶性コーティングされ，また十二指腸に排出されるのに最適な粒径に設計されている。

パンクレリパーゼ（リパクレオン®）

作用機序：なぜ効くか？　どこに効くか？

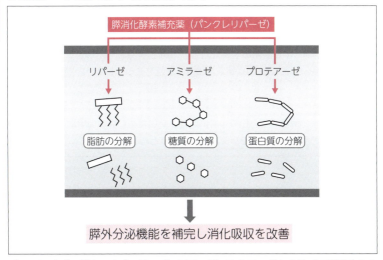

パンクレリパーゼは，リパーゼ，プロテアーゼ，アミラーゼを含むブタ膵臓由来の消化酵素である。消化管内において脂肪，蛋白質およびデンプンを分解するため，膵外分泌機能不全での消化吸収率を増加させる。

吸収経路と吸収率

吸収経路 本薬物は吸収されずそのまま消化管内で作用する。

適応症と投与法
〔膵外分泌機能不全における膵消化酵素の補充〕
▶1回600mgを1日3回，食直後に経口投与

同種同効薬差分解説

パンクレアチン
プロテアーゼ，アミラーゼ，リパーゼ，トリプシン，キモトリプシン，カルボキシペプチダーゼ，リボヌクレアーゼなど多くの酵素を含有し，蛋白質，炭水化物および脂肪の消化を行うが，経口投与された場合に，トリプシン，アミラーゼ，リパーゼは胃液によって活性を失ってしまう。

解説 従来の膵酵素薬と比較して，活性が高いため，少ない用量で効果が期待できる膵酵素補充薬である。副作用はほとんどない。

なぜ効く？どう違う？を理解し処方するための
治療薬の臨床薬理データブック

泌尿生殖器疾患治療薬

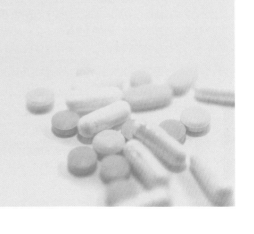

01 頻尿治療薬

代表的薬剤　フラボキサート

特徴　膀胱平滑筋を弛緩させて，頻尿や残尿感症状を改善する。

フラボキサート（ブラダロン®）

作用機序：なぜ効くか？　どこに効くか？

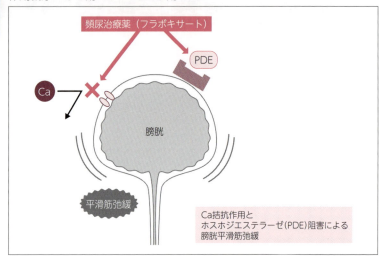

カルシウム拮抗作用とホスホジエステラーゼ（PDE）阻害により膀胱平滑筋を弛緩させる。膀胱平滑筋の緊張性を保ち，排尿力を低下することなく正常排尿力を保持する。これら膀胱平滑筋に対する作用は抗コリン薬やパパベリンとは明らかに異なる。

吸収経路と吸収率

吸収経路　消化管

吸収率　健康成人にフラボキサート塩酸塩400mgを単回経口投与した場合，速やかに吸収

代謝・排泄経路

代謝 健康成人にフラボキサート塩酸塩400mgを単回経口投与した場合，投与7時間後までに未変化体，代謝物および代謝物の抱合体が投与量のそれぞれ**0.002**%，**6.4**%および**42.1**%（計**48.5**%）尿中に排泄される

排泄 尿：**48.5**%

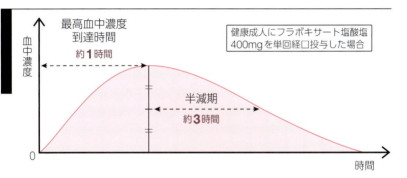

最高血中濃度到達時間 約**1**時間
半減期 約**3**時間
健康成人にフラボキサート塩酸塩400mgを単回経口投与した場合

適応症と投与法
〔神経性頻尿，慢性前立腺炎や慢性膀胱炎に伴う頻尿，残尿感〕
▶200mgを1回1錠（顆粒20%では1g），1日3回経口投与。年齢，症状により適宜増減

作用機序から理解する副作用と禁忌
- 副作用はショック，アナフィラキシー様症状，肝機能障害，黄疸，排尿困難，尿閉など
- 禁忌は幽門，十二指腸および腸管が閉塞している患者，下部尿路に高度の通過障害のある患者

02 神経因性膀胱治療薬

代表的薬剤　オキシブチニン
同種同効薬　プロピベリン

特徴 膀胱平滑筋に対し，ムスカリン性受容体の遮断などにより収縮を抑制することにより，神経因性膀胱の症状を緩和する。

オキシブチニン（ポラキス®）

作用機序：なぜ効くか？　どこに効くか？

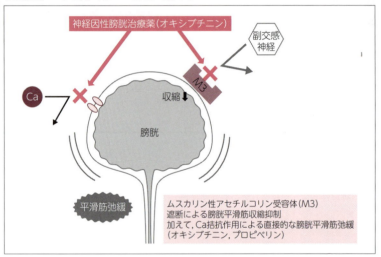

膀胱平滑筋に対し，ムスカリン性受容体の遮断により，アセチルコリンによる収縮を抑制する。また，平滑筋直接作用により，塩化カルシウム，塩化バリウムおよび塩化カリウムによる収縮も抑制する。

吸収経路と吸収率

吸収経路 消化管

吸収率 オキシブチニン塩酸塩2～9mgを経口投与した場合，速やかに吸収

代謝・排泄経路

代謝 健常成人男子にオキシブチニン塩酸塩3mgおよび9mgを投与した結果,投与後短時間の内に排泄され(ピークは0〜4時間),48時間後に投与量の**8.2%**および**22.2%**が尿中に排泄される

排泄 尿(3mg投与時→投与量の**8.2%**,9mg投与時→投与量の**22.2%**)

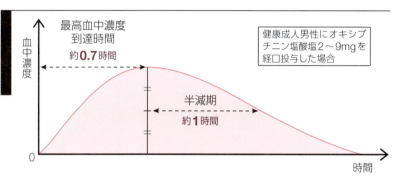

健康成人男性にオキシブチニン塩酸塩2〜9mgを経口投与した場合

最高血中濃度到達時間 約**0.7**時間

半減期 約**1**時間

適応症と投与法

〔神経因性膀胱,不安定膀胱(無抑制収縮を伴う過緊張性膀胱状態)における頻尿,尿意切迫感,尿失禁〕

▶1回2〜3mgを1日3回経口投与。年齢,症状により適宜増減

作用機序から理解する副作用と禁忌

- 副作用は血小板減少,麻痺性イレウス,尿閉,口渇,便秘,目のかゆみ,頻脈,認知機能障害
- 禁忌は,明らかな下部尿路閉塞症状である排尿困難・尿閉等を有する患者,緑内障の患者,重篤な心疾患のある患者,緑内障の患者,麻痺性イレウスのある患者など

吸収・代謝経路から理解する相互作用と併用注意薬剤・食品

- 抗コリン薬,三環系抗うつ薬,フェノチアジン系薬剤,モノアミン酸化酵素阻害薬などとの併用により,口渇,便秘,排尿困難,目のかすみ等の副作用が増強されるおそれがある

同種同効薬差分解説

プロピベリン（バップフォー®）

平滑筋直接作用および抗コリン作用を有し，主として平滑筋直接作用により排尿運動抑制作用を示すと推定される。主代謝物であるM1は平滑筋直接作用を，M2は抗コリン作用を有する。

 プロピベリンはオキシブチニンに比べて口内乾燥などの副作用の発現頻度が少ない。

03 過活動膀胱治療薬

泌尿生殖器疾患治療薬

▶**抗コリン薬**　　　代表的薬剤　ソリフェナシン
　　　　　　　　　同種同効薬　トルテロジン，イミダフェナシン，フェソテロジン

▶**β₃受容体刺激薬**　代表的薬剤　ミラベグロン

特徴　過活動膀胱は，尿意切迫感を必須症状とし，通常は頻尿・夜間頻尿を伴う。時に切迫性尿失禁を起こすこともある。過活動膀胱は症状から診断される症状群であり，原因・原疾患は中枢神経疾患，加齢，前立腺肥大など，単一とは限らない。抗コリン薬はこれらの症状を改善する。

β₃受容体刺激薬は，膀胱平滑筋のβ₃アドレナリン受容体の刺激により膀胱を弛緩させることで蓄尿障害を改善する。排尿期の膀胱収縮は抑制しないことが示唆されている。抗コリン薬投与による副作用（口渇や便秘など）のため，内服継続困難な場合に用いることができる。

▶抗コリン薬

ソリフェナシン（ベシケア®）

作用機序：なぜ効くか？　どこに効くか？

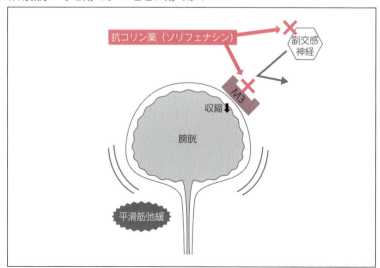

膀胱収縮は，アセチルコリンにより誘発され，膀胱平滑筋のムスカリン性アセチル

コリン受容体サブタイプM3を介していることが知られている。また、膀胱の神経終末からのアセチルコリン遊離はムスカリン性アセチルコリン受容体サブタイプM1刺激により促進されると考えられている。本剤は、膀胱平滑筋において、ムスカリンM3受容体拮抗作用を示すことにより、膀胱の過緊張状態を抑制する。

吸収経路と吸収率

吸収経路 ▶ 消化管

吸収率 ▶ 単回投与：健康成人男性に本剤を絶食下単回経口投与したときのC_{max}およびAUCは、投与量にほぼ比例して上昇する。T_{max}、$t_{1/2}$およびCL/Fの平均値は各用量間でほぼ一定である

吸収：本剤10mgを単回経口投与したときの絶対バイオアベイラビリティは**88%**である

代謝・排泄経路

代謝 ▶ 肝臓において、主としてCYP3A4によって代謝される

排泄 ▶ ^{14}C標識体10mgを単回経口投与した後、投与量の**69.2%**の放射活性が尿中に、**22.5%**が糞中に回収される。尿中では投与量の**15%**未満が未変化体である

尿中：**69.2%**（投与量の**15%**未満が未変化体）
糞中：**22.5%**

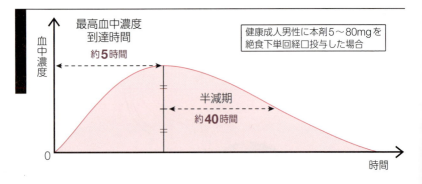

最高血中濃度到達時間 約5時間
半減期 約40時間
健康成人男性に本剤5〜80mgを絶食下単回経口投与した場合

適応症と投与法

〔過活動膀胱における尿意切迫感，頻尿および切迫性尿失禁〕

▶5mgを1日1回経口投与。年齢，症状により適宜増減するが，1日最高投与量は10mgまでとする

——▶ 作用機序から理解する副作用と禁忌

❏副作用はショック，アナフィラキシー，肝機能障害，尿閉，麻痺性イレウス，口内乾燥，便秘，霧視，頻脈，排尿困難，認知機能障害など。禁忌は，本剤の成分に対し過敏症の既往歴のある患者，尿閉を有する患者，閉塞隅角緑内障の患者，麻痺性イレウスのある患者，重症筋無力症の患者など

——▶ 吸収・代謝経路から理解する相互作用と併用注意薬剤・食品

❏抗コリン薬，三環系抗うつ薬，フェノチアジン系薬剤，モノアミン酸化酵素阻害薬との併用に注意

▊ 同種同効薬差分解説

トルテロジン（デトルシトール®）

トルテロジンおよび活性代謝物（5-HMT）は，ムスカリン性受容体拮抗作用により，膀胱収縮を抑制する。ムスカリン性受容体サブタイプに対し選択性がない。バイオアベイラビリティはEM（extensive metabolizer：CYP2D6活性が正常な者）で17±9.5%，PM（poor metabolizer：CYP2D6活性が欠損または低い者）で65±26%。

イミダフェナシン（ウリトス®，ステーブラ®）

ムスカリン受容体サブタイプM3およびM1に対して拮抗作用を示し，膀胱においてはM1拮抗によるアセチルコリン遊離抑制とM3拮抗による膀胱平滑筋収縮抑制作用を示す。唾液腺の分泌抑制作用に比べ膀胱の収縮抑制作用が相対的に強い。

フェソテロジン（トビエース®）

体内で活性代謝物（5-HMT）に変換されて効果を示すプロドラッグで，抗コリン性副作用が比較的少なく，脳への移行が少ない。

β₃受容体刺激薬

ミラベグロン（ベタニス®）

作用機序：なぜ効くか？ どこに効くか？

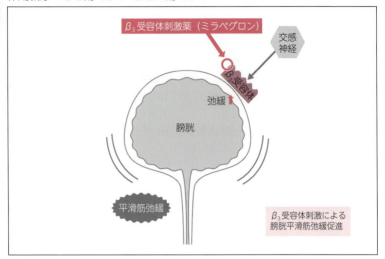

膀胱平滑筋のβ₃アドレナリン受容体を刺激し，膀胱を弛緩させることで蓄尿機能を亢進し，過活動膀胱における尿意切迫感，頻尿および切迫性尿失禁を改善する。

吸収経路と吸収率

吸収経路 消化管

吸収率 本剤25mg，50mgおよび100mgを単回経口投与したときの絶対バイオアベイラビリティはそれぞれ**28.9%**，**35.4%**および**45.0%**である

代謝・排泄経路

代謝 ▶ 主としてエステラーゼによって加水分解を受け，一部はCYPおよびグルクロン酸抱合酵素によっても代謝される。CYP2D6に対して中等度の阻害作用を示す

排泄 ▶ ^{14}Cで標識したミラベグロン溶液160mgを投与後，投与放射能の**55**%が尿中に，**34**%が糞中に排泄された。尿中放射能の**45**%が未変化体であり，糞中では放射能のほとんどが未変化体であった

絶食下単回経口投与したときの尿中排泄率は用量増加に伴い上昇する傾向が認められた
尿中：**55**%（投与量の**45**%が未変化体）
糞中：**34**%（ほとんどが未変化体）

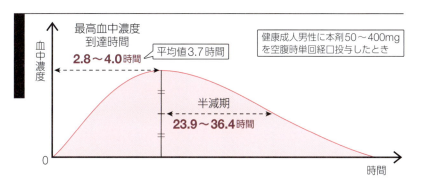

最高血中濃度到達時間 **2.8～4.0時間** 平均値3.7時間
半減期 **23.9～36.4時間**
健康成人男性に本剤50～400mgを空腹時単回経口投与したとき
血中濃度／時間

適応症と投与法

〔過活動膀胱における尿意切迫感，頻尿および切迫性尿失禁〕
▶50mgを1日1回食後に経口投与

作用機序から理解する副作用と禁忌

❑ 重大な副作用は，尿閉，高血圧。禁忌は，本剤の成分に対し過敏症の既往歴のある患者，重篤な心疾患を有する患者，妊婦および妊娠している可能性のある婦人，授乳婦など

吸収・代謝経路から理解する相互作用と併用注意薬剤・食品

❑ 本剤は，一部が薬物代謝酵素CYP3A4により代謝され，CYP2D6を阻害する。また，P糖蛋白阻害作用を有する
❑ フレカイニド酢酸塩（タンボコール®），プロパフェノン塩酸塩（プロノン®）

などとの併用で，QT延長，心室性不整脈（Torsades de Pointesを含む）
等を起こすおそれがある。

04 前立腺肥大症治療薬

- ▶ 選択的α₁遮断薬　　代表的薬剤　タムスロシン
  　　　　　　　　　　同種同効薬　ナフトピジル，シロドシン
- ▶ 5α還元酵素阻害薬　代表的薬剤　デュタステリド
- ▶ PDE5阻害薬　　　　代表的薬剤　タダラフィル

特徴　選択的α₁遮断薬は，前立腺平滑筋および尿道括約筋のα₁受容体を介する緊張性を減弱させて，前立腺肥大症による排尿障害（排尿困難など）を軽減する。早期の症状改善効果が期待でき副作用も少ないので，第一選択薬として用いられる。

　テストステロンは，前立腺細胞内に取り込まれると，前立腺細胞に存在する5α還元酵素によりジヒドロテストステロンに変換され，細胞の増殖を促進する。5α還元酵素阻害薬は，5α還元酵素を阻害することにより，男性ホルモンの作用を抑制することによって前立腺容積を減少させ，下部尿路閉塞を改善する。即効性に乏しいが，前立腺の縮小効果がある。

　PDE5阻害薬は，ホスホジエステラーゼ5（PDE5）を選択的に阻害することにより，前立腺および膀胱平滑筋，並びに下部尿路血管の平滑筋内cGMP濃度を上昇させる。このcGMPによる平滑筋の弛緩作用の亢進により，前立腺肥大症に伴う排尿障害の症状が緩和される。

▶ 選択的α₁遮断薬

タムスロシン（ハルナール®）

作用機序：なぜ効くか？　どこに効くか？

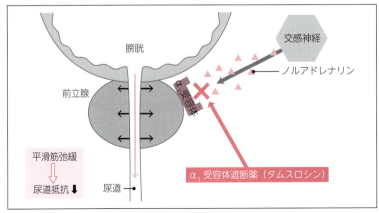

泌尿生殖器疾患治療薬

α₁受容体遮断作用に基づき前立腺部および尿道に分布する交感神経の緊張を緩和し、尿道内圧を低下させ、前立腺肥大症に伴う排尿障害を改善する。α₁A受容体サブタイプ選択性が高い。

吸収経路と吸収率

吸収経路 消化管

吸収率 健康成人男性にハルナール0.4mgカプセルを単回経口投与したときの絶対バイオアベイラビリティは**100±19**%であった

代謝・排泄経路

代謝 健康成人にハルナールカプセルを0.1〜0.6mg経口投与したとき、投与後30時間までの未変化体の尿中排泄率は**12〜14**%とほぼ一定である
タムスロシンの代謝は主にCYP3A4とわずかにCYP2D6が関与していると考えられる

排泄 尿中：**12〜14**%

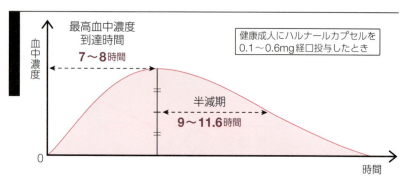

最高血中濃度到達時間 7〜8時間

半減期 9〜11.6時間

健康成人にハルナールカプセルを0.1〜0.6mg経口投与したとき

適応症と投与法
〔前立腺肥大症に伴う排尿障害〕
▶0.2mgを1日1回食後に経口投与。年齢,症状により適宜増減

作用機序から理解する副作用と禁忌
- 重大な副作用は①失神・意識喪失,②肝機能障害,黄疸
- 禁忌は本剤の成分に対し過敏症の既往歴のある患者

吸収・代謝経路から理解する相互作用と併用注意薬剤・食品
- 降圧薬との併用で,起立性低血圧が起こるおそれがあるので,減量するなど注意する
- ホスホジエステラーゼ5阻害作用を有する薬剤(シルデナフィルクエン酸塩,バルデナフィル塩酸塩水和物等)との併用で,症候性低血圧があらわれるとの報告がある

同種同効薬差分解説

ナフトピジル(フリバス®)
α₁受容体遮断作用に基づき前立腺部および尿道に分布する交感神経の緊張を緩和し,尿道内圧を低下させ,前立腺肥大症に伴う排尿障害を改善する。α₁D受容体サブタイプの選択性が高い。

シロドシン(ユリーフ®)
前立腺および尿道のα₁A-受容体サブタイプを選択的に遮断することにより尿道内圧の上昇を抑制し,前立腺肥大症に伴う排尿障害を改善する。

解説 ナフトピジルはタムスロシンと比べ臨床効果改善に大きな差はないが,α₁D受容体遮断作用を併せ持つため蓄尿障害改善も期待できる。シロドシンはタムスロシンと比べ臨床効果改善に大きな差はないが,α₁A受容体選択性が高いため射精障害をきたすことがある。

▶5α還元酵素阻害薬

デュタステリド（アボルブ®）

作用機序：なぜ効くか？　どこに効くか？

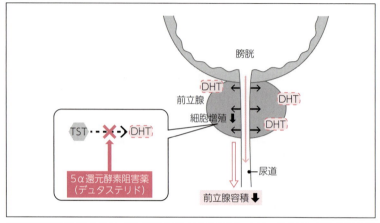

前立腺細胞に存在する5α還元酵素を阻害することにより，前立腺の細胞増殖を抑制して前立腺容積を減少させる。

吸収経路と吸収率

吸収経路　消化管

吸収率　健康成人男性に0.5mgを単回経口投与したときの絶対バイオアベイラビリティは**59**％であった

代謝・排泄経路

代謝　デュタステリドは主に肝における代謝によって消失すると考えられる。主としてCYP3A4で代謝される

排泄　デュタステリドは主に代謝物として糞中に排泄される。健康成人に本剤1〜20mgを単回経口投与したとき，投与後48時間以内の尿中に未変化体は検出されなかった

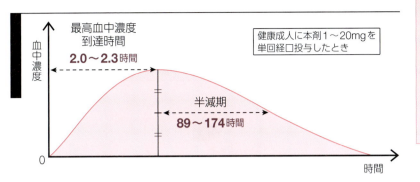

適応症と投与法
〔前立腺肥大症〕
▶1回0.5mgを1日1回経口投与

── 作用機序から理解する副作用と禁忌
- 副作用は肝機能障害，黄疸，リビドー減退，勃起不全，乳房障害（女性化乳房，乳頭痛，乳房不快感）
- 禁忌は①本剤の成分および他の5α還元酵素阻害薬に対し過敏症の既往歴のある患者，②女性，③小児等，④重度の肝機能障害のある患者（本剤は主に肝臓で代謝されるため，血中濃度が上昇するおそれがある）

── 吸収・代謝経路から理解する相互作用と併用注意薬剤・食品
- 本剤は，主としてCYP3A4で代謝される。CYP3A4阻害作用を有する薬剤（リトナビル等）との併用で，本剤の血中濃度が上昇する可能性がある（CYP3A4による本剤の代謝が阻害される）

PDE5阻害薬

タダラフィル (ザルティア®)

作用機序：なぜ効くか？ どこに効くか？

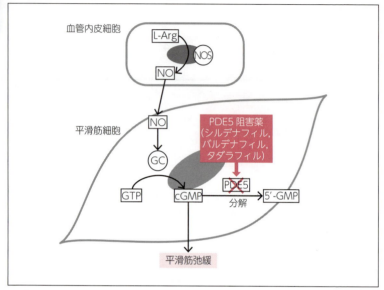

タダラフィルはPDE5を選択的に阻害することにより，前立腺および膀胱平滑筋，並びに下部尿路血管の平滑筋内cGMP濃度を上昇させる。タダラフィルによる血管拡張作用を介した血流増加が前立腺肥大症に伴う排尿障害の症状緩和に寄与していると考えられる。また，前立腺および膀胱における平滑筋弛緩が血管に対する作用を補完している可能性がある。

吸収経路と吸収率

吸収経路 消化管

吸収率 タダラフィルは投与後速やかに吸収され，吸収率は **36**％以上である。T_{max}は2～3時間の範囲であり，C_{max}以降，血漿中濃度は二相性を示して低下した

代謝・排泄経路

 主に肝臓でCYP3A4により代謝される

排泄 糞便中 **60.5**％，尿中 **36.1**％である

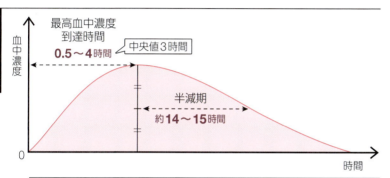

日本人健康成人36例にタダラフィル5, 10, 20, 40mgを単回経口投与したときのタダラフィルの血漿中濃度は，投与0.5～4時間（T_maxの中央値，3時間）の間にピークに達し，消失半減期は約14～15時間である。

適応症と投与法

〔前立腺肥大症に伴う排尿障害〕

▶1日1回，5mgを経口投与

作用機序から理解する副作用と禁忌

- 副作用は動悸，ほてり，潮紅，心筋梗塞，胸痛，心突然死，失神，低血圧，頭痛，勃起増強など
- 禁忌は，本剤の成分に対し過敏症の既往歴のある患者，心血管系障害（不安定狭心症，心不全，コントロール不良の不整脈・低血圧・高血圧，心筋梗塞・脳梗塞・脳出血の既往症）がある患者

吸収・代謝経路から理解する相互作用と併用注意薬剤・食品

- 本剤は主にCYP3A4により代謝される。硝酸薬，NO供与剤，可溶性グアニル酸シクラーゼ（sGC）刺激薬との併用は，降圧作用を増強するなど

のため禁忌。強いCYP3A4阻害作用を有するケトコナゾールとの併用により，本剤のAUCおよびC_{max}が312％および22％，HIVプロテアーゼ阻害薬のリトナビルとの併用により，本剤のAUCが124％増加するとの報告がある

05 夜尿症治療薬

代表的薬剤　デスモプレシン

特徴　脳から放出されるホルモンのバソプレシンは腎臓の尿管において水分の再吸収に重要な役割を果たしている。デスモプレシンはバソプレシンの受容体を刺激することにより，水分の再吸収を促すことで尿量を減らす。夜尿症や尿崩症の治療に使用される。

デスモプレシン (ミニリンメルト®)

作用機序：なぜ効くか？　どこに効くか？

バソプレシンの誘導体で，尿管でのバソプレシンの受容体（V_2受容体）を刺激することにより，水分の再吸収を促すことで尿量を減らす。

泌尿生殖器疾患治療薬

吸収経路と吸収率

吸収経路 主に上部消化管(胃，十二指腸，空腸)
一部，口腔粘膜

吸収率 日本人健康成人に本剤60，120，240μgを水負荷の条件下で単回経口投与したときの血漿中デスモプレシン濃度は投与量60，120，240μgでは用量に応じたAUCおよびC_{max}の増加が認められる
バイオアベイラビリティ(外国人データ)は，胃**0.19**%，十二指腸**0.24**%，空腸**0.19**%，遠位部空腸**0.03**%，結腸**0.04**%，直腸**0.04**%

代謝・排泄経路

代謝 ヒト肝ミクロソームで代謝される可能性は低いと考えられる

排泄 主に腎排泄
デスモプレシンの総クリアランスは7.6L/hrであった。健常成人において，**52**%(**44**%〜**60**%)が未変化体として排泄された

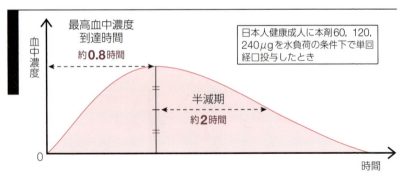

最高血中濃度到達時間 約**0.8**時間

半減期 約**2**時間

日本人健康成人に本剤60，120，240μgを水負荷の条件下で単回経口投与したとき

適応症と投与法

〔尿浸透圧あるいは尿比重の低下に伴う夜尿症，中枢性尿崩症〕

▶1日1回就寝前に120μgから経口投与し，効果不十分な場合は1日1回就寝前に240μgに増量することができる。中枢性尿崩症では1回60〜120μgを1日1〜3回経口投与

作用機序から理解する副作用と禁忌

❏ 重大な副作用は脳浮腫，昏睡，痙攣等を伴う重篤な水中毒

❏ 禁忌は低ナトリウム血症の患者など

吸収・代謝経路から理解する相互作用と併用注意薬剤・食品

❏ 三環系抗うつ薬，選択的セロトニン再取り込み阻害薬，その他の抗利尿ホルモン不適合分泌症候群を惹起する薬剤との併用で，低ナトリウム血症性の痙攣発作の報告があるため，血清ナトリウム，血漿浸透圧等をモニターする

❏ 非ステロイド性消炎鎮痛薬との併用で，水中毒が発現しやすい可能性があるため，浮腫等の発現に注意する

❏ ロペラミド塩酸塩との併用で，本剤の血中濃度が増加し，薬効が延長する可能性がある

泌尿生殖器疾患治療薬

06 勃起不全 (ED) 治療薬

代表的薬剤　シルデナフィル
同種同効薬　バルデナフィル，タダラフィル

特徴　勃起不全治療の第一選択となる薬物であり，様々な原因の勃起不全に対して用いられる。これらの薬物は，ヒト陰茎海綿体のホスホジエステラーゼ5型 (PDE5) を選択的に阻害する。結果として，陰茎海綿体平滑筋細胞内のcGMP濃度が上昇し，陰茎海綿体の拡張・血流が増加して勃起を促進する。

シルデナフィル (バイアグラ®)

作用機序：なぜ効くか？　どこに効くか？

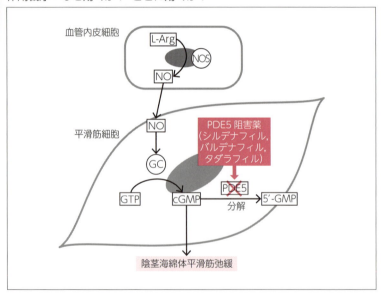

勃起は陰茎海綿体平滑筋が弛緩して海綿体洞内に血液が貯留（充血）して起きる。海面体平滑筋には一酸化窒素（NO）を神経伝達物質とするNO神経が分布し，性的刺激によってNOを遊離する。NOは平滑筋細胞内でグアニル酸シクラーゼを活性化し，cGMPを増加させ，その結果平滑筋が弛緩する。cGMPはホスホジエステラーゼ5型（PDE5）によって分解され，細胞内濃度が調節されている。シルデナフィルは，PDE5の阻害によりcGMPの分解を抑制し，陰茎海綿体洞，内陰部動脈および海綿体動脈の平滑筋の弛緩を増強する。

吸収経路と吸収率

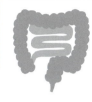

吸収経路 消化管

吸収率 シルデナフィルは経口投与後ほぼ **100%** 吸収される。25, 50, 100および150mgを単回経口投与したときの血漿中薬物濃度は, 投与量に比例して増加する。健康成人12例にシルデナフィル50mgを単回経口投与または静脈内投与したところ, 経口投与後のシルデナフィルのバイオアベイラビリティは **41%** である

代謝・排泄経路

代謝 シルデナフィルは主として肝臓で代謝され, その主要代謝物N-脱メチル体の生成速度はCYP3A4が最も速く, 次いでCYP2C9である

排泄 主に糞中に排泄される

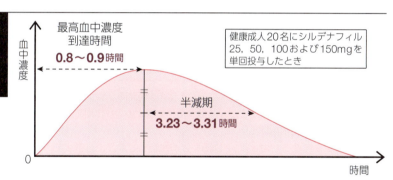

最高血中濃度到達時間 **0.8〜0.9時間**

半減期 **3.23〜3.31時間**

健康成人20名にシルデナフィル25, 50, 100および150mgを単回投与したとき

適応症と投与法

〔勃起不全〕

▶1日1回25〜50mgを性行為の約1時間前に経口投与する。高齢者(65歳以上), 肝障害のある患者および重度の腎障害のある患者については, 25mgを開始用量とすること。1日の投与は1回とし, 投与間隔は24時間以上とする

── ●作用機序から理解する副作用と禁忌
　　☐副作用は血管拡張 (ほてり, 潮紅), 頭痛, 動悸, 消化不良

❏ 禁忌は①本剤の成分に対し過敏症の既往歴のある患者，②硝酸薬あるいは一酸化窒素（NO）供与薬（ニトログリセリン，亜硝酸アミル，硝酸イソソルビド等）を投与中の患者など

───▶ 吸収・代謝経路から理解する相互作用と併用注意薬剤・食品
　　❏ 主にCYP3A4によって代謝される。硝酸薬およびNO供与薬や塩酸アミオダロン（アンカロン®錠），可溶性グアニル酸シクラーゼ（sGC）刺激薬（リオシグアト）との併用は禁忌

同種同効薬差分解説

バルデナフィル（レビトラ®）
- ▶**最高血中濃度到達時間／半減期**：血漿中濃度は0.75時間でピークに達し，以後3.2〜5.3時間の半減期で速やかに消失する
- ▶**代謝・排泄**：絶対的バイオアベイラビリティは約15％，投与量の約93％が糞中に排泄される

タダラフィル（シアリス®）
- ▶**最高血中濃度到達時間／半減期**：血漿中濃度は，0.5〜4時間でピークに達し，消失半減期は14〜15時間で長い

解説　バルデナフィルはシルデナフィルと比べ作用時間がやや長く，食事の影響を受けにくい。タダラフィルはシルデナフィルより作用時間が4〜6倍長く，食事の影響を受けにくい。
　ホスホジエステラーゼ5型（PDE5）は肺血管にも濃厚に分布しているため，PDE5阻害薬は肺血管拡張作用も有する。シルデナフィル，タダラフィルは肺動脈性肺高血圧症治療薬としても用いられる。

07 月経困難症治療薬

代表的薬剤　ノルエチステロン・エチニルエストラジオール配合

特徴　女性ホルモンの投与により性腺刺激ホルモン分泌が低下し，排卵が抑制されることを利用した卵胞ホルモンと黄体ホルモンの併用の薬剤である。子宮内膜症に伴う月経困難症の治療薬として，また避妊薬としても用いられる。

ノルエチステロン・エチニルエストラジオール配合 (ルナベル®)

作用機序：なぜ効くか？　どこに効くか？

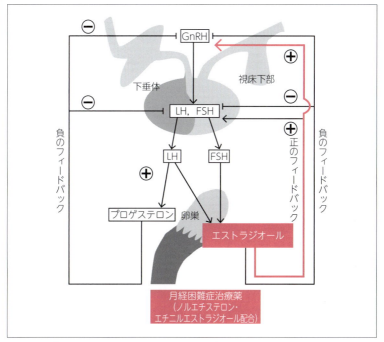

排卵および子宮内膜の増殖を抑制し，経血量が減少するとともに子宮内膜からのプロスタグランディン産生を低下させることで月経痛を改善させると考えられている。

吸収経路と吸収率

吸収経路 消化管

吸収率 バイオアベイラビリティ
ノルエチステロン：**60**％（平均）
エチニルエストラジオール：約**40**％

代謝・排泄経路

代謝 ノルエチステロンは主に肝臓において代謝され，その後硫酸抱合あるいはグルクロン酸抱合を受ける。エチニルエストラジオールは肝ミクロゾームにおける代謝酵素によって不活性代謝物に変換され，その後硫酸抱合あるいはグルクロン酸抱合を受ける

排泄 糞中および尿中（主に糞中）

ノルエチステロン

最高血中濃度到達時間 **1.7**時間

半減期 **6.8**時間

血中濃度／時間

エチニルエストラジオール

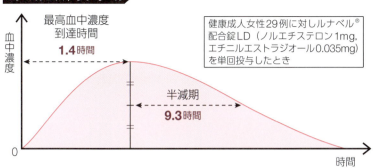

適応症と投与法
〔月経困難症〕
▶1日1錠を毎日一定の時刻に21日間経口投与し，その後7日間休薬する。以上28日間を投与1周期とし，出血が終わっているか続いているかにかかわらず，29日目から次の周期の錠剤を投与し，以後同様に繰り返す

● 作用機序から理解する副作用と禁忌
❏ 重大な副作用は血栓症，アナフィラキシー，不正性器出血，悪心，頭痛など

❏ 禁忌は，本剤の成分に対し過敏性素因のある患者，血栓性静脈炎，肺塞栓症，脳血管障害，冠動脈疾患またはその既往症のある患者，35歳以上で1日15本以上の喫煙者など

● 吸収・代謝経路から理解する相互作用と併用注意薬剤・食品
❏ エチニルエストラジオールはCYP3A4およびCYP2C9により代謝される。オムビタスビル水和物・パリタプレビル水和物・リトナビル配合剤（ヴィキラックス®）とエチニルエストラジオール含有経口避妊薬の併用は禁忌

なぜ効く？どう違う？を理解し処方するための
治療薬の臨床薬理データブック

痛風
高尿酸血症
甲状腺疾患治療薬

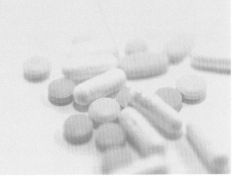

01 尿酸産生抑制薬

代表的薬剤　アロプリノール
同種同効薬　フェブキソスタット，トピロキソスタット

特徴　血清尿酸値は尿酸の産生と排出のバランスにより規定されている。血清尿酸値が7.0mg/dLを超える状態を高尿酸血症と定義される。高尿酸血症は，「尿酸産生過剰型」「尿酸排泄低下型」「混合型」に大別される。尿酸産生抑制薬は病型にかかわらず血中および尿中の尿酸値を低下させる。しかし，作用機序や副作用の回避の観点から原則として尿酸産生過剰型に用いる。また尿路結石の既往や合併がある場合や中程度以上の腎機能障害患者には，尿酸排泄促進薬の選択は不適であり，尿酸産生抑制薬を用いる。アロプリノールは1964年より痛風治療薬として用いられている。

アロプリノール（ザイロリック®）

作用機序：なぜ効くか？　どこに効くか？

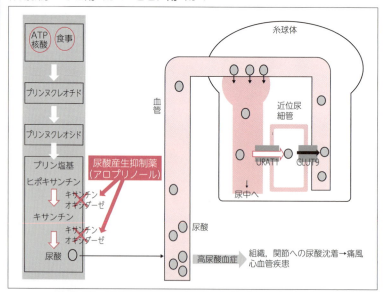

体内のプリン体は，食事などによる外因性のものと，体内のATPや核酸（DNA，RNA）から産生されるものとがある。プリン体とはプリン骨格を持つ物質の総称である。尿酸はこのプリン体の最終代謝産物である。すなわちプリン体の代謝過程で生じたヒポキサンチンはキサンチンオキシダーゼによりキサンチンになり，さら

にキサンチンオキシダーゼにより，尿酸まで代謝される。

アロプリノールは，ヒポキサンチンおよびキサンチンと拮抗することによって，キサンチンオキシダーゼを阻害する。その結果，尿酸の生合成が阻害され尿酸が低下する。またアロプリノールの主代謝産物であるオキシプリノールもキサンチンオキシダーゼ抑制作用を有している。

吸収経路と吸収率

吸収経路 ▶ 消化管

吸収率 ▶ バイオアベイラビリティは **70〜90**％

代謝・排泄経路

代謝 ▶ アロプリノールはキサンチンオキシダーゼにより代謝され活性代謝物のオキシプリノールになる

排泄 ▶ 尿中にはアロプリノールとして **7**％，オキシプリノールとして約 **40〜60**％排泄される

アロプリノール

最高血中濃度到達時間 **2**時間

半減期 **1.5**時間

オキシプリノール（活性代謝物）

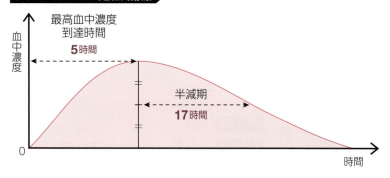

適応症と投与法

〔痛風，高尿酸血症を伴う高血圧症における高尿酸血症の是正〕

- ▶ 1日200～300mgを2～3回に分けて食後に投与（投与初期1週間は100mg/日）
- ▶ 腎機能障害のある患者ではオキシプリノールの排泄が遅延する。以下の目安で投与する

  Ccr＜50mL/min：100～300mg/日，30mL/min＜Ccr≦50mL/min：100mg/日，Ccr≦30mL/min：50mg/日

── 作用機序から理解する副作用と禁忌

- ❑ 重篤な副作用として，薬剤性過敏症，再生不良性貧血・汎血球減少など，肝障害，間質性肺炎，横紋筋融解症がある
- ❑ また，中毒性表皮壊死融解症（TEN）と皮膚粘膜眼症候群（Stevens-Johnson症候群）が報告されている。これらの重症薬疹は*HLA-B*5801*保有者に高頻度に認められている（日本人の保有率は1～2%）

── 吸収・代謝経路から理解する相互作用と併用注意薬剤・食品

- ❑ メルカプトプリン（6-MP）やアザチオプリンの代謝酵素であるキサンチンオキシダーゼを阻害するためこれらの血中濃度が上昇するので，併用に注意する
- ❑ またテオフィリンやカフェイン，ジダノシンの代謝も阻害するため併用注意である
- ❑ ワルファリン，シクロホスファミド，シクロスポリン，フェニトインの代謝を阻害し血中濃度を上昇させたとの報告があり併用注意となっている
- ❑ ペントスタチンとの併用で重症過敏症が発現したとの報告がある

同種同効薬差分解説

フェブキソスタット (フェブリク®)

▶**適応症**：痛風，高尿酸血症，がん化学療法に伴う高尿酸血症

▶**投与法**

初期：1日1回10mg経口投与

維持：血中尿酸値を確認しながら徐々に増量。通常1日1回40mg（最大60mgまで）

（例）10mg→2週間以降に20mg→6週間以降に40mg

がん化学療法に伴う高尿酸血症には，1日1回60mg

▶**副作用・禁忌**：肝障害，過敏症があらわれることがある

▶**相互作用・併用注意**：メルカプトプリン水和物またはアザチオプリンを投与中の患者には併用禁忌である。ビタラビン，ジダノシンとは併用注意である

▶**代謝酵素**：複数のCYPおよびUGTが関与する

トピロキソスタット (ウリアデック®，トピロリック®)

▶**適応症**：痛風，高尿酸血症

▶**投与法**

初期：1回20mg，1日2回朝夕に経口投与

維持：血中尿酸値を確認しながら徐々に増量。通常1回60mgを1日2回（最大1回80mgまで）

▶**副作用・禁忌**：肝機能障害，多形紅斑

▶**相互作用・併用注意**：メルカプトプリン水和物またはアザチオプリンを投与中の患者には併用禁忌である。ワルファリン，テオフィリン，ビタラビン，ジダノシンとは併用注意である

▶**代謝酵素**：主にUGT1A9が関与する

解説 アロプリノールは30年以上臨床的に用いられている。最近になって，フェブキソスタットとトピロキソスタットが上市された。アロプリノールでは腎障害患者に対して投与量調節が必要であったが，これらの薬物では軽度から中等度の腎機能低下時には，用量調節は必要ない。さらにフェブキソスタットとトピロキソスタットは，非プリン骨格を有しており，キサンチンオキシダーゼ以外の核酸代謝酵素を阻害しないため，副作用が少ないと期待されている。

02 尿酸排泄促進薬

代表的薬剤　ベンズブロマロン
同種同効薬　プロベネシド，ブコローム

特徴　ベンズブロマロンは，尿酸排泄促進薬のうちわが国で最も多く使用されている薬物である。尿酸排泄作用は同種同効薬中で最も強い。尿のpHが6.0未満の場合，尿路結石を予防するために尿アルカリ化薬（クエン酸製剤など）を併用し，尿のpHを6.0〜7.0に維持する。また水分を十分に摂取するようにする。腎機能障害時におけるベンズブロマロンの安全性は十分に確認されていないため，中等度以上の腎障害患者には選択しない。

ベンズブロマロン（ユリノーム®）

作用機序：なぜ効くか？　どこに効くか？

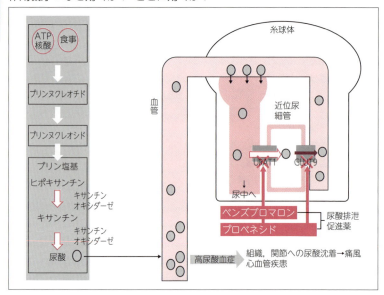

尿酸は糸球体で濾過された後，近位尿細管で90％再吸収される。尿酸の再吸収には有機アニオントランスポーターのURAT1が主に関与しているが，ベンズブロマロンはURAT1を強力に阻害する。その結果，尿酸の再吸収が抑制され，尿中の尿酸排泄量が増加し血中の尿酸が減少する。

吸収経路と吸収率

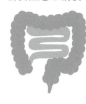

吸収経路 ▶ 消化管

代謝・排泄経路

代謝 ▶ 肝臓で主にCYP2C9で代謝され，活性代謝物の6ヒドロキシ体となる

排泄 ▶ 未変化体と6ヒドロキシ体の尿中排泄はほとんどない

ベンズブロマロン

最高血中濃度到達時間 **3時間**

半減期 **5時間**

血中濃度／時間

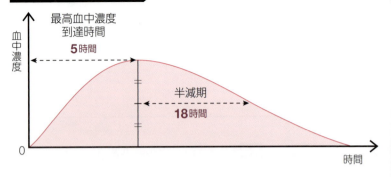

適応症と投与法

〔痛風における高尿酸血症の改善〕
▶ 初期：1日1回25〜50mgを経口投与
▶ 維持：1回50mgを1日1〜3回経口投与

〔高尿酸血症を伴う高血圧症における高尿酸血症の改善〕
▶ 1日50〜150mgを1〜3回経口投与

── **作用機序から理解する副作用と禁忌**
- 頻度は低いが劇症肝炎などの重篤な肝障害が報告されている（6カ月間は定期的な肝機能検査を行う）
- その他の副作用として消化器症状や過敏症があげられる
- 肝障害，腎結石，高度の腎機能障害を有する患者には投与禁忌である

── **吸収・代謝経路から理解する相互作用と併用注意薬剤・食品**
- アロプリノールはワルファリンの代謝酵素であるCYP2C9を阻害するため併用を注意する
- ピラジナミドとアスピリンは本薬物の作用を減弱することがある

解説 ベンズブロマロン以外の尿酸排泄促進薬としてプロベネシド（ベネシッド®）とブコローム（パラミヂン®）がある。プロベネシドはURAT1のほかにGLUT9を阻害して尿酸の血中への再吸収を阻害する。プロベネシドは多くの薬物との相互作用が知られており，ペニシリン，メトトレキサート，SU薬の血中濃度を上昇させる。ブコロームは非ステロイド性抗炎症薬の一つとして開発され，尿酸排泄促進作用も有する。CYP2C9の阻害作用がある。

痛風・高尿酸血症・甲状腺疾患治療薬

03 痛風発作治療薬

代表的薬剤　コルヒチン

特徴　痛風発作は尿酸塩結晶が誘発する急性関節炎で，一般に激しい疼痛を伴う。痛風発作の前兆期にコルヒチンを用いて発作を頓挫させる。痛風発作が頻発する場合には，少量のコルヒチンを連日服用させるコルヒチン・カバーが有効であるとされている。コルヒチンでは痛風発作の治療に対しても有効で，欧米では一般的に用いられるが，わが国では非ステロイド性抗炎症薬が主として使用される。

コルヒチン

作用機序：なぜ効くか？　どこに効くか？

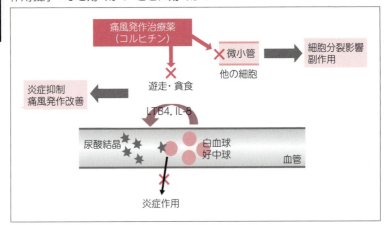

痛風発作時には，尿酸結晶に対して白血球（好中球）の遊走と貪食が認められる。コルヒチンは好中球の細胞機能（遊走，貪食）を抑制する。特に好中球の走化性因子（LTB4，IL-8）への反応性を著明に低下させると考えられている。その結果，炎症を抑え，痛風発作を改善する。

吸収経路と吸収率

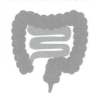

吸収経路 ▶ 十二指腸，空腸

吸収率 ▶ バイオアベイラビリティは **40**%

代謝・排泄経路

代謝 ▶ CYP3A4で代謝される

排泄 ▶ 未変化体の尿中排泄率は約 **30**%

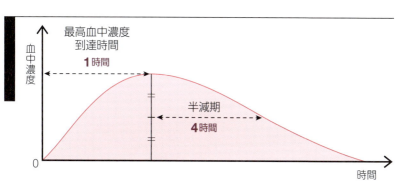

適応症と投与法
〔痛風発作の寛解および予防〕
▶1日3〜4mgを6〜8回に分割経口投与
▶発病予防：1日0.5〜1mg
　発作予感時：1回0.5mg

―● 作用機序から理解する副作用と禁忌

　❑催奇形性があるため妊婦には禁忌である。コルヒチンは微小管の抑制作用により細胞分裂を阻害する。そのため細胞分裂の早い組織に影響が出やす

い

❑ 重大な副作用として，再生不良性貧血，顆粒球減少，白血球減少，血小板減少，横紋筋融解症，末梢神経症がある

❑ また副作用として頻度の高いものに腹痛と下痢があり，嘔吐や筋痙攣なども多い

吸収・代謝経路から理解する相互作用と併用注意薬剤・食品

❑ コルヒチンはCYP3A4で代謝されることから，CYP3A4を阻害する薬物との併用は注意が必要である。またP糖蛋白質の基質でもある。特に肝臓または腎臓に障害のある患者でCYP3A4を強く阻害する薬剤またはP糖蛋白を阻害する薬剤を服用中の患者には投与禁忌である

04 甲状腺機能低下症治療薬（甲状腺ホルモン製剤）

代表的薬剤　レボチロキシン
同種同効薬　リオチロニン

特徴　甲状腺ホルモンにはT_3とT_4の2種類があるが，それぞれの合成甲状腺ホルモン剤としてリオチロニンとレボチロキシンがある。T_4は体内で活性の高いT_3に変換される。またT_4製剤は半減期が長いため甲状腺ホルモン濃度を安定に保ちやすい。一方，T_3製剤は消化管からの吸収が良好で，効果の発現も早いが，半減期が短い。そこで通常，甲状腺機能低下症での維持療法ではT_4製剤が使用される。

レボチロキシン（チラーヂン®S）

作用機序：なぜ効くか？　どこに効くか？

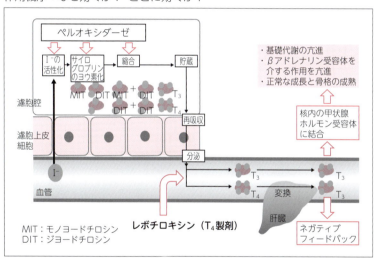

レボチロキシンは，体内でT_3に変換された後，核内受容体である甲状腺ホルモン受容体に結合して作用を発揮する。甲状腺ホルモンの作用により，基礎代謝の亢進，βアドレナリン受容体を介する作用の亢進，正常な成長と骨格の成熟などが起こる。

吸収経路と吸収率

吸収経路 ▶ 主として腸管（主に空腸，回腸）で吸収される

吸収率 ▶ バイオアベイラビリティは **50〜75%**

代謝・排泄経路

代謝 ▶ 全身の末梢細胞（特に肝臓，腎臓など）で脱ヨード化により代謝される

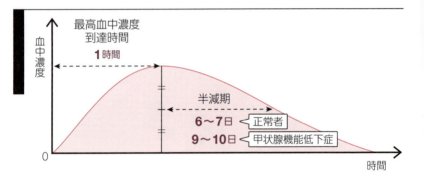

最高血中濃度到達時間 **1時間**

半減期
6〜7日 ← 正常者
9〜10日 ← 甲状腺機能低下症

適応症と投与法

〔甲状腺機能低下症（原発性および下垂体性），粘液水腫，クレチン病，甲状腺腫〕

▶ 25〜400μgを1日1回経口投与（開始：25〜100μg，維持：100〜400μg が一般的で，ゆっくりと増量するのが原則）

※血清の遊離 T_4（FT_4）と甲状腺刺激ホルモン（TSH）がともに基準値に入る投与量が維持量

作用機序から理解する副作用と禁忌

- 重大な副作用として狭心症や肝機能障害があげられる。また副腎機能や下垂体機能不全の患者では副腎クリーゼが起こることがある
- そのほか，副作用として甲状腺機能亢進の症状（心悸亢進，頭痛，発汗，不眠，神経過敏，興奮）が起こることがある。投与量や増量の速度を減じ

るなどで対処する

吸収・代謝経路から理解する相互作用と併用注意薬剤・食品
- ワルファリンなどのクマリン系抗凝固薬や交感神経刺激薬の作用を増強する
- 一方，ジゴキシンの血中濃度が変動する可能性がある
- 血糖降下薬（インスリン，SU薬）の作用を変動させるので注意が必要である
- コレスチラミンやフェニトインは吸収や代謝を変動させ，レボチロキシンの濃度を低下させる

解説　甲状腺機能低下に対してはリオチロニン（T₃）（チロナミン®）も使用可能であるが，血中濃度が変動しやすいため，維持療法にはレボチロキシン（T₄）が用いられる。

05 甲状腺機能亢進症治療薬（抗甲状腺薬）

代表的薬剤　チアマゾール
同種同効薬　プロピルチオウラシル

特徴　チアマゾールは甲状腺機能亢進症に用いる薬物である。甲状腺機能亢進症のほとんどはバセドウ病であるため，投与のほとんどがバセドウ病に用いられている。バセドウ病の治療にはチアマゾールなど（抗甲状腺薬）を投与するが，症状が緩解しない場合や副作用で使用できない場合，放射性ヨウ素（^{131}I）による放射線治療や外科療法（甲状腺亜全摘）を行う。治療により甲状腺ホルモン濃度が低下しすぎた場合には抗甲状腺薬を減量するが，その他，甲状腺ホルモン薬（レボチロキシン）を加えて甲状腺ホルモン濃度を正常化する方法がある（Block and Replace療法）。なおチアマゾールには注射薬もある。

　甲状腺炎（亜急性，無痛性）や橋本病の急性増悪など甲状腺の破壊に伴う甲状腺ホルモンの漏出の場合であり，このような甲状腺機能亢進によらない病態には，抗甲状腺薬は無効であり用いない。

チアマゾール（メルカゾール®）

作用機序：なぜ効くか？　どこに効くか？

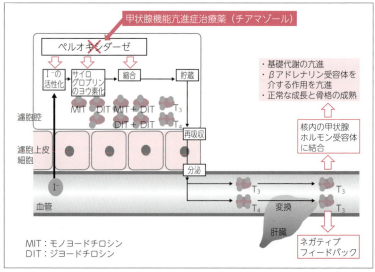

MIT：モノヨードチロシン
DIT：ジヨードチロシン

　チアマゾールは，甲状腺ホルモン（T_3，T_4）の合成過程に働くペルオキシダーゼを

阻害する。すなわちペルオキシダーゼの作用である，ヨウ素イオン（I⁻）の活性化，サイログロブリンのヨウ素化とモノヨードチロシン（monoiodotyrosine, MIT）やジヨードチロシン（diiodotyrosine, DIT）の生成，さらにMITやDITの縮合を阻害することでT₃およびT₄量を低下させる。

吸収経路と吸収率

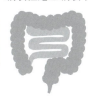

吸収経路 ▶ 腸管より速やかに吸収される
吸収率 ▶ バイオアベイラビリティは**90**％

代謝・排泄経路

排泄 ▶ 投与後，尿中には投与量の約**10**％が排泄される

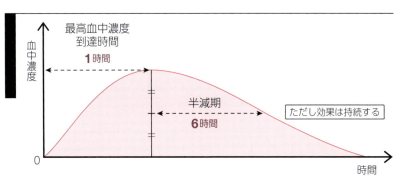

最高血中濃度到達時間 **1**時間
半減期 **6**時間
ただし効果は持続する

適応症と投与法

〔甲状腺機能亢進症〕
- ▶初期量：1日30mg（通常），40〜60mg（重症時）を3〜4回に分割経口投与
- ▶機能亢進症状がほぼ消失したなら，1〜4週間ごとに漸減し，維持量：1日5〜10mgを1〜2回分割経口投与
- ▶発症初期は，甲状腺機能亢進症の症状を抑えるため，遊離T₄（FT₄）値により比較的多量のチアマゾールを投与する。その後，FT₄とFT₃，TSH（甲状腺刺激ホ

ルモン）を測定しながらチアマゾールを徐々に減量する。チアマゾールを少量（2.5～5mg/日）で維持できるようになって，6カ月から1年経過したら寛解として休薬を検討する。患者に対しては，投与初期に効果がないように感じても服薬をやめないこと，症状が改善しても寛解を得るまでは服薬を継続することなどを指導する

➡ 作用機序から理解する副作用と禁忌

- ❏ 重大な副作用として無顆粒球症，汎血球減少，再生不良性貧血，白血球減少があげられる。投与開始後2カ月間は，原則として2週に1回，それ以降も定期的に白血球分画を含めた血液検査を実施する。また初期症状（発熱，全身倦怠，咽頭痛など）について患者に指導し，注意する
- ❏ そのほか，低プロトロンビン血症，第VII因子欠乏症，血小板減少（血小板減少性紫斑病），肝機能障害，多発性関節炎，SLE様症状，インスリン自己免疫症候群，間質性肺炎，抗好中球細胞質抗体（ANCA）関連血管炎症候群，横紋筋融解症など重大な副作用が多く報告されており，注意が必要である
- ❏ その他の副作用としては発疹や蕁麻疹などのかゆみが最も頻度が高い。軽い場合には抗ヒスタミン薬を併用するが，ひどい場合はチアマゾールを中止する

➡ 吸収・代謝経路から理解する相互作用と併用注意薬剤・食品

- ❏ 甲状腺機能亢進とその正常化による影響で，チアマゾールの併用を開始するとワルファリンなどのクマリン系抗凝固薬の作用（効果の減弱）やジゴキシンの血中濃度（濃度の上昇）が変動する可能性があるので，効果や血中濃度を観察しながら用量を調節する

解説　効果発現（甲状腺ホルモンの正常化）が早い，副作用が少ない，半減期が長く服薬アドヒアランスが良いという理由から，チアマゾールの使用が推奨され，一般的に用いられている。チアマゾールに催奇形性が報告されているので，特に妊娠前期の患者に対してはプロピルチオウラシル（チウラジール®，プロパジール®）を用いる。

なぜ効く？どう違う？を理解し処方するための
治療薬の臨床薬理データブック

骨粗鬆症治療薬

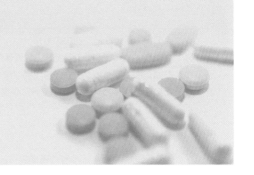

01 カルシウム製剤

代表的薬剤　L-アスパラギン酸カルシウム水和物
同種同効薬　リン酸水素カルシウム

特徴　カルシウムは骨の構成要素であり，体内のカルシウムのほとんどが骨に存在する。カルシウム製剤の骨粗鬆症治療に対する有効性は，骨折リスクを低下させる効果は他の薬物に比べ弱いが，骨密度をわずかに上昇させるとの報告がある。カルシウム製剤は単独で用いられるよりは，他の骨粗鬆症治療薬との併用効果が期待できる。

L-アスパラギン酸カルシウム水和物 (アスパラ®CA)

作用機序：なぜ効くか？　どこに効くか？

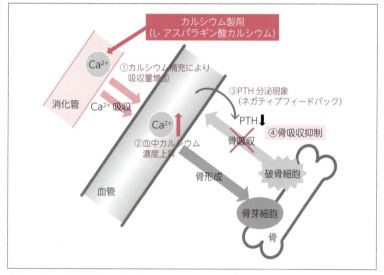

カルシウムの摂取不足などで血中のカルシウム量が低下すると，副甲状腺ホルモン (PTH) の分泌が高まり，骨吸収が亢進し骨量が減少する。カルシウム製剤は，カルシウムの補充によりカルシウムの経口摂取量が増加し，血中カルシウム濃度が上昇する。その結果，ネガティブフィードバックによりPTH分泌が抑制され，骨吸収が抑制される。

吸収経路と吸収率

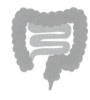

吸収経路 ▶ カルシウムは消化管から吸収される

吸収率 ▶ L-アスパラギン酸カルシウム水和物は塩化カルシウム水和物，リン酸カルシウム，炭酸カルシウムに比べ生体利用率が高い

適応症と投与法

〔低カルシウム血症に起因するテタニー，テタニー関連症状改善〕
〔骨粗鬆症，骨軟化症，発育期，妊娠・授乳時におけるカルシウム補給〕
▶1日1.2g（6錠）を2～3回に分割経口投与

作用機序から理解する副作用と禁忌
- 高カルシウム血症，腎結石のある患者，重篤な腎障害患者には禁忌である
- 副作用として最も頻度の高いものは胃腸障害である。また吸収されるカルシウム量以上の投与では便秘を起こすことが知られている

吸収・代謝経路から理解する相互作用と併用注意薬剤・食品
- 活性型ビタミンD投与中の患者ではカルシウム吸収が高まり，高カルシウム血症があらわれやすくなる。またジギタリス製剤の作用を増強する
- テトラサイクリン系やニューキノロン系の抗菌薬との同時投与で抗菌薬の吸収が阻害される。またビスホスホネート薬の吸収を阻害する可能性がある
- サプリメントの中でもカルシウムを含むものがあり，併用には注意が必要である

同種同効薬差分解説

リン酸水素カルシウム
- **適応症**：くる病，骨粗鬆症，骨軟化症ないし妊娠・授乳時におけるカルシウム補給
- **投与法**：1日3gを3回に分割投与
- **副作用・禁忌**：高カリウム血症患者，腎結石のある患者，腎不全患者は禁忌
- **相互作用・併用注意**：テトラサイクリン系抗生物質に注意

カルシウムを含む製剤はいくつかあるが，骨粗鬆症に適応を有するものはL-アスパラギン酸カルシウム（アスパラ®CA）とリン酸水素カルシウムである。未承認であるが乳酸カルシウムが用いられることもある。いずれも食事からの摂取量も考慮の上，500〜2,000mgの補充療法が行われる。

02 ビタミンK₂製剤

代表的薬剤　メナテトレノン

特徴　天然のビタミンKにはビタミンK₁とビタミンK₂があり，ビタミンK₁は緑黄色野菜から摂取されるのに対して，ビタミンK₂は腸内細菌で合成されるか，納豆などの食品から摂取される。ビタミンK₂製剤は骨密度のわずかな上昇効果があり，また椎体・非椎体骨折ともに抑制効果があるとされている。

メナテトレノン (グラケー®)

作用機序：なぜ効くか？　どこに効くか？

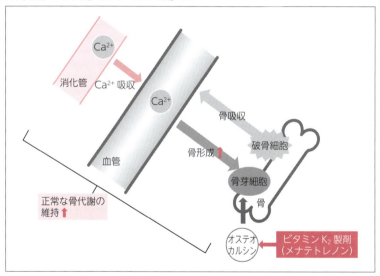

ビタミンK₂製剤は，γカルボキシラーゼの補酵素として働き，オステオカルシンを活性化（グラ化）する。グラ化されたオステオカルシンは骨芽細胞に作用して骨形成を促進し，正常な骨代謝を維持する。

吸収経路と吸収率

吸収経路 ▶ 主としてリンパ系から吸収される

吸収率 ▶ バイオアベイラビリティは **18**％である。脂溶性薬物のため食後投与で吸収が高まる

代謝・排泄経路

代謝 ▶ メナテトレノンはその側鎖末端の酸化とβ酸化により代謝される

排泄 ▶ 腎（尿中）および肝（糞中）

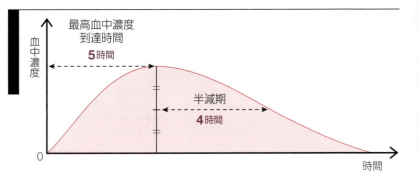

最高血中濃度到達時間 5時間
半減期 4時間

適応症と投与法
〔骨粗鬆症における骨量・疼痛の改善〕
▶1日45mgを3回に分けて食後に経口投与

── 作用機序から理解する副作用と禁忌
  ❏ 頭痛やめまい，胃腸障害が報告されている。発疹や発赤，瘙痒があらわれた場合は投与を中止する。

吸収・代謝経路から理解する相互作用と併用注意薬剤・食品

❏ワルファリンとの相互作用でワルファリンの効果を減弱させる。ワルファリン投与中の患者では投与禁忌である

03　活性型ビタミンD₃製剤

代表的薬剤　アルファカルシドール
同種同効薬　カルシトリオール，エルデカルシトール

特徴　ビタミンDは脂溶性ビタミンの一つで，くる病との関連で発見された。肝臓と腎臓で活性化され生理作用を発揮するが，あらかじめ活性型ビタミンD₃を製剤化したものが活性型ビタミンD₃製剤である。活性型ビタミンD₃製剤は長期間での安全性が示されており，また骨密度増加作用や骨折抑制効果も示されている。また高齢者での転倒抑制効果も得られている。骨粗鬆症治療の基礎薬として位置づけられており，他の薬物との併用での有用性を示す報告も多く出されている。

アルファカルシドール（ワンアルファ®，アルファロール®）

作用機序：なぜ効くか？　どこに効くか？

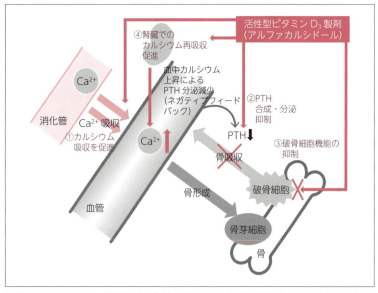

天然のビタミンDは，肝臓で25位が，腎臓で1α位が水酸化（ヒドロキシル化）されて活性型ビタミンD（1α, 25-ジヒドロキシビタミンD）となる。活性型ビタミンDは，細胞核内に存在するビタミンD受容体に結合して作用を発揮する。小腸ではカルシウム吸収を促進し，腎臓ではカルシウムの再吸収を促進させ，血中カルシウム濃度の上昇をもたらす。血中カルシウム濃度の上昇は副甲状腺ホルモン

(PTH)分泌抑制に働く。また活性型ビタミンDは，副甲状腺において直接，PTHの合成・分泌を抑制させる。さらに破骨細胞機能を抑制させ，骨量を増加させる。

吸収経路と吸収率

吸収経路 門脈系およびリンパ系を介して吸収されると考えられる

代謝・排泄経路

代謝 肝臓で活性化を受ける

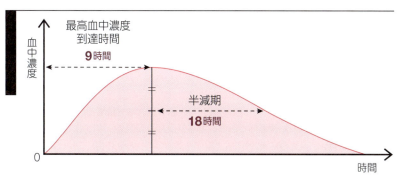

適応症と投与法

〔骨粗鬆症，慢性腎不全，副甲状腺機能低下症などのビタミンD代謝異常に伴う諸症状（低カルシウム血症，テタニー，骨痛，骨病変等）の改善〕

▶1日1回0.5〜1.0μg（骨粗鬆症，慢性腎不全など），1.0〜4.0μg（副甲状腺機能低下症など）を経口投与

—— 作用機序から理解する副作用と禁忌

❏カルシウム吸収を増加させるため高カルシウム血症に注意する。特に高カルシウム血症の初期症状である食欲不振，悪心・嘔吐，口渇，意識レベル

低下などに注意する

❏動物試験で催奇形性が報告されており，妊婦には有益性が高い場合に投与となっている

❏マグネシウムの吸収を高めるため特に腎機能低下患者では高マグネシウム血症にも注意する

同種同効薬差分解説

カルシトリオール（ロカルトロール®）

▶**投与法**：骨粗鬆症には1日0.5µgを2回に分割投与

▶**禁忌**：高カルシウム血症およびビタミンD中毒症状の患者には禁忌である

エルデカルシトール（エディロール®）

▶**投与法**：骨粗鬆症に1日1回0.75µg

▶**禁忌**：妊婦，妊娠可能性のある婦人，授乳婦に対して禁忌である

解説 活性型ビタミンD_3製剤には現在，3種類が使用可能である。アルファカルシドール（ワンアルファ®，アルファロール®）は肝臓での活性化を受けてカルシトリオールとなる。カルシトリオール（ロカルトロール®）はビタミンD_3の最終活性化物である。

エルデカルシトール（エディロール®）は，より強力な骨量増加作用を期待して合成されたビタミンD_3誘導体である。カルシウム吸収促進作用に加え，強い骨吸収抑制作用を持つ。その結果，骨密度上昇作用および骨折抑制作用についてアルファカルシドールを上回る成績が得られている。

04 ビスホスホネート製剤

骨粗鬆症治療薬

代表的薬剤　アレンドロン酸
同種同効薬　エチドロン酸，リセドロン酸，ミノドロン酸，イバンドロン酸，ゾレドロン酸

特徴　ビスホスホネートはその構造から，第一世代（側鎖に窒素を含まない：エチドロン酸），第２世代（窒素を含み環状構造を持たない：アレンドロン酸），第３世代（窒素を含み環状構造を持つ：リセドロン酸，ミノドロン酸，イバンドロン酸）に分類される。ビスホスホネートは骨粗鬆症治療薬の第一選択であり，広く用いられている。剤形や投与法も多岐にわたり，錠剤，ゼリー製剤，注射製剤として連日，週1回，月1回に用いる製剤が市販されている。経口薬では空腹時に服用する必要があり，服用後，座位を保持するように指導する。また顎骨壊死や非定型骨折など重大な副作用に注意する。

アレンドロン酸（フォサマック®，ボナロン®）

作用機序：なぜ効くか？　どこに効くか？

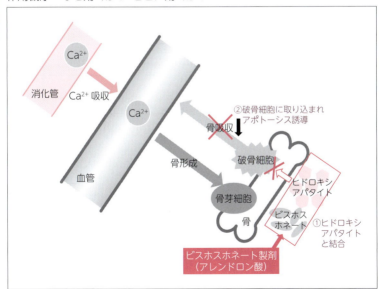

ビスホスホネートはピロリン酸と類似の構造を持つため，ヒドロキシアパタイトと強く結合して骨基質に沈着する。ヒドロキシアパタイトと結合したビスホスホネー

トは，骨吸収の際の酸性環境下では骨から遊離し破骨細胞に取り込まれる。ビスホスホネートを取り込んだ破骨細胞はアポトーシスを引き起こす。その場合，窒素を含むビスホスホネートはファルネシルピロリン酸合成酵素を阻害することにより破骨細胞のアポトーシスを誘導する。

吸収経路と吸収率

吸収経路 ▶ 消化管

吸収率 ▶ 経口吸収性は低く，バイオアベイラビリティは **1〜3**％ほど

代謝・排泄経路

代謝 ▶ 代謝は受けないと考えられる

排泄 ▶ 主として腎臓から排泄される。尿中排泄率は数％である

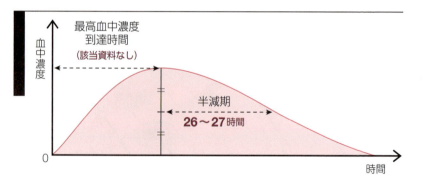

最高血中濃度到達時間（該当資料なし）

半減期 26〜27時間

適応症と投与法

〔骨粗鬆症〕

▶錠剤：5mgを1日1回，毎朝起床時に水約180mLとともに経口投与

▶錠剤，経口ゼリー：35mgを1週間に1回，朝起床時に水約180mLとともに経口投与

▶注射剤：900μgを4週に1回，30分以上かけて点滴静脈内投与

── 作用機序から理解する副作用と禁忌

❑アレンドロン酸には他のビスホスホネートと同様，咽喉頭，食道等の粘膜に対し局所刺激症状を引き起こすおそれがある。また上部消化管に関する副作用の報告も多い

❑骨吸収を阻害することから低カルシウム血症のリスクがある。ビスホスホネート投与中の患者に顎骨壊死・顎骨骨髄炎があらわれることがあり，特に侵襲的歯科治療後に多い。また非定型の骨折の報告がある

❑食道狭窄またはアカラシア（食道弛緩不能症）等の食道通過を遅延させる障害のある患者，30分以上上体を起こしていることのできない患者には禁忌

❑低カルシウム血症の患者にも禁忌である

── 吸収・代謝経路から理解する相互作用と併用注意薬剤・食品

❑金属イオン（マグネシウム，カルシウムなど）と錯体を形成し吸収が阻害される。これらを含む薬剤や食事は，本薬物を服用して少なくとも30分以上経過してから摂取する

骨粗鬆症治療薬

同種同効薬差分解説

表 骨粗鬆症に用いるビスホスホネート製剤の特徴とガイドラインにおける有効性の評価

薬物名	商品名	剤形	用量	用法	骨密度	椎体骨折	非椎体骨折	大腿骨近位部骨折
第1世代									
エチドロン酸	ダイドロネル®	錠	200mg	1日1回食間,2週間投与し10〜12週休薬	A	B	C	C
第2世代									
アレンドロン酸	フォサマック®, ボナロン®	錠	5mg	1日1回	A	A	A	A
		錠・内用ゼリー	35mg	週1回				
		注	900μg	4週に1回, 点滴静注				
第3世代									
リセドロン酸	アクトネル®, ベネット®	錠	2.5mg	1日1回	A	A	A	A
		錠	17.5mg	週1回				
		錠	75mg	月1回				
ミノドロン酸	ボノテオ®, リカルボン®	錠	1mg	1日1回	A	A	C	C
		錠	50mg	4週に1回				
イバンドロン酸	ボンビバ®	錠	100mg	月1回	A	A	B	C
		注(キット)	1mg	月1回, 静脈内投与				
ゾレドロン酸	リクラスト®	注	5mg	年1回, 点滴静注	−	−	−	−

*骨粗鬆症の予防と治療ガイドライン作成委員会編「骨粗鬆症の予防と治療ガイドライン2015年版」参照

骨密度上昇効果:A 上昇効果がある, B 上昇するとの報告がある, C 上昇するとの報告はない
骨折発生抑制効果(椎体骨折, 非椎体骨折, 大腿骨近位部骨折):A 抑制する, B 抑制するとの報告がある, C 抑制するとの報告はない

解説 骨粗鬆症に用いるビスホスホネート製剤の特徴とガイドラインにおける有効性の評価については**表**にまとめた。最近になり1年に1回点滴投与のゾレドロン酸(リクラスト®)が骨粗鬆症に適応となった。
　その他のビスホスホネートとして、ゾレドロン酸(ゾメタ®)とパミドロン酸がある。これらの薬剤は悪性腫瘍による高カルシウム血症や骨転移に用いられる。

05 選択的エストロゲン受容体モジュレーター (SERM)

代表的薬剤　ラロキシフェン
同種同効薬　バゼドキシフェン

特徴　閉経後の骨粗鬆症は，エストロゲン欠乏による破骨細胞の亢進により起こる。したがって，エストロゲンは閉経後骨粗鬆症に有効であるが，エストロゲンは乳がんや子宮体がんのリスクがある。そこで骨に対してはエストロゲン作用を示し，乳腺や子宮に対しては抗エストロゲン作用を示す選択的エストロゲン受容体モジュレーター (SERM) が開発された。骨密度増加作用と椎体骨折抑制作用が示され，閉経後骨粗鬆症の第一選択薬である。

ラロキシフェン (エビスタ®)

作用機序：なぜ効くか？　どこに効くか？

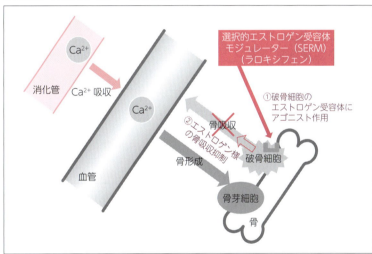

SERMは破骨細胞のエストロゲン受容体と特異的に結合し，アゴニスト作用を示すことで骨吸収抑制作用を発揮する。一方，子宮や乳腺に対しては抗エストロゲン作用を示し，乳がんや子宮体がんのリスクを低減する。

吸収経路と吸収率

吸収経路 ▶ 消化管

吸収率 ▶ バイオアベイラビリティは **2%**

代謝・排泄経路

代謝 ▶ 主に肝臓でUGTにより代謝される

排泄 ▶ 尿中への未変化体の排泄はほとんどない

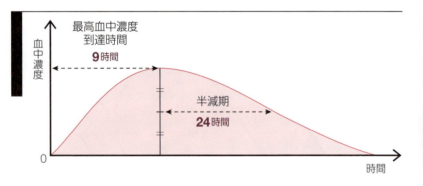

最高血中濃度到達時間 **9**時間

半減期 **24**時間

適応症と投与法
〔閉経後骨粗鬆症〕
▶1日1回60mgを経口投与

── **作用機序から理解する副作用と禁忌**
- 重大な副作用として静脈血栓塞栓症が報告されている。下肢の疼痛・浮腫、突然の呼吸困難、息切れ、胸痛などの症状の出現に注意する
- 長期不動状態（術後回復期、長期安静期等）に入る3日前に服用を中止する

骨粗鬆症治療薬

- ❑ 女性ホルモンに関係した症状（更年期症状，乳房緊満など）が副作用としてあげられる
- ❑ 静脈血栓症の既往，長期不動状態，妊婦，抗リン脂質抗体症候群は投与禁忌である

—— ● 吸収・代謝経路から理解する相互作用と併用注意薬剤・食品
- ❑ 陰イオン交換樹脂（コレスチラミン）やアンピシリンとの併用で吸収が阻害される
- ❑ ワルファリンとの併用でプロトロンビン時間の減少が報告されている

同種同効薬差分解説

バゼドキシフェン（ビビアント®）

- ▶ **投与法**：閉経後骨粗鬆症に対し，1日1回20mgを経口投与
- ▶ **吸収・代謝**：ラロキシフェンと同様に，バイオアベイラビリティは低く（約6%），主に肝臓でUGTにより代謝される。
- ▶ **最高血中濃度到達時間（経口）**：3時間
- ▶ **半減期**：23時間

解説　バゼドキシフェンは有効性，安全性および忍容性の改善を目的として開発され，次世代のSERMとする考えもある。骨折リスクの高い患者群ではラロキシフェンに比べ非椎体骨折抑制効果が高いとされている。また費用対効果に優れることが報告されている。

06 副甲状腺ホルモン

代表的薬剤　テリパラチド
同種同効薬　テリパラチド酢酸塩

 副甲状腺ホルモン（PTH）薬は，骨密度低下の強い骨粗鬆症やすでに骨折を生じている重篤な骨粗鬆症に用いられる。腰椎と大腿骨近位部とも骨密度の上昇効果がみられ，椎体骨折と非椎体骨折のいずれに対しても骨折抑制効果が期待できる。

テリパラチド（フォルテオ®）

作用機序：なぜ効くか？　どこに効くか？

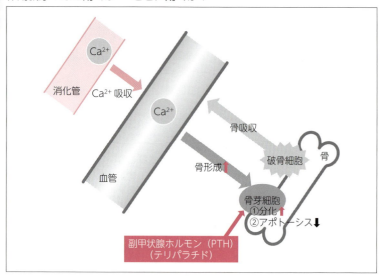

副甲状腺ホルモン（PTH）を間欠的に投与した場合，骨形成の亢進から骨量の増加が起こる。テリパラチドは前駆細胞から骨芽細胞への分化を促進し，また骨芽細胞のアポトーシスを抑制することで骨形成を促進する。なお，この作用はPTHを間欠投与した場合に認められ，持続投与では骨吸収が骨形成を上回り，骨組織量は低下する。

吸収経路と吸収率

吸収経路 ▶ 皮下組織

吸収率 ▶ バイオアベイラビリティは約 **95**%

代謝・排泄経路

代謝 ▶ PTHは腎，肝，肺などで分解される

排泄 ▶ テリパラチドもPTHと同様に分解されて排泄されると考えられる

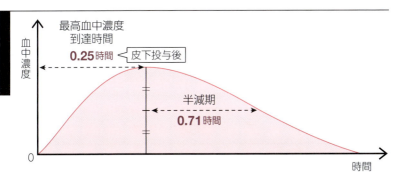

最高血中濃度到達時間 **0.25**時間 皮下投与後

半減期 **0.71**時間

血中濃度／時間

適応症と投与法

〔骨折の危険性の高い骨粗鬆症〕

▶1日1回20μgを皮下注射（投与は24カ月間まで）
▶中断しても投与期間の合計が24カ月を超えないこと。上限を超えた投与の安全性は確認されていない

── 作用機序から理解する副作用と禁忌
　　❏フォルテオ®投与後約4〜6時間を最大として一過性の血清カルシウム値上昇が認められることがある
　　❏めまいや下肢痙攣なども報告されている
　　❏禁忌として，骨肉腫リスクの高い患者，高カルシウム血症の患者および妊

婦または妊娠の可能性のある患者があげられる

→ **吸収・代謝経路から理解する相互作用と併用注意薬剤・食品**
- 活性型ビタミンD製剤とは血清カルシウム値の上昇が懸念されるため併用注意である
- 血清カルシウム値上昇によるジギタリス製剤の作用増強に注意する

同種同効薬差分解説

テリパラチド酢酸塩（テリボン®）
- **投与法**：1週間に1回56.5μgを皮下注射（投与は24カ月間まで）
- **最高血中濃度到達時間**：40時間
- **半減期**：60〜80時間
- **副作用**：悪心・嘔吐，頭痛，倦怠感，腹部不快感，めまいなど。フォルテオ®，テリボン®ともラットにおいて骨肉腫の所見が認められ，使用期間に上限がある

解説 PTH薬は，連日自己注射製剤（フォルテオ®）と週1回注射製剤（テリボン®）の2種類がある。テリパラチドは第一選択ではなく，ビスホスホネートやSERMなどの治療薬でも骨折を生じた例など重症な骨粗鬆症に用いられる。他の治療薬に比べ薬価が高く，コスト面での考慮が必要である。

07 抗RANKLモノクローナル抗体

代表的薬剤 デノスマブ

特徴 RANKL（receptor activator for nuclear factor-κB ligand）は、骨吸収をつかさどる破骨細胞およびその前駆細胞の表面に発現する受容体であるRANKを介して破骨細胞の形成、機能および生存を調節する、骨吸収に必須のメディエーターである。抗RANKLモノクローナル抗体は、RANKLを特異的に阻害し、破骨細胞の形成を抑制することにより骨吸収を抑制する。その結果、皮質骨および海綿骨の骨量を増加させ、骨強度を増強すると考えられる。

抗RANKLモノクローナル抗体は、体内での半減期が長く、骨粗鬆症患者に対しては、半年に一度の皮下投与で骨吸収抑制効果が得られる。これは、ビスホスホネート製剤よりも強力であることを意味するが、重度の腎機能障害患者では低カルシウム血症を引き起こすことがあるため、注意が必要である。

デノスマブ（プラリア®、ランマーク®）

作用機序：なぜ効くか？ どこに効くか？

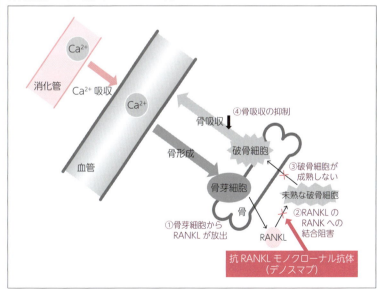

骨吸収抑制薬であるデノスマブは、破骨細胞の分化誘導因子であるRANKLを標的としたヒト型IgG2モノクローナル抗体製剤である。デノスマブは、RANKL分子

特有のループ構造に結合し，受容体であるRANKとの相互作用を阻害することで，強力な骨吸収抑制作用を持つ。

吸収経路と吸収率

吸収経路 皮下組織

吸収率 約**62**%（絶対バイオアベイラビリティ）

代謝・排泄経路

排泄 サルでは**77.9**%が尿中に排泄

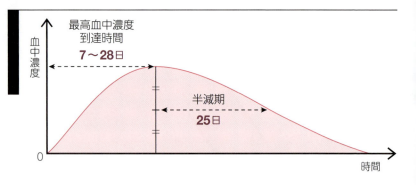

最高血中濃度到達時間 **7〜28日**

半減期 **25日**

血中濃度／時間

適応症と投与法

プラリア®皮下注

〔骨粗鬆症〕

▶60mgを6カ月に1回，皮下投与

――→ 作用機序から理解する副作用と禁忌

- デノスマブは強力な骨吸収抑制作用を示すため，血清カルシウム値の低下が起きる可能性がある
- 低カルシウム血症の患者，低カルシウム血症を起こすおそれのある患者，重度の腎機能障害のある患者には慎重投与する。投与前に血清補正カルシウム値を測定・評価し，低カルシウム血症のある患者は，低カルシウム血

骨粗鬆症治療薬

症を治療する必要がある。投与後早期およびその後も定期的に血清カルシウム値を測定し，血清補正カルシウム値の変動や，痙攣，しびれ，失見当識等の症状に注意する
- 重篤な副作用として，低カルシウム血症（5.6％），顎骨壊死・顎骨骨髄炎（1.8％），アナフィラキシー（頻度不明），大腿骨転子下および近位大腿骨骨幹部の非定型骨折（頻度不明），重篤な皮膚感染症（0.1％）が報告されている
- 投与中は口腔ケアを励行し，定期的に歯科を受診するように指導する

デノスマブは骨粗鬆症のほか，多発性骨髄腫や固形がんの骨転移による骨病変にも用いられる。その場合，デノスマブ（ランマーク®）として120mgを4週間に1回，皮下投与する。第Ⅲ相臨床試験において，骨転移を有する進行がん患者におけるデノスマブの骨関連事象発現抑制効果は，ゾレドロン酸を有意に上回ることが示されている[1]。

閉経後骨粗鬆症患者に対するデノスマブおよびテリパラチド（ヒト甲状腺ホルモン（PTH）製剤）の併用療法が，単独投与時より有意に骨密度の増加が得られたとの報告がある[2]。

低カルシウム血症が発現するおそれがあるため，患者の状態および臨床検査値に応じて適切にカルシウムおよびビタミンDを補充する必要がある。ランマークについては，2012年9月に「重篤な低カルシウム血症の副作用発現」に関する安全性速報（ブルーレター）が発布され，注意喚起されている。低カルシウム血症予防および治療を目的として，沈降炭酸カルシウム・コレカルシフェロール・炭酸マグネシウム配合錠（デノタス®チュアブル配合錠）を併用することがある。

文献

1) 国際共同試験（20050136）
2) Tsai JN, et al：Lancet. 2013, 382（9886）：50-6.

なぜ効く？どう違う？を理解し処方するための
治療薬の臨床薬理データブック

抗菌薬
抗ウイルス薬
抗真菌薬

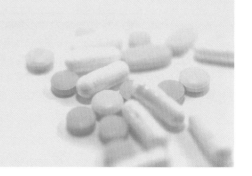

01 ペニシリン系薬

代表的薬剤　アンピシリンナトリウム・スルバクタムナトリウム配合
同種同効薬　タゾバクタム・ピペラシリン配合，
　　　　　　アモキシシリン水和物・クラブラン酸配合

特徴　ペニシリン系薬はβラクタム系抗生物質の主要な薬剤であり，組織移行性や抗菌力が優れている。多くのガイドラインにおいて市中肺炎の治療薬として推奨されている。当初はグラム陽性菌に有効であったが，グラム陰性菌に抗菌活性を広げると，βラクタマーゼ産生菌に耐性となった。そのためβラクタマーゼ阻害薬を配合した薬剤が頻用されている。Time above MIC（血中濃度が最小発育阻止濃度を超えている時間）が効果と相関するため，分割投与が行われる。

アンピシリンナトリウム・スルバクタムナトリウム配合 (ユナシン®S)

作用機序：なぜ効くか？　どこに効くか？

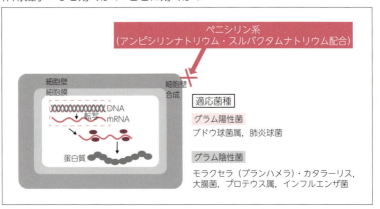

アンピシリンは，細菌のペプチドグリカン架橋合成酵素（ペニシリン結合蛋白）を強く阻害して細胞壁合成を妨げ，殺菌的に作用する。スルバクタムがβラクタマーゼのⅠc，Ⅱ，Ⅲ，Ⅳ型を強く，Ⅰa型とⅤ型を軽度に不可逆的に不活化するため，アンピシリンがこれらの酵素により加水分解されることを防ぎ，アンピシリン耐性菌にも抗菌力を示す。

代謝・排泄経路

代謝 ▶ スルバクタム，アンピシリンともほとんど代謝されない

排泄 ▶ 未変化体として主に尿中に排泄される

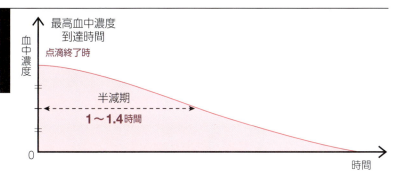

適応症と投与法

（ブドウ球菌属，肺炎球菌，モラクセラ（ブランハメラ）・カタラーリス，大腸菌，プロテウス属，インフルエンザ菌による）

〔肺炎，肺膿瘍，腹膜炎〕

▶1日6gを2回に分け，静脈内に点滴注入する。1回3g，1日4回を上限とする

〔膀胱炎〕

▶1日3gを2回に分け，静脈内に点滴注入

── 作用機序から理解する副作用と禁忌
- 伝染性単核症では禁忌
- 副作用の主なものは下痢，発疹，肝機能異常
- 母乳中へ移行する
- 高度の腎障害のある場合は，投与量・投与間隔を調節する

── 吸収・代謝経路から理解する相互作用と併用注意薬剤・食品
- 機序は不明だが，アロプリノールとの併用で発疹の出現が増加する

同種同効薬差分解説

タゾバクタム・ピペラシリン配合 (ゾシン®)

▶**適応症**：①敗血症，肺炎，腹膜炎，腹腔内膿瘍，胆嚢炎，胆管炎 ②腎盂腎炎，複雑性膀胱炎 ③発熱性好中球減少症

▶**投与法**：①1回4.5gを1日3回点滴静注する。肺炎の場合，1日4回に増量できる。②1回4.5gを1日2回点滴静注する。1日3回に増量できる。③1回4.5gを1日4回点滴静注する。必要に応じて，静脈内注射も可能

▶**その他**：ピペラシリンは細菌の細胞壁合成阻害により抗菌作用を示し，グラム陽性，陰性菌に広い抗菌スペクトラムを有し，特に抗緑膿菌作用を有する。タゾバクタムがβラクタマーゼのペニシリナーゼ，セファロスポリナーゼおよび基質特異性拡張型βラクタマーゼを強く不活性化するため，ピペラシリンがこれらの酵素によって加水分解されることを防御し，ピペラシリン耐性菌に対して抗菌力を示す

アモキシシリン水和物・クラブラン酸配合 (オーグメンチン®)

▶**適応症**：表在性皮膚感染症，深在性皮膚感染症，リンパ管・リンパ節炎，慢性膿皮症，咽頭・喉頭炎，扁桃炎，急性気管支炎，慢性呼吸器病変の二次感染，膀胱炎，腎盂腎炎，淋菌感染症，子宮内感染，子宮付属器炎，中耳炎

▶**投与法**：1回250mg，1日3～4回を6～8時間ごとに経口投与する

▶**最高血中濃度到達時間**：約1.5時間

▶**半減期**：1時間

▶**その他**：アモキシシリンは，合成ペニシリンで，グラム陽性菌，陰性菌の細胞壁合成を阻害し殺菌的な抗菌力を示す。クラブラン酸はβラクタマーゼ阻害薬で，βラクタマーゼの抗生物質分解作用を不可逆的に阻止する。オーグメンチン®は，これら両剤の協力作用により相乗的に増大した抗菌作用を発揮する

解説 ペニシリン系薬剤には注射剤，経口剤ともに多くの薬剤があるが，βラクタマーゼ阻害薬が配合された薬剤が選択されることが多い。アンピシリンナトリウム・スルバクタムナトリウムと比べ，タゾバクタム・ピペラシリンでは，ピペラシリンが緑膿菌を含めグラム陽性，陰性菌に広い抗菌スペクトラムを有するため適応範囲が広い。

02 セフェム系薬

代表的薬剤　セファゾリン
同種同効薬　セフトリアキソン，セフェピム，セフカペンピボキシル，
　　　　　　セフジトレンピボキシル

特徴　βラクタム系抗生物質の主要な薬剤であり，適応疾患は多い。抗菌特性により第一～第四世代に大別される。第一世代薬はグラム陽性菌に対する強い抗菌力を持ち，第二世代，第三世代とグラム陰性菌に抗菌スペクトラムを広げている。第三世代はグラム陽性菌への抗菌力が弱い。Time above MICが効果と相関するため，分割投与が行われる。βラクタマーゼ産生菌に対しても強い抗菌力を有する薬剤が使用されている。

　経口セフェム薬は，安全性が高く外来診療でも使用される機会が多い。特にβラクタマーゼに安定し，グラム陽性，陰性菌に抗菌力を持つ薬剤が頻用されるが，投与量が少なく，消化管からの吸収が不良のため，臨床的適応は少ないという意見もある。

セファゾリン（セファメジン®α）

作用機序：なぜ効くか？　どこに効くか？

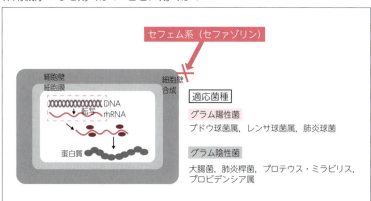

第一世代セフェム系抗菌薬の代表的薬剤であり，多くの疾患で第一選択薬になりうる。1日3回投与が標準である。グラム陽性菌・陰性菌の広範囲にわたる抗菌スペクトルを有するが，腸球菌，嫌気性菌には無効。βラクタマーゼには不安定である。ペニシリン耐性肺炎球菌には無効なこともある。周術期感染予防に利用され，手術前30分に投与する。増殖期の細菌細胞壁合成を強く阻害することにより殺菌的に作用する。

代謝・排泄経路

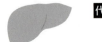

代謝 ▶ 腎排泄

排泄 ▶ 1gを30分で点滴静注したときの投与後8時間までの尿中排泄率は**88.7**%

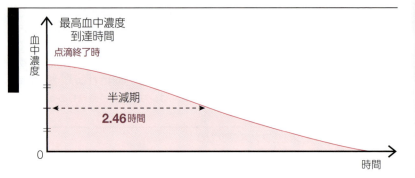

適応症と投与法

(ブドウ球菌属，レンサ球菌属，肺炎球菌，大腸菌，肺炎桿菌，プロテウス・ミラビリス，プロビデンシア属による)
〔敗血症，感染性心内膜炎，表在性皮膚感染症，深在性皮膚感染症，リンパ管・リンパ節炎，慢性膿皮症，外傷・熱傷および手術創等の二次感染，びらん・潰瘍の二次感染，乳腺炎，骨髄炎，関節炎，咽頭・喉頭炎，扁桃炎，急性気管支炎，肺炎，肺膿瘍，膿胸，慢性呼吸器病変の二次感染，膀胱炎，腎盂腎炎，腹膜炎，胆嚢炎，胆管炎，バルトリン腺炎，子宮内感染，子宮付属器炎，子宮旁結合織炎，眼内炎(全眼球炎を含む)，中耳炎，副鼻腔炎，化膿性唾液腺炎〕

▶1日1gを2回に分けて静脈内注射または点滴静注する。効果不十分と判断される場合には，1日量成人1.5～3gを3回に分割投与
▶高度の腎障害のある患者には，投与量・投与間隔を調整する

── 作用機序から理解する副作用と禁忌
　　❏ペニシリン系，セフェム系に過敏症の既往歴や家族歴がある場合は投与を避ける
　　❏その他の主な副作用な肝酵素上昇，発疹，アナフィラキシー様症状である

が，比較的安全に使用可能

──▶ 吸収・代謝経路から理解する相互作用と併用注意薬剤・食品
  ❏ 腸内細菌によるビタミンKの産生抑制によって，ワルファリンカリウムの作用が増強されるおそれがある

同種同効薬差分解説

セフトリアキソン（ロセフィン®）

▶**適応症**：（ブドウ球菌属，レンサ球菌属，肺炎球菌，淋菌，大腸菌，シトロバクター属，クレブシエラ属，エンテロバクター属，セラチア属，プロテウス属，モルガネラ・モルガニー，プロビデンシア属，インフルエンザ菌，ペプトストレプトコッカス属，バクテロイデス属，プレボテラ属（プレボテラ・ビビアを除く）による）敗血症，咽頭・喉頭炎，扁桃炎，急性気管支炎，肺炎，肺膿瘍，膿胸，慢性呼吸器病変の二次感染，膀胱炎，腎盂腎炎，精巣上体炎（副睾丸炎），尿道炎，子宮頸管炎，骨盤内炎症性疾患，直腸炎，腹膜炎，腹腔内膿瘍，胆嚢炎，胆管炎，バルトリン腺炎，子宮内感染，子宮付属器炎，子宮旁結合織炎，化膿性髄膜炎，角膜炎（角膜潰瘍を含む），中耳炎，副鼻腔炎，顎骨周辺の蜂巣炎，顎炎

▶**投与法**：1日1〜2gを1回または2回に分けて静脈内注射または点滴静注する。難治性または重症感染症には症状に応じて1日量を4gまで増量し，2回に分けて静脈内注射または点滴静注する

▶**半減期**：7〜8時間

▶**代謝**：肝代謝，腎代謝

▶**その他**：蛋白結合率が高い。1日1回の投与による治療が可能で，特に外来治療で頻用される。腎以外にも胆道排泄があるため重症でない腎不全では減量は不要。カルシウムを含有する注射剤または輸液と同時に投与しない。βラクタマーゼ非産生アンピシリン耐性インフルエンザ菌（BLNAR）を含めインフルエンザ菌に対し優れた抗菌活性を持つ。胆汁中の濃度が高く，胆道感染にも使用される

セフェピム（マキシピーム®）

▶**適応症**：（ブドウ球菌属，レンサ球菌属，肺炎球菌，モラクセラ・カタラーリス，大腸菌，シトロバクター属，クレブシエラ属，エンテロバクター属，セラチア属，プロテウス属，モルガネラ・モルガニー，プロビデンシア属，インフルエンザ菌，シュードモナス属，緑膿菌，バークホルデリア・セパ

シア，ステノトロホモナス（ザントモナス）・マルトフィリア，アシネトバクター属，ペプトストレプトコッカス属，バクテロイデス属，プレボテラ属（プレボテラ・ビビアを除く）による）①敗血症，深在性皮膚感染症，外傷・熱傷および手術創等の二次感染，肛門周囲膿瘍，扁桃炎（扁桃周囲膿瘍を含む），肺炎，肺膿瘍，慢性呼吸器病変の二次感染，複雑性膀胱炎，腎盂腎炎，前立腺炎（急性症，慢性症），腹膜炎，腹腔内膿瘍，胆嚢炎，胆管炎，子宮内感染，子宮旁結合織炎，中耳炎，副鼻腔炎 ②発熱性好中球減少症

▶**投与法**：①1日1〜2gを2回に分割し，静脈内注射または点滴静注する。難治性または重症感染症には，症状に応じて1日量を4gまで増量し分割投与する。②1日4gを2回に分割し，静脈内注射または点滴静注する

▶**半減期**：1.8時間

▶**排泄**：腎排泄。腎障害のある患者には，投与量・投与間隔を調整する

▶**その他**：第四世代と称されるセフェム系注射剤。抗緑膿菌作用を持つ，抗菌スペクトルの極めて広いセフェム系で，緑膿菌感染時に選択される

セフカペンピボキシル（フロモックス®）

▶**適応症**：（ブドウ球菌属，レンサ球菌属，肺炎球菌，淋菌，モラクセラ（ブランハメラ）・カタラーリス，大腸菌，シトロバクター属，クレブシエラ属，エンテロバクター属，セラチア属，プロテウス属，モルガネラ・モルガニー，プロビデンシア属，インフルエンザ菌，ペプトストレプトコッカス属，バクテロイデス属，プレボテラ属（プレボテラ・ビビアを除く），アクネ菌による）表在性皮膚感染症，深在性皮膚感染症，リンパ管・リンパ節炎，慢性膿皮症，外傷・熱傷および手術創等の二次感染，乳腺炎，肛門周囲膿瘍，咽頭・喉頭炎，扁桃炎（扁桃周囲炎，扁桃周囲膿瘍を含む），急性気管支炎，肺炎，慢性呼吸器病変の二次感染，膀胱炎，腎盂腎炎，尿道炎，子宮頸管炎，胆嚢炎，胆管炎，バルトリン腺炎，子宮内感染，子宮付属器炎，涙嚢炎，麦粒腫，瞼板腺炎，外耳炎，中耳炎，副鼻腔炎，歯周組織炎，歯冠周囲炎，顎炎

▶**投与法**：1回100mgを1日3回食後経口投与

▶**吸収率**：バイオアベイラビリティは低い

▶**最高血中濃度到達時間**：約1.3時間

▶**半減期**：1時間

▶**その他**：セフカペンピボキシル塩酸塩水和物は吸収時に腸管壁のエステラーゼにより加水分解を受け，活性体であるセフカペンとして抗菌力を示す

抗菌薬・抗ウイルス薬・抗真菌薬

セフジトレンピボキシル（メイアクトMS®）

▶**適応症**：表在性皮膚感染症，深在性皮膚感染症，リンパ管・リンパ節炎，慢性膿皮症，外傷・熱傷および手術創等の二次感染，乳腺炎，肛門周囲膿瘍，咽頭・喉頭炎，扁桃炎（扁桃周囲炎，扁桃周囲膿瘍を含む），急性気管支炎，肺炎，肺膿瘍，慢性呼吸器病変の二次感染，膀胱炎，腎盂腎炎，胆嚢炎，胆管炎，バルトリン腺炎，子宮内感染，子宮付属器炎，眼瞼膿瘍，涙嚢炎，麦粒腫，瞼板腺炎，中耳炎，副鼻腔炎，歯周組織炎，歯冠周囲炎，顎炎

▶**投与法**：1回100mgを1日3回食後に経口投与する

▶**相互作用・禁忌**：比較的安全

▶**その他**：BLNAR（βラクタマーゼ陰性ABPC耐性）インフルエンザ菌感染に対しても効果を示す

解説 セフェム系薬剤は非常に多くの薬剤が市販されており，抗菌特性により大別される第一～第四世代のどれに該当するかをもとに，予想される起因菌（治療開始時には判明していない場合がほとんどである）に応じて選択されている。抗菌特性により，グラム陽性菌に対する強い抗菌力を持つ第一世代，グラム陰性菌に抗菌スペクトラムを広げている第三世代，その中間の第二世代と大別される。セファゾリンは第一世代，セフェピムはグラム陽性菌に加え，グラム陰性菌，特に緑膿菌に対する抗菌活性が優れた第四世代のセフェム系薬剤である。セフトリアキソンは第三世代に属するが，1日1回投与が可能，腎障害時にも使用可能というユニークな特徴があり，特に外来や訪問診療で頻用されている。

03 カルバペネム系薬

代表的薬剤　メロペネム
同種同効薬　ドリペネム

特徴　カルバペネム系抗菌薬は，重症，難治性感染症の治療に用いる。グラム陽性菌，グラム陰性菌および嫌気性菌に対して幅広い抗菌スペクトルと強い殺菌的抗菌活性を示す。特に，グラム陰性菌に対する抗菌力が強く，緑膿菌を含むブドウ糖非発酵性グラム陰性菌に対しても優れた抗菌活性を示す。種々のグラム陽性・陰性菌により産生されるβラクタマーゼに対しても安定で，組織移行性も良好である。また，イミペネムなど従来のカルバペネム系抗生物質とは異なり，ヒトの腎デヒドロペプチダーゼ-Ⅰに安定であり腎障害を生じにくく，髄膜炎治療時の痙攣の出現率が少ない，嘔気，嘔吐が少ない等の優位点がある。Time above MICが効果と相関するPK/PD理論に従って8時間ごとの投与が推奨される。乱用を防ぐために第一選択薬としない。

メロペネム（メロペン®）

作用機序：なぜ効くか？　どこに効くか？

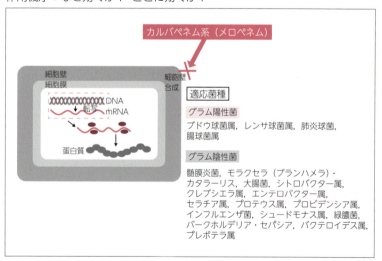

ペニシリン結合蛋白（PBP）に高い親和性を示し，細菌の細胞壁ペプチドグリカンの架橋形成，細胞壁合成を阻害する。

代謝・排泄経路

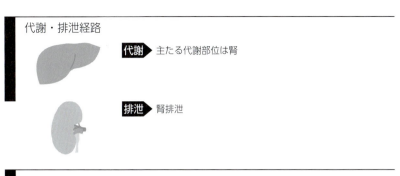

代謝 主たる代謝部位は腎

排泄 腎排泄

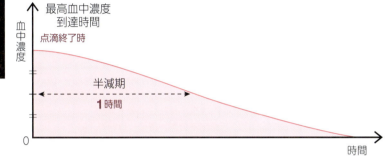

適応症と投与法

(ブドウ球菌属,レンサ球菌属,肺炎球菌,腸球菌属,髄膜炎菌,モラクセラ(ブランハメラ)・カタラーリス,大腸菌,シトロバクター属,クレブシエラ属,エンテロバクター属,セラチア属,プロテウス属,プロビデンシア属,インフルエンザ菌,シュードモナス属,緑膿菌,バークホルデリア・セパシア,バクテロイデス属,プレボテラ属による)

〔敗血症,深性性皮膚感染症,リンパ管・リンパ節炎,外傷・熱傷および手術創等の二次感染,肛門周囲膿瘍,骨髄炎,関節炎,扁桃炎(扁桃周囲膿瘍を含む),肺炎,肺膿瘍,膿胸,慢性呼吸器病変の二次感染,複雑性膀胱炎,腎盂腎炎,腹膜炎,胆嚢炎,胆管炎,肝膿瘍,子宮内感染,子宮付属器炎,子宮旁結合織炎,眼内炎(全眼球炎を含む),中耳炎,副鼻腔炎,骨骨周辺の蜂巣炎,顎炎〕

▶1日0.5〜1gを2〜3回に分割し,30分以上かけて点滴静注。重症・難治性感染症には,1回1g,1日3gまで増量可能

〔化膿性髄膜炎〕

▶1日6gを3回に分割し,30分以上かけて点滴静注

〔発熱性好中球減少症〕

▶1日3gを3回に分割し,30分以上かけて点滴静注

▶腎障害のある場合は，クレアチニンクリアランス10〜25mL/minで1回あたりの投与量を半減，10mL/min未満では1回当たりの投与量を半減し24時間ごとに投与

──● 作用機序から理解する副作用と禁忌
　❏主な副作用は，痙攣，意識障害等の中枢神経症状（0.1％未満）。腎障害や中枢神経障害のある患者に起こりやすい

──● 吸収・代謝経路から理解する相互作用と併用注意薬剤・食品
　❏バルプロ酸ナトリウムは，バルプロ酸の血中濃度が低下し，てんかんの発作が再発することがあるため併用禁忌

▌同種同効薬差分解説

ドリペネム（フィニバックス®）

▶**適応症**：敗血症，感染性心内膜炎，深在性皮膚感染症，リンパ管・リンパ節炎，外傷・熱傷および手術創等の二次感染，骨髄炎，関節炎，咽頭・喉頭炎，扁桃炎（扁桃周囲炎，扁桃周囲膿瘍を含む），肺炎，肺膿瘍，膿胸，慢性呼吸器病変の二次感染，複雑性膀胱炎，腎盂腎炎，前立腺炎（急性症，慢性症），精巣上体炎（副睾丸炎），腹膜炎，腹腔内膿瘍，胆嚢炎，胆管炎，肝膿瘍，子宮内感染，子宮付属器炎，子宮旁結合織炎，化膿性髄膜炎，眼窩感染，角膜炎（角膜潰瘍を含む），眼内炎（全眼球炎を含む），中耳炎，顎骨周辺の蜂巣炎，顎炎

▶**投与法**：1回0.25gを1日2回または3回，30分以上かけて点滴静注する。1回1.0g，1日3.0gまで増量可能

解説　カルバペネム系抗菌薬は幅広い抗菌スペクトルと強い殺菌的抗菌活性を持ち，重症・難治性感染症の治療に必須の薬剤である。メロペネムとドリペネム両剤の使い分けに大きな差異はない。感染症治療の切り札的な薬剤であり，耐性化を防ぐためにも第一選択薬としない。

04 モノバクタム系薬

代表的薬剤　アズトレオナム

特徴 グラム陰性菌にのみ効果を有し，グラム陽性菌，嫌気性菌には無効である。ペニシリンあるいはセファロスポリン系薬にアレルギーのある患者のグラム陰性菌感染症に対して用いることが多い。βラクタマーゼに対して安定。

アズトレオナム（アザクタム®）

作用機序：なぜ効くか？　どこに効くか？

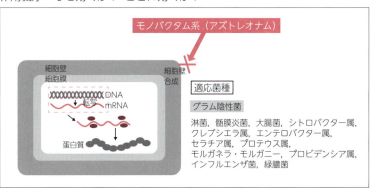

ペニシリン結合蛋白（PBP）のうち，特にPBP3に高い結合親和性を有し，細胞壁合成阻害により強い殺菌作用を示す。グラム陰性菌の外膜に対する透過性も良好である。

代謝・排泄経路

代謝 生体内ではほとんど代謝されない

排泄 腎排泄

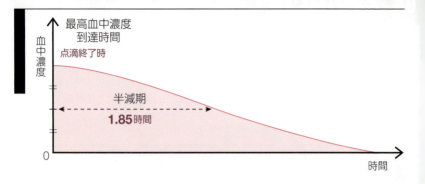

適応症と投与法
(淋菌, 髄膜炎菌, 大腸菌, シトロバクター属, クレブシエラ属, エンテロバクター属, セラチア属, プロテウス属, モルガネラ・モルガニー, プロビデンシア属, インフルエンザ菌, 緑膿菌による)
〔敗血症, 肺炎, 肺膿瘍, 慢性呼吸器病変の二次感染, 膀胱炎, 腎盂腎炎, 前立腺炎 (急性症, 慢性症), 尿道炎, 子宮頸管炎, 腹膜炎, 腹腔内膿瘍, 胆嚢炎, 胆管炎, バルトリン腺炎, 子宮内感染, 子宮付属器炎, 子宮旁結合織炎, 化膿性髄膜炎, 角膜炎 (角膜潰瘍を含む), 中耳炎, 副鼻腔炎〕
▶1日1〜2gを2回に分けて静脈内注射, 点滴静注または筋肉内注射

——▶ 作用機序から理解する副作用と禁忌
　　❏ 副作用の主なものは過敏症, 肝機能異常, 好酸球増多

——▶ 吸収・代謝経路から理解する相互作用と併用注意薬剤・食品
　　❏ フロセミドなどの利尿薬と併用で腎障害が悪化した報告がある

05 ペネム系薬

代表的薬剤　ファロペネム

特徴　ファロペネムは世界で唯一の経口ペネム系抗生物質。グラム陰性菌，陽性菌に有効でβラクタマーゼに安定。

ファロペネム（ファロム®）

作用機序：なぜ効くか？　どこに効くか？

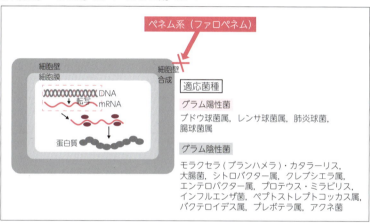

適応菌種

グラム陽性菌
ブドウ球菌属，レンサ球菌属，肺炎球菌，腸球菌属

グラム陰性菌
モラクセラ（ブランハメラ）・カタラーリス，大腸菌，シトロバクター属，クレブシエラ属，エンテロバクター属，プロテウス・ミラビリス，インフルエンザ菌，ペプトストレプトコッカス属，バクテロイデス属，プレボテラ属，アクネ菌

細菌の細胞壁合成阻害によって殺菌作用を示す。各種ペニシリン結合蛋白質（PBPs）との親和性は高く，特に細菌の増殖に必須である高分子PBPとの親和性が高い。

吸収経路と吸収率

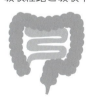

吸収経路 ▶ 小腸

吸収率 ▶ **20**%以上

代謝・排泄経路

代謝 ▶ 代謝を受けずに尿中に排泄されるほかに,腎に存在するDehydropeptidase-Ⅰにより代謝された後に尿中に排泄される

排泄 ▶ 腎排泄

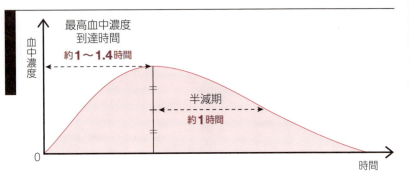

適応症と投与法

(ブドウ球菌属,レンサ球菌属,肺炎球菌,腸球菌属,モラクセラ(ブランハメラ)・カタラーリス,大腸菌,シトロバクター属,クレブシエラ属,エンテロバクター属,プロテウス・ミラビリス,インフルエンザ菌,ペプトストレプトコッカス属,バクテロイデス属,プレボテラ属,アクネ菌による)

〔表在性皮膚感染症,深在性皮膚感染症,リンパ管・リンパ節炎,慢性膿皮症,ざ瘡(化膿性炎症を伴うもの),外傷・熱傷および手術創等の二次感染,乳腺炎,肛門周囲膿瘍,咽頭・喉頭炎,扁桃炎,急性気管支炎,肺炎,肺膿瘍,膀胱炎,腎盂腎炎,前立腺炎(急性症,慢性症),精巣上体炎(副睾丸炎),バルトリン腺炎,子宮内感染,子宮付属器炎,涙嚢炎,麦粒腫,瞼板腺炎,角膜炎(角膜潰瘍を含む),外耳炎,中耳炎,副鼻腔炎,歯周組織炎,歯冠周囲炎,顎炎〕

▶ 1回150〜200mgを1日3回経口投与

▶ 肺炎,肺膿瘍,単純性を除く膀胱炎,腎盂腎炎,前立腺炎,精巣上体炎(副睾丸炎),中耳炎,副鼻腔炎の場合:1回200〜300mgを1日3回経口投与

── 作用機序から理解する副作用と禁忌

❏ 主な副作用は，下痢，腹痛，軟便，発疹

抗菌薬・抗ウイルス薬・抗真菌薬

06 グリコペプチド系薬

代表的薬剤　バンコマイシン
同種同効薬　テイコプラニン

 特徴　MRSA感染症の標準治療薬である。耐性化を防ぐために適正使用が必要であり，MRSAが単離されても定着の場合は投与しない。グラム陰性菌には抗菌力がなく，他の抗菌薬との間に交叉耐性を示さない。効果は，AUC/MICに関係する。

バンコマイシン（塩酸バンコマイシン）

作用機序：なぜ効くか？　どこに効くか？

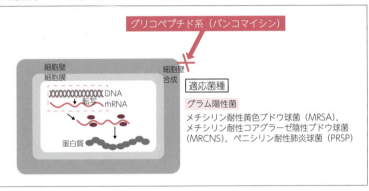

適応菌種

グラム陽性菌

メチシリン耐性黄色ブドウ球菌（MRSA），メチシリン耐性コアグラーゼ陰性ブドウ球菌（MRCNS），ペニシリン耐性肺炎球菌（PRSP）

細胞壁合成阻害による殺菌的抗菌作用。細菌の細胞膜の透過性に変化を与える。

吸収経路と吸収率

吸収率　経口投与によってほとんど吸収されず，高い消化管内濃度が得られる。そのため，消化管感染には内服，それ以外には点滴静注

代謝・排泄経路

 点滴静注後，72時間までに**90**％以上が尿中に未変化体として排泄された。代謝物は確認されていない

 排泄 ▶ 腎排泄

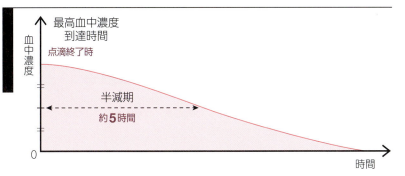

適応症と投与法

〔(バンコマイシンに感性のメチシリン耐性黄色ブドウ球菌(MRSA))敗血症，感染性心内膜炎，外傷・熱傷および手術創等の二次感染，骨髄炎，関節炎，肺炎，肺膿瘍，膿胸，腹膜炎，化膿性髄膜炎〕

〔(バンコマイシンに感性のメチシリン耐性コアグラーゼ陰性ブドウ球菌(MRCNS))敗血症，感染性心内膜炎，外傷・熱傷および手術創等の二次感染，骨髄炎，関節炎，腹膜炎，化膿性髄膜炎〕

〔(バンコマイシンに感性のペニシリン耐性肺炎球菌(PRSP))敗血症，肺炎，化膿性髄膜炎〕

〔MRSAまたはMRCNS感染が疑われる発熱性好中球減少症〕

▶点滴静注用：1日2gを1回0.5g，6時間ごとまたは1回1g，12時間ごとに分割して，それぞれ60分以上かけて点滴静注

〔MRSA，クロストリジウム・ディフィシルによる感染性腸炎(偽膜性大腸炎を含む)〕

▶散剤：1回0.125〜0.5gを1日4回経口投与

〔骨髄移植時の消化管内殺菌〕

▶散剤：1回0.5gを非吸収性の抗菌薬および抗真菌薬と併用して1日4〜6回経口

投与

───• 作用機序から理解する副作用と禁忌

❏ 本剤の副作用として聴力低下，難聴等の第8脳神経障害があり，また化膿
性髄膜炎においては，後遺症として聴覚障害が発現するおそれがある

❏ ペプチド系抗生物質，アミノグリコシド系抗生物質，テイコプラニンによ
る難聴，その他の難聴のある患者には禁忌

❏ 急速なワンショット静注または短時間での点滴静注を行うとヒスタミンが
遊離されて顔，頸，軀幹の紅斑性充血，瘙痒等のred man症候群，血圧
低下等の副作用が発現することがあるので，60分以上かけて点滴静注す
ること

❏ 腎障害のある患者や高齢者には，投与量・投与間隔の調節を行い，血中濃
度をモニタリングして慎重に投与する。点滴終了1～2時間後の血中濃度
は25～40μg/mL，最低血中濃度は10μg/mLを超えないように調整する。
点滴終了1～2時間後の血中濃度60～80μg/mL以上，最低血中濃度30
μg/mL以上が継続すると，聴覚障害，腎障害等の副作用が発現する可能
性があると報告されている

───• 吸収・代謝経路から理解する相互作用と併用注意薬剤・食品

❏ 腎毒性および聴器毒性を有する薬剤は，腎障害や聴力障害が発現，悪化す
る可能性があるため，併用を避ける

同種同効薬差分解説

テイコプラニン（タゴシッド®）

▶ **適応症**：（本剤に感性のメチシリン耐性黄色ブドウ球菌（MRSA））敗血症，
深在性皮膚感染症，慢性膿皮症，外傷・熱傷および手術創等の二次感染，
肺炎，膿胸，慢性呼吸器病変の二次感染

▶ **投与法**：初日400mgまたは800mgを2回に分け，以後1日1回200mg
または400mgを30分以上かけて点滴静注する。敗血症には，初日800mg
を2回に分け，以後1日1回400mgを30分以上かけて点滴静注する

▶ **その他**：半減期，排泄時間が長いので1日1回投与で治療可能であるが，初
日に初回投与12時間後に追加投与することでトラフ濃度が速やかに定常状
態に達する。血中濃度をモニタリングすることが望ましい。腎不全時でも
loading doseは通常と同じであり，透析患者でも投与開始3日目までは腎
機能正常者と同じように投与する。バンコマイシンと比べ，腎毒性やred

man症候群の発現頻度は低いが注意が必要である。

> **解説** 現在においてもMRSA感染症の標準治療薬はバンコマイシンである。使用経験や臨床試験に基づくエビデンスも豊富である。テイコプラニンはバンコマイシンに比べ投与回数が少ない，腎毒性が低いなどの特徴がある。両剤とも血中濃度測定を行うことで適切な薬物投与が可能になる。

抗菌薬・抗ウイルス薬・抗真菌薬

07 アミノグリコシド系薬

代表的薬剤　ゲンタマイシン
同種同効薬　ストレプトマイシン

特徴 アミノグリコシド系薬は，黄色ブドウ球菌と緑膿菌を含む幅広いグラム陰性桿菌に有効。効果は濃度依存的でC_{max}/MICに相関する。1日1回投与法が分割投与に比べ，効果が高く，腎毒性と聴力毒性が少ないことが明らかになっている。PAE (post-antibiotic effect) により，投与後も長時間効果が持続する。血中濃度をモニタリングすることが望ましい。髄液への移行は不良。

ゲンタマイシン（ゲンタシン®）

作用機序：なぜ効くか？　どこに効くか？

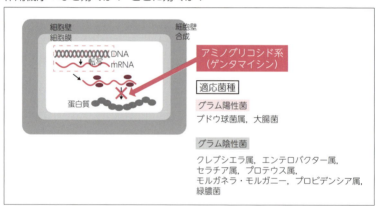

リボソーム30Sサブユニット内の16S rRNAに結合し菌の蛋白合成を阻害することにより殺菌的抗菌作用を示す。臨床分離株の緑膿菌，プロテウス属，モルガネラ・モルガニー，プロビデンシア属，セラチア属，ブドウ球菌属，大腸菌，クレブシエラ属，エンテロバクター属に抗菌作用を示す。大部分の嫌気性菌には抗菌力を示さない。

吸収経路と吸収率

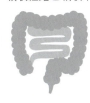

吸収率 ▶ 消化管からはほとんど吸収されない

代謝・排泄経路

代謝 ▶ 生体内ではほとんど代謝されない

排泄 ▶ 尿中排泄。投与開始6時間後までに1時間の点滴静注で**83.0%**、筋肉内注射で**96.5%**が尿中に排泄

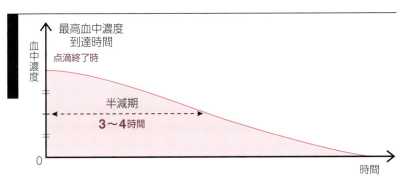

適応症と投与法

(ブドウ球菌属，大腸菌，クレブシエラ属，エンテロバクター属，セラチア属，プロテウス属，モルガネラ・モルガニー，プロビデンシア属，緑膿菌による)
〔敗血症，外傷・熱傷および手術創等の二次感染，肺炎，膀胱炎，腎盂腎炎，腹膜炎，中耳炎〕

▶1日3mg/kgを3回に分割して筋肉内注射または点滴静注する。点滴静注においては30分〜2時間かけて注入

作用機序から理解する副作用と禁忌

❏ 眩暈，耳鳴，難聴等の第8脳神経障害があらわれることがあるので慎重に投与する

❏ 特に腎機能障害患者，高齢者では血中濃度が高くなりやすく，聴力障害の危険性がより大きくなるので，必ず聴力検査を実施する。アミノグリコシド系抗生物質の聴力障害は，高周波音に始まり低周波音へと波及するので，障害の早期発見のために，聴力検査の最高周波数である8kHzでの検査が有用である

❏ アミノグリコシド系抗生物質による副作用発現の危険性は，最高血中濃度あるいはトラフ血中濃度が高い場合に大きくなる。本剤の場合は，最高血中濃度12μg/mL以上，トラフ血中濃度2μg/mL以上が繰り返されると，腎障害や第8脳神経障害発生の危険性が大きくなると報告されている

吸収・代謝経路から理解する相互作用と併用注意薬剤・食品

❏ 腎毒性や聴器毒性を持つ薬剤との併用で，これらの毒性が増強する可能性があり注意が必要

同種同効薬差分解説

ストレプトマイシン

▶**適応症**：マイコバクテリウム属，ペスト菌，野兎病菌，ワイル病レプトスピラによる感染性心内膜炎（ベンジルペニシリンまたはアンピシリン併用の場合に限る），ペスト，野兎病，肺結核およびその他の結核症，マイコバクテリウム・アビウムコンプレックス（MAC）症を含む非結核性抗酸菌症，ワイル病

▶**投与法**：

〔肺結核およびその他の結核症に対して使用する場合〕

1日1gを週2〜3日筋肉内注射する。あるいははじめの1〜3カ月は毎日，その後週2日投与する

〔マイコバクテリウム・アビウムコンプレックス（MAC）症を含む非結核性抗酸菌症に対して使用する場合〕

1日0.75〜1gを週2回または週3回筋肉内注射する

〔上記以外の場合〕

1日1〜2gを1〜2回に分けて筋肉内注射する

08 テトラサイクリン系薬

代表的薬剤　ミノサイクリン
同種同効薬　ドキシサイクリン

特徴　抗菌スペクトルは幅広く，グラム陽性球菌，グラム陰性桿菌，嫌気性菌に抗菌活性があるが，耐性菌の出現により一般細菌感染症への使用は限られている。細胞内寄生性のリケッチア，マイコプラズマ，クラミジア，レジオネラ感染症に有効であるが，日常診療においてはマクロライドやニューキノロン薬が選択されることが多い。

ミノサイクリン（ミノマイシン®）

作用機序：なぜ効くか？　どこに効くか？

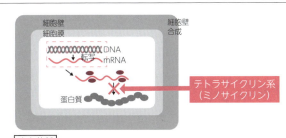

適応菌種

グラム陽性菌
ブドウ球菌属，レンサ球菌属，肺炎球菌，腸球菌属

グラム陰性菌
モラクセラ・ラクナータ（モラー・アクセンフェルト菌），炭疽菌，大腸菌，クレブシエラ属，エンテロバクター属，インフルエンザ菌，シュードモナス・フルオレッセンス，緑膿菌，バークホルデリア・セパシア，ステノトロホモナス（ザントモナス）・マルトフィリア，アシネトバクター属，フラボバクテリウム属，レジオネラ・ニューモフィラ，リケッチア属（オリエンチア・ツツガムシ），クラミジア属，肺炎マイコプラズマ（マイコプラズマ・ニューモニエ）

細菌のリボソームの30Sサブユニット内の16S rRNAに結合しアミノアシルtRNAがmRNA・リボソーム複合物と結合するのを妨げ，蛋白合成を阻止させることにより静菌的抗菌作用を発揮する。

吸収経路と吸収率

吸収率 ▶ バイオアベイラビリティは良好

代謝・排泄経路

代謝 ▶ 肝代謝

肝代謝

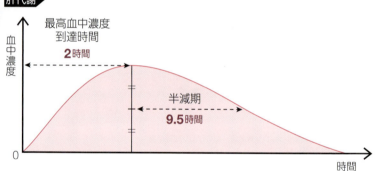

最高血中濃度到達時間 **2**時間
半減期 **9.5**時間

点滴

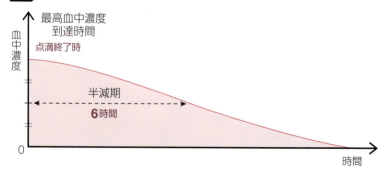

最高血中濃度到達時間 点滴終了時
半減期 **6**時間

適応症と投与法

（ブドウ球菌属，レンサ球菌属，肺炎球菌，腸球菌属，淋菌，炭疽菌，大腸菌，赤痢菌，シトロバクター属，クレブシエラ属，エンテロバクター属，プロテウス属，モルガネラ・モルガニー，プロビデンシア属，緑膿菌，梅毒トレポネーマ，リケッチア属（オリエンチア・ツツガムシ），クラミジア属，肺炎マイコプラズマによる）〔表在性皮膚感染症，深在性皮膚感染症，リンパ管・リンパ節炎，慢性膿皮症，外傷・熱傷および手術創等の二次感染，乳腺炎，骨髄炎，咽頭・喉頭炎，扁桃炎（扁桃周囲炎を含む），急性気管支炎，肺炎，肺膿瘍，慢性呼吸器病変の二次感染，膀胱炎，腎盂腎炎，前立腺炎（急性症，慢性症），精巣上体炎（副睾丸炎），尿道炎，淋菌感染症，梅毒，腹膜炎，感染性腸炎，外陰炎，細菌性腟炎，子宮内感染，涙嚢炎，麦粒腫，外耳炎，中耳炎，副鼻腔炎，化膿性唾液腺炎，歯周組織炎，歯冠周囲炎，上顎洞炎，顎炎，炭疽，つつが虫病，オウム病〕

▶初回投与量を100〜200mgとし，以後12時間ごとあるいは24時間ごとに100mgを経口投与

▶点滴静脈内注射は，経口投与不能の患者および救急の場合に行い，経口投与が可能になれば経口用剤に切り替える。初回ミノサイクリン塩酸塩100〜200mg，以後12時間ないし24時間ごとに100mgを補液に溶かし，30分〜2時間かけて点滴静脈内注射

──● 作用機序から理解する副作用と禁忌

- ❑ 主な副作用は腹痛，悪心，食欲不振，胃腸障害等の消化器症状，めまい感
- ❑ 胎児に一過性の骨発育不全，歯牙の着色・エナメル質形成不全を起こすことがある。動物実験で胎児毒性が認められているので，妊婦または妊娠している可能性のある婦人には投与しない
- ❑ 小児（特に歯牙形成期にある8歳未満の小児）に投与した場合，歯牙の着色・エナメル質形成不全，また，一過性の骨発育不全を起こすことがあるため，使用は推奨しない

──● 吸収・代謝経路から理解する相互作用と併用注意薬剤・食品

- ❑ カルシウム，マグネシウム，アルミニウム，鉄剤と消化管内で難溶性のキレートを形成し，吸収が阻害されるので併用しない

同種同効薬差分解説

ドキシサイクリン (ビブラマイシン®)

▶**適応症**：表在性皮膚感染症，深在性皮膚感染症，リンパ管・リンパ節炎，慢性膿皮症，外傷・熱傷および手術創等の二次感染，乳腺炎，骨髄炎，咽頭・喉頭炎，扁桃炎，急性気管支炎，肺炎，慢性呼吸器病変の二次感染，膀胱炎，腎盂腎炎，前立腺炎 (急性症，慢性症)，尿道炎，淋菌感染症，感染性腸炎，コレラ，子宮内感染，子宮付属器炎，眼瞼膿瘍，涙嚢炎，麦粒腫，角膜炎 (角膜潰瘍を含む)，中耳炎，副鼻腔炎，歯冠周囲炎，化膿性唾液腺炎，猩紅熱，炭疽，ブルセラ症，ペスト，Q熱，オウム病

▶**投与法**：抗菌スペクトルは他のテトラサイクリン系とほぼ同様であるが，抗菌力は黄色ブドウ球菌を含むグラム陽性菌に対してより強力である。ドキシサイクリン塩酸塩水和物は経口投与により，速やかに吸収され有効血中濃度を長時間持続する。このために本剤は1日1回投与することにより，1日数回の投与を必要とする他のテトラサイクリン系の薬剤に匹敵する効果が得られる

▶**吸収経路と吸収率**：消化管から95〜100%吸収される

▶**最高血中濃度**：2〜4時間

▶**半減期**：11〜13時間

09 マクロライド系薬

代表的薬剤　クラリスロマイシン
同種同効薬　アジスロマイシン

 特徴　組織移行性，細胞内移行性が良好で，細胞内寄生菌を含め，多くの感染症治療で頻用される。グラム陽性菌のみならず，マイコプラズマやクラミジアなど広い抗菌スペクトラムを持つ。

クラリスロマイシン（クラリシッド®）

作用機序：なぜ効くか？　どこに効くか？

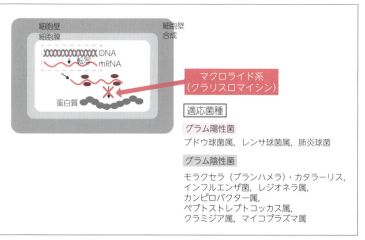

適応菌種

グラム陽性菌
ブドウ球菌属，レンサ球菌属，肺炎球菌

グラム陰性菌
モラクセラ（ブランハメラ）・カタラーリス，
インフルエンザ菌，レジオネラ属，
カンピロバクター属，
ペプトストレプトコッカス属，
クラミジア属，マイコプラズマ属

リボソーム50Sサブユニットと結合し23S rRNAを標的とし，蛋白合成を阻害する。

吸収経路と吸収率

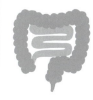

吸収経路　エリスロマイシンのラクトン環の6位水酸基をo-メチル化した半合成抗生物質であり，エリスロマイシンなど従来のマクロライド系薬と比べ，酸に対して安定で胃酸によって分解されにくく，腸管からの吸収に優れている

吸収率　バイオアベイラビリティは約**53**％。組織移行性も良好

代謝・排泄経路

代謝 ▶ CYP3A4で代謝される

排泄 ▶ 尿および糞中。健康成人に200mgを空腹時に単回経口投与したところ、投与後24時間までに投与量の**38.3**%が尿中へ排泄された

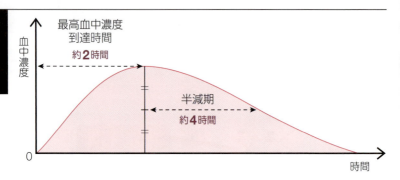

適応症と投与法

(ブドウ球菌属, レンサ球菌属, 肺炎球菌, モラクセラ（ブランハメラ）・カタラーリス, インフルエンザ菌, レジオネラ属, カンピロバクター属, ペプトストレプトコッカス属, クラミジア属, マイコプラズマ属による)
〔表在性皮膚感染症, 深在性皮膚感染症, リンパ管・リンパ節炎, 慢性膿皮症, 外傷・熱傷および手術創等の二次感染, 肛門周囲膿瘍, 咽頭・喉頭炎, 扁桃炎, 急性気管支炎, 肺炎, 肺膿瘍, 慢性呼吸器病変の二次感染, 尿道炎, 子宮頸管炎, 感染性腸炎, 中耳炎, 副鼻腔炎, 歯周組織炎, 歯冠周囲炎, 顎炎〕
▶ 1日400mgを2回に分けて経口投与

〔マイコバクテリウム・アビウムコンプレックス（MAC）症を含む非結核性抗酸菌症〕
▶ 1日800mgを2回に分けて経口投与

〔胃潰瘍・十二指腸潰瘍, 胃MALTリンパ腫, 特発性血小板減少性紫斑病, 早期胃がんに対する内視鏡的治療後胃におけるヘリコバクター・ピロリ感染症, ヘリコバクター・ピロリ感染胃炎〕
▶ 1回200mg, アモキシシリン水和物1回750mgおよびプロトンポンプインヒビターの3剤を同時に1日2回, 7日間経口投与

作用機序から理解する副作用と禁忌

- 副作用の種類は主に腹痛，下痢等の消化器症状。蠕動運動を刺激する内因性メッセンジャーのモチリンの受容体を刺激するためと考えられている
- 妊婦には使用しない
- CYP3A4に対する阻害作用により，ピモジド，エルゴタミン含有製剤，タダラフィル，アスナプレビル，バニプレビル，スボレキサントの代謝が阻害され，血中濃度が上昇する可能性があり，併用禁忌となっている
- 心筋の再分極を抑制するため，不整脈の出現やQT延長に注意が必要である

吸収・代謝経路から理解する相互作用と併用注意薬剤・食品

- CYP3A4阻害作用を有することから，CYP3A4で代謝される薬剤と併用した場合，併用薬剤の代謝が阻害され血中濃度が上昇する可能性がある
- P糖蛋白に対する阻害作用を有することから，P糖蛋白を介して排出される薬剤と併用した際，併用薬剤の排出が阻害され血中濃度が上昇する可能性がある
- CYP3A4によって代謝されることから，CYP3A4を阻害する薬剤と併用した場合，本剤の代謝が阻害され，未変化体の血中濃度が上昇する可能性がある
- 一方，CYP3A4を誘導する薬剤と併用した場合は，本剤の代謝が促進され，未変化体の血中濃度が低下する可能性がある

■ 同種同効薬差分解説

アジスロマイシン（ジスロマック®）

- **適応症**：（ブドウ球菌属，レンサ球菌属，肺炎球菌，淋菌，モラクセラ・カタラーリス，インフルエンザ菌，ペプトストレプトコッカス属，レジオネラ・ニューモフィラ，プレボテラ属，クラミジア属，マイコプラズマ属による）深在性皮膚感染症，リンパ管・リンパ節炎，咽頭・喉頭炎，扁桃炎（扁桃周囲炎，扁桃周囲膿瘍を含む），急性気管支炎，肺炎，肺膿瘍，慢性呼吸器病変の二次感染，尿道炎，子宮頸管炎，骨盤内炎症性疾患，副鼻腔炎，歯周組織炎，歯冠周囲炎，顎炎
- **投与法**：500mgを1日1回，3日間合計1.5gを経口投与する
- **副作用**：下痢，好酸球数増加，ALT増加，白血球数減少，AST増加
- **代謝**：CYPによる代謝は確認されていない
- **最高血中濃度到達時間**：約2.5時間

▶**半減期**：約62時間
▶**排泄**：胆汁排泄型でほとんど糞中排泄

解説 クラリスロマイシンとアジスロマイシンはともにエリスロマイシンの誘導体で同じ活性を持つ。アジスロマイシンは，15員環マクロライドでインフルエンザ菌に対する抗菌活性が増している。クラリスロマイシンは薬物相互作用に注意が必要であるが，アジスロマイシンはCYPに関連する薬物相互作用は少ないと考えられている。長い半減期を持ち，1日500mg，3日間の経口投与によって感受性菌に対して有効な組織内濃度が約7日間持続することが予測されている。成人用ドライシロップは2g単回投与で有効な組織内濃度が約7日間持続する。

10 ニューキノロン系薬

代表的薬剤　レボフロキサシン
同種同効薬　ガレノキサシン

特徴　抗菌スペクトラムが広く，多くの菌種，疾患に対して有効である。ほとんどが経口薬のため，主に外来治療で用いられる。以前のキノロン薬はグラム陰性菌に対して抗菌活性が強く，尿路感染症などに頻用された。一方，レボフロキサシンや後発のモキシフロキサシン，ガレノキサシンはレスピラトリーキノロンと称され，グラム陽性菌，特に肺炎球菌への抗菌活性を増し，市中肺炎における有効性も向上している。使いやすい抗菌薬であるが，耐性菌の発現を防ぐため，第一選択としないとする考え方もある。PK/PD理論の普及により，キノロン系薬剤の抗菌効果は濃度依存性でAUC/MICに一致することが明らかになり，レボフロキサシンも当初の100mg 1日3回の投与方法から500mg 1日1回の投与方法へ変更されている。これによりC_{max}/MICも改善され，耐性菌の出現を抑制することが期待できる。

レボフロキサシン（クラビット®）

作用機序：なぜ効くか？　どこに効くか？

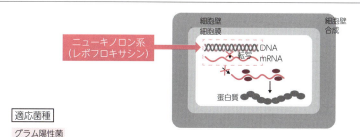

[適応菌種]

グラム陽性菌

ブドウ球菌属，レンサ球菌属，肺炎球菌，腸球菌属

グラム陰性菌

モラクセラ（ブランハメラ）・カタラーリス，炭疽菌，大腸菌，チフス菌，パラチフス菌，シトロバクター属，クレブシエラ属，エンテロバクター属，セラチア属，プロテウス属，モルガネラ・モルガニー，プロビデンシア属，ペスト菌，インフルエンザ菌，緑膿菌，アシネトバクター属，レジオネラ属，ブルセラ属，野兎病菌，ペプトストレプトコッカス属，プレボテラ属，Q熱リケッチア（コクシエラ・ブルネティ），
トラコーマクラミジア（クラミジア・トラコマティス），
肺炎クラミジア（クラミジア・ニューモニエ），
肺炎マイコプラズマ（マイコプラズマ・ニューモニエ）

細菌のDNAジャイレースおよびDNAトポイソメラーゼⅣに作用し，DNA複製を阻害する。抗菌作用は殺菌的であり，MIC付近の濃度で溶菌が認められる。

吸収経路と吸収率

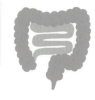

吸収率 ▶ 吸収は良好で，バイオアベイラビリティは**98%**と報告されている。内服でも点滴製剤とほぼ同等の薬物動態プロファイルを示す。組織移行性は良好。内服でも血中移行は良好である。本剤の投与にあたり，用量調節時を含め錠250mgおよび細粒10%を用いる場合も分割投与は避け，1日量を1回で投与すること

代謝・排泄経路

排泄 ▶ 主として腎臓から排泄される

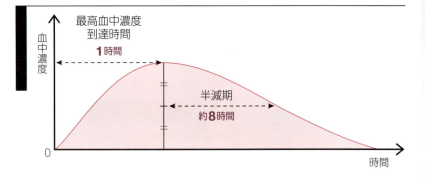

適応症と投与法

(ブドウ球菌属，レンサ球菌属，肺炎球菌，モラクセラ・カタラーリス，炭疽菌，大腸菌，チフス菌，パラチフス菌，クレブシエラ属，エンテロバクター属，セラチア属，ペスト菌，インフルエンザ菌，緑膿菌，アシネトバクター属，レジオネラ属，ブルセラ属，野兎病菌，Q熱リケッチア，肺炎クラミジア，肺炎マイコプラズマ，腸球菌属，淋菌，赤痢菌，サルモネラ属，シトロバクター属，プロテウス属，モルガネラ・モルガニー，プロビデンシア属，コレラ菌，カンピロバクター属，ペプトストレプトコッカス属，アクネ菌，トラコーマクラミジアによる)
〔咽頭・喉頭炎，扁桃炎(扁桃周囲炎，扁桃周囲膿瘍を含む)，急性気管支炎，肺炎，慢性呼吸器病変の二次感染，表在性皮膚感染症，深在性皮膚感染症，リンパ管・リンパ節炎，慢性膿皮症，ざ瘡(化膿性炎症を伴うもの)，外傷・熱傷および手術創等の二次感染，乳腺炎，肛門周囲膿瘍，膀胱炎，腎盂腎炎，前立腺炎(急性症，慢

性症)，精巣上体炎（副睾丸炎），尿道炎，子宮頸管炎，胆嚢炎，胆管炎，感染性腸炎，腸チフス，パラチフス，コレラ，バルトリン腺炎，子宮内感染，子宮付属器炎，涙嚢炎，麦粒腫，瞼板腺炎，外耳炎，中耳炎，副鼻腔炎，化膿性唾液腺炎，歯周組織炎，歯冠周囲炎，顎炎，炭疽，ブルセラ症，ペスト，野兎病，肺結核およびその他の結核症，Q熱〕

▶1回500mgを1日1回経口投与する

▶腎機能低下患者では高い血中濃度が持続するので，必要に応じて投与量を減じ，投与間隔をあけて投与する。20≦Ccr＜50の場合，初回500mgを1回，2日目以降250mgを1日1回

〔点滴製剤〕

▶1回500mgを1日1回60分かけて点滴静注

—— 作用機序から理解する副作用と禁忌

❏ 主な副作用は，悪心，めまい，白血球数減少，不眠
❏ 妊婦，小児は禁忌（類薬のトスフロキサシンは小児にも使用可能）
❏ アルミニウムまたはマグネシウム含有の制酸薬や鉄剤併用によってキレートを形成し，吸収が低下して効果減弱の可能性がある。よって本剤投与1～2時間後に投与する

—— 吸収・代謝経路から理解する相互作用と併用注意薬剤・食品

❏ NSAIDsとの併用で，中枢神経におけるGABA受容体への結合阻害が増強されるため，痙攣に注意

同種同効薬差分解説

ガレノキサシン（ジェニナック®）

▶適応症：咽頭・喉頭炎，扁桃炎（扁桃周囲炎，扁桃周囲膿瘍を含む），急性気管支炎，肺炎，慢性呼吸器病変の二次感染，中耳炎，副鼻腔炎
▶投与法：1回400mgを1日1回経口投与する
▶排泄：腎肝排泄
▶代謝：CYPによる代謝をほとんど受けない。また，CYPの代謝活性を阻害せず，CYPアイソザイムを誘導しない
▶最高血中濃度到達時間：2時間
▶半減期：約11時間
▶その他：呼吸器感染症や耳鼻咽喉科領域の感染症の外来治療で有用な薬剤

レボフロキサシンは非常に多くの適応症を持ち，広い抗菌スペクトラム，経口剤と注射剤の2剤形を持つという特徴があり，多くの診療科で頻用されている抗菌薬である。その後，開発されたガレノキサシンは特に肺炎球菌への抗菌活性を増し，市中肺炎における有効性を向上させている。これらニューキノロン薬は優れた抗菌薬ではあるが，耐性菌増加の防止のためにも，安易に使用せず，ニューキノロン薬が必要な状況において患者にのみ投与するという姿勢が重要である。

11 ST合剤

代表的薬剤　スルファメトキサゾール・トリメトプリム製剤
同種同効薬　ペンタミジン

特徴　酵母様真菌であるニューモシスチス・イロベチーに対し殺菌作用を示し，主としてニューモシスチス肺炎治療に用いる。Pneumocystis cariniiが起因菌と考えられカリニ肺炎と称されていたが，ヒトに病原性を持つPneumocystisはニューモシスチス・イロベチーであることが判明し，現在はニューモシスチス肺炎と称される。HIV感染者やAIDS患者で高頻度に発症する日和見感染症の一つである。腸球菌属，大腸菌，赤痢菌，チフス菌，パラチフス菌，シトロバクター属，クレブシエラ属，エンテロバクター属，プロテウス属，モルガネラ・モルガニー，プロビデンシア・レットゲリ，インフルエンザ菌による一般感染症にも適応を持つが，使用される頻度は多くない。

スルファメトキサゾール・トリメトプリム製剤（バクタ®）

作用機序：なぜ効くか？　どこに効くか？

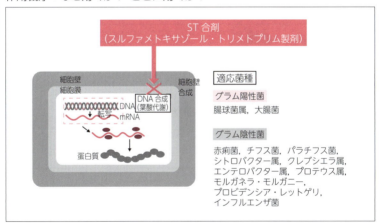

スルファメトキサゾールは微生物体内での葉酸生合成を阻害し，トリメトプリムは葉酸の活性化を阻害して抗菌作用を示す。両薬の併用により細菌の葉酸代謝の連続した2カ所を同時に阻害するため相乗的な抗菌作用の増大が認められる。

吸収経路と吸収率

吸収経路 消化管からの吸収がよい

吸収率 バイオアベイラビリティが高い

代謝・排泄経路

代謝 スルファメトキサゾールは一部N^4-アセチル-スルファメトキサゾール，グルクロニル-スルファメトキサゾールに代謝される。トリメトプリムは一部3-デメチル-トリメトプリム，4-デメチル-トリメトプリムのグルクロン酸抱合体，トリメトプリムN-オキシド等に代謝される

排泄 腎排泄。投与後24時間までに尿中に約**60%**，48時間以内に**70%～85%**が排泄

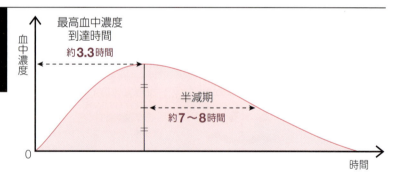

最高血中濃度到達時間 約**3.3**時間

半減期 約**7～8**時間

適応症と投与法

〔ニューモシスチス・イロベチーによるニューモシスチス肺炎〕
▶1日量9～12錠を3～4回に分割し，経口投与

〔ニューモシスチス・イロベチーによるニューモシスチス肺炎の発症抑制〕
▶1日1回1～2錠を連日または週3日経口投与

── **作用機序から理解する副作用と禁忌**

❑ 主な副作用として血液毒性，発疹，腎障害。投与中は臨床検査を行う必要

があり，適宜減量・休薬する必要がある
- ❑妊婦，低出生体重児，新生児，グルコース-6-リン酸脱水素酵素欠乏患者には禁忌

—— ● 吸収・代謝経路から理解する相互作用と併用注意薬剤・食品
- ❑ともに葉酸代謝阻害作用を有するメトトレキサートとの併用に注意

同種同効薬差分解説

ペンタミジン（ベナンバックス®）

- ▶**適応症**：ニューモシスチス肺炎
- ▶**投与法**：静脈点滴内投与の場合4mg/kgを1日1回。吸入投与の場合300mgを1日1回。ST合剤が使用できないときに投与する。吸入は主にニューモシスチス肺炎の予防のために使用される。副作用の頻度が高く，重度の低血糖，高血糖，不整脈，重度の低血圧が発生することがある。急速静脈内投与は避け，2時間かけて投与する
- ▶**併用禁忌**：サイトメガロウイルス網膜炎治療薬のホスカルネットナトリウム，HIV感染治療薬のザルシタビン，アミオダロンは併用禁忌
- ▶**その他**：病原体であるニューモシスチス・イロベチーは，肺胞細胞の表面に付着し肺胞腔で生息している。吸入投与は静脈内投与に比べ，ニューモシスチス・イロベチーに直接高濃度の薬剤を曝露させることができる。また，肝臓や腎臓などへの全身性移行が少ないため，静脈内投与時に頻発する肝障害，腎障害，血糖値異常，白血球減少等の全身性副作用の発現やその程度が軽減する。吸入療法の副作用として気管支痙攣や咳嗽があり，予防には気管支拡張薬の前投与が有用である。吸入投与は重度の換気障害がある患者には不適である

解説 ST合剤はニューモシスチス肺炎の第一選択薬である。腸球菌などにも適応を持つが，現在はニューモシスチス・イロベチーによるニューモシスチス肺炎の治療および予防に特化した薬剤と考えるべきである。副作用が高頻度で生じるため，使用できないときにペンタミジンが第二選択薬として選択される。

12 抗インフルエンザウイルス薬 (ノイラミニダーゼ阻害薬)

代表的薬剤　オセルタミビル
同種同効薬　ザナミビル，ペラミビル，ラニナミビル，
　　　　　　バロキサビル マルボキシル

特徴　A型およびB型インフルエンザウイルス感染症に対する抗インフルエンザウイルス薬。インフルエンザウイルス感染時に使用し，インフルエンザ様症状の発現から2日以内に投与する。

インフルエンザウイルス感染症は自然治癒しうるウイルス感染症であるが，発症2日以内に投与を開始することにより，罹病期間と発熱時間を約1日短縮できると報告されている。A型またはB型インフルエンザウイルス以外のウイルス感染症や細菌感染症には効果がない。

予防投薬は，インフルエンザウイルス感染症を発症している患者の同居家族または共同生活者，65歳以上の高齢者や慢性呼吸器疾患，慢性心疾患，糖尿病，腎機能障害などのハイリスク疾患患者で可能である。

オセルタミビル (タミフル®)

作用機序：なぜ効くか？ どこに効くか？

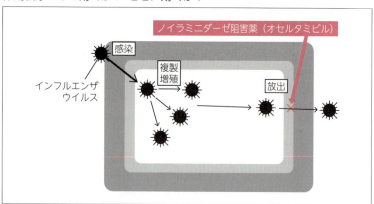

インフルエンザウイルスの増殖サイクルに必須の酵素であるノイラミニダーゼに結合し，その機能を抑制する。ノイラミニダーゼを阻害されたウイルスは感染細胞から遊離 (出芽) できず，かつウイルスが互いに凝集してしまい，それ以上の増殖が阻止される。インフルエンザウイルスのそれ以上の増殖を防ぐが，ウイルス自体を死滅させる作用はない。一般にインフルエンザウイルスは症状発現の24時間前か

ら急速に増加し，症状発現後48時間以内に増殖のピークに達するため，発熱を伴うインフルエンザ様症状の発現後，早期に投与する必要がある。

吸収経路と吸収率

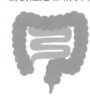

吸収経路 経口投与後，消化管から吸収され，肝エステラーゼにより活性体へと変換され，気道内に移行する

吸収率 オセルタミビル経口投与によるオセルタミビル活性体バイオアベイラビリティは**79%**

代謝・排泄経路

代謝 オセルタミビルはプロドラッグであり，脱エステル化によりオセルタミビル活性体に変換される。その後，水酸化体への酸化およびカルボン酸体へのさらなる酸化，活性体のグルクロン酸抱合反応を受ける

排泄 腎排泄で24時間以内にほぼ尿中に排泄される。腎排泄の薬剤であり，腎機能が低下している場合には高い血漿中濃度が持続するおそれがあるので，腎機能に応じて調整する

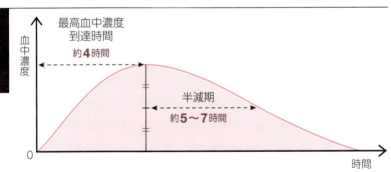

適応症と投与法
〔インフルエンザウイルス感染症〕
▶1回75mgを1日2回，5日間経口投与
▶予防：1回75mgを1日1回，7〜10日間経口投与

── 作用機序から理解する副作用と禁忌

❏ 主な副作用は，下痢，悪心，腹痛，発疹

❏ オセルタミビルの「警告」欄に記載されていた10代患者への原則使用差し控えは，インフルエンザ罹患時には抗インフルエンザウイルス薬の服用の有無・種類にかかわらず異常行動が発現することが確認されたため，2018年8月の添付文書改訂で削除された。同時に「重大な副作用」欄に各製剤共通の注意事項として，因果関係は不明であるものの，インフルエンザ罹患時には転落等に至るおそれのある異常行動（急に走り出す，徘徊する等）があらわれることがある旨が追記された

── 吸収・代謝経路から理解する相互作用と併用注意薬剤・食品

❏ CYP分子種に対する相互作用はほとんどない

同種同効薬差分解説

ザナミビル（リレンザ®）

▶ **適応症**：A型またはB型インフルエンザウイルス感染症の治療およびその予防

▶ **投与法**：1回10mg（5mgブリスターを2ブリスター）を，1日2回，5日間，専用の吸入器を用いて吸入する

▶ **副作用・禁忌**：吸入製剤であり，気管支喘息などの慢性呼吸器疾患患者では，本剤投与後に気管支攣縮が起こる可能性があるので注意が必要である。乳蛋白を含む乳糖水和物を使用しているため，乳製品に対して過敏症の既往歴のある患者では慎重に投与する

▶ **最高血中濃度到達時間**：約1.7時間

▶ **半減期**：2.6時間

▶ **その他**：経口投与時のバイオアベイラビリティは2％と低く，吸入剤として投与される

ペラミビル（ラピアクタ®）

▶ **適応症**：A型またはB型インフルエンザウイルス感染症

▶ **投与法**：ペラミビルとして300mgを15分以上かけて単回点滴静注

▶ **副作用・禁忌**：肝機能障害，黄疸が投与翌日等の早期にあらわれることがある。腎排泄の薬剤であり，腎機能が低下している場合には高い血漿中濃度が持続するおそれがあるので，クレアチニンクリアランス値に応じた用量に基づいて投与する

ラニナミビル (イナビル®)

- ▶**適応症**：A型またはB型インフルエンザウイルス感染症の治療およびその予防
- ▶**投与法**：40mgを単回吸入投与する
- ▶**副作用・禁忌**：吸入製剤であり，気管支喘息などの慢性呼吸器疾患患者では，本剤投与後に気管支攣縮が起こる可能性があるので注意が必要である。乳蛋白を含む乳糖水和物を使用しているため，乳製品に対して過敏症の既往歴のある患者では慎重に投与する
- ▶**相互作用**：吸収剤であり代謝や薬物相互作用への配慮が少なくて済む
- ▶**最高血中濃度到達時間**：約4時間
- ▶**半減期**：約74時間

解説 日本感染症学会は抗インフルエンザ薬の使用適応についての提言で，患者の重症度を重視している。入院管理が必要とされ，重症で生命の危険がある患者や肺炎を合併している患者では，オセルタミビルかペラミビル（1日1回600mg），外来治療が相当と判断される患者では，オセルタミビル，ザナミビル，ラニナミビルの使用を推奨している。

使い分けに関しては，それぞれ投与方法や投与期間が異なり，患者に適した薬剤を選択する必要がある。剤形の違いが使い分けに大きく影響する。内服薬であるオセルタミビルは，治療経験が最も多い。吸入が困難な患者や呼吸器疾患のある患者には第一選択となる。ザナミビルやラニナミビルは吸入剤であり，吸入手技が確実に行われることが必要で，医師，看護師または薬剤師による指導が必須である。ラニナミビルは1回で治療が完結するため，例えば処方した医療機関で服用することによって確実なアドヒアランスが得られる。一方で，医療機関でのラニナミビル吸入やペラミビルの静注によって患者の外来滞留時間は長くなるため，他の患者への感染拡散の防止が必要となる。

2018年3月には，キャップ依存性エンドヌクレアーゼを阻害する新規の抗インフルエンザ薬バロキサビル マルボキシル錠（ゾフルーザ®）が発売された。バロキサビル マルボキシル錠は成人には40mgを単回経口する。力価に基づくウイルス排出停止までの時間が短く，1回のみの経口投与という利便性がある。

13 ヘルペスウイルス感染症治療薬

代表的薬剤　アシクロビル
同種同効薬　バラシクロビル，ファムシクロビル

特徴　ヘルペスウイルスによる感染症のなかで，単純ヘルペスウイルスによる口唇ヘルペス，性器ヘルペス，水痘・帯状疱疹ウイルスによる水痘や帯状疱疹に対して使用する。一般に軽症の場合は外用薬，中等症以上は経口薬，悪性腫瘍や自己免疫疾患などの免疫機能の低下した患者には注射剤を投与する。帯状疱疹では高用量の投与が必要である。

アシクロビル（ゾビラックス®）

作用機序：なぜ効くか？　どこに効くか？

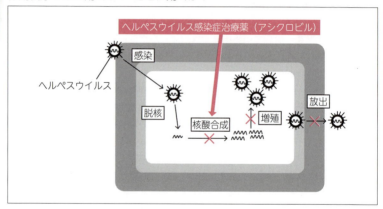

アシクロビルは単純ヘルペスウイルスあるいは水痘・帯状疱疹ウイルスが感染した細胞内に入ると，ウイルス性チミジンキナーゼにより一リン酸化された後，細胞性キナーゼによりリン酸化され，アシクロビル三リン酸となる。アシクロビル三リン酸は正常基質であるdGTPと競合してウイルスDNAポリメラーゼによりウイルスDNAの3'末端に取り込まれると，ウイルスDNA鎖の伸長を停止させ，ウイルスDNAの複製を阻害する。

吸収経路と吸収率

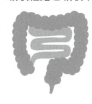

吸収率 ▶ 経口の場合，消化管吸収でバイオアベイラビリティは **10〜20**％

代謝・排泄経路

代謝 ▶ 9-カルボキシメトキシメチルグアニンに代謝される

排泄 ▶ 腎排泄。投与後48時間までに投与量の**25**％が未変化体として尿中に排泄

内服

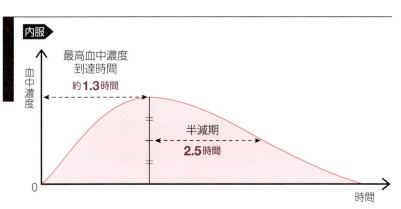

最高血中濃度到達時間 約**1.3**時間

半減期 **2.5**時間

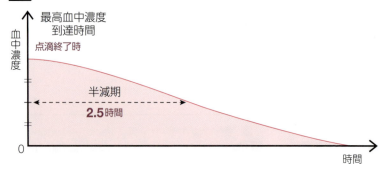

適応症と投与法
〔単純疱疹〕
▶200mgを1日5回経口投与（5日間まで）
〔造血幹細胞移植における単純ヘルペスウイルス感染症（単純疱疹）の発症抑制〕
▶200mgを1日5回造血幹細胞移植施行7日前より施行後35日まで経口投与
〔帯状疱疹〕
▶800mgを1日5回経口投与（7日間まで）

注射剤
〔免疫機能の低下した患者（悪性腫瘍・自己免疫疾患など）に発症した単純疱疹・水痘・帯状疱疹，単純ヘルペスウイルスおよび水痘・帯状疱疹ウイルスによる脳炎・髄膜炎〕
▶1回体重1kg当たり5mgを1日3回，8時間ごとに1時間以上かけて，7日間点滴静注

—— ● 作用機序から理解する副作用と禁忌
  ❑ 主な副作用は，腹痛，下痢，高トリグリセライド血症
  ❑ 腎障害のある患者または腎機能の低下している患者，高齢者では，精神神経系の副作用があらわれやすいので，投与間隔を延長する

—— ● 吸収・代謝経路から理解する相互作用と併用注意薬剤・食品
  ❑ プロベネシドやシメチジンは尿細管分泌に関わるOAT1およびMATE1を阻害するため，併用すると本剤の排泄が抑制され，半減期の延長およびAUCが増加する可能性がある
  ❑ 本剤とミコフェノール酸モフェチル代謝物が尿細管分泌で競合し，本剤お

よびミコフェノール酸モフェチル代謝物の排泄が抑制され，AUCが増加する可能性がある

同種同効薬差分解説

バラシクロビル（バルトレックス®）

- ▶**適応症**：単純疱疹，造血幹細胞移植における単純ヘルペスウイルス感染症（単純疱疹）の発症抑制，帯状疱疹，水痘，性器ヘルペスの再発抑制
- ▶**投与法**

  単純疱疹：1回500mgを1日2回経口投与する（5日間まで）

  造血幹細胞移植における単純ヘルペスウイルス感染症（単純疱疹）の発症抑制：1回500mgを1日2回造血幹細胞移植施行7日前より施行後35日まで経口投与する

  帯状疱疹：1回1,000mgを1日3回経口投与する（7日間まで）

  水痘：1回1,000mgを1日3回経口投与する（5〜7日間）

  性器ヘルペスの再発抑制：1回500mgを1日1回経口投与する
- ▶**副作用・禁忌**：腎障害のある患者または腎機能の低下している患者，高齢者では，精神神経系の副作用があらわれやすいので，投与間隔を延長する
- ▶**最高血中濃度到達時間**：約1.5〜2.2時間
- ▶**半減期**：3〜3.6時間
- ▶**吸収率**：バイオアベイラビリティは54.2％
- ▶**その他**：バラシクロビルはアシクロビルのL-バリルエステルであり，経口投与後，主に肝初回通過効果によりアシクロビルに加水分解され，アシクロビルとして抗ウイルス作用を発現する。プロドラッグ化により経口吸収性が改善され，アシクロビル経口製剤より高いAUCが得られる。消化管吸収にはペプチドトランスポーター（PEPT1）の関与が示唆されている

ファムシクロビル（ファムビル®）

- ▶**適応症**：単純疱疹，帯状疱疹
- ▶**投与法**

  単純疱疹：1回250mgを1日3回経口投与

  帯状疱疹：1回500mgを1日3回経口投与
- ▶**最高血中濃度到達時間**：約0.78時間
- ▶**半減期**：2時間

解説 アシクロビル経口製剤は1日5回の内服が必要。一方，アシクロビルのプロドラックであるバルトレックスは経口吸収性が改善され，1日3回の内服でアシクロビルより高いAUCが得られるなどの利点もあり，内服薬としては頻用される。免疫機能の低下した患者に発症した単純疱疹・水痘・帯状疱疹，単純ヘルペスウイルス，水痘・帯状疱疹ウイルスによる脳炎・髄膜炎にはアシクロビル注射剤が用いられる。

14 抗結核薬

代表的薬剤　リファンピシン，イソニアジド，エタンブトール，
　　　　　　ピラジナミド

特徴　結核の治療に用いる。標準的な治療レジメンは，リファンピシン，イソニアジド，エタンブトール，ピラジナミドの4剤で2カ月間治療し，その後はリファンピシンとイソニアジドを4カ月間投与する方法である。高齢者や肝機能障害のある患者ではリファンピシン，イソニアジド，エタンブトールの3剤を9カ月間投与する治療法も選択される。必ず多剤併用治療を行う。良好なアドヒアランスを保つため患者に治療の必要性を十分説明することも必要である。

結核症に対する予防投与ではイソニアジドを6カ月または9カ月単独で投与する。

リファンピシン（リファジン®）

作用機序：なぜ効くか？　どこに効くか？

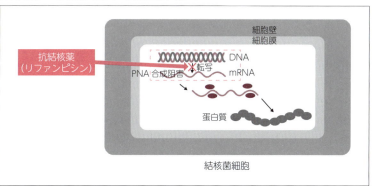

結核菌のDNA依存RNAポリメラーゼに作用し，RNA合成段階を阻害する。特に細菌のRNAポリメラーゼのβサブユニットを標的とする。分裂増殖結核菌のみならず，分裂静止菌に対しても殺菌作用を示す。他の抗結核薬との交叉耐性は認められていない。

吸収経路と吸収率

吸収経路 ▶ 消化管

代謝・排泄経路

代謝 ▶ 肝代謝

排泄 ▶ 主要代謝物の脱アセチル体となった後，未変化体とともに主として胆汁中に排泄される。投与後24時間までに糞便中に約**58**％，尿中に約**30**％が排泄された

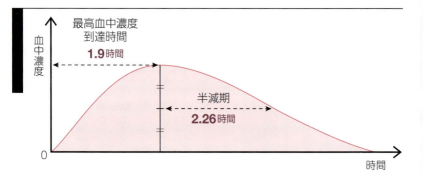

最高血中濃度到達時間 **1.9**時間
半減期 **2.26**時間

適応症と投与法

〔肺結核，その他の結核症，マイコバクテリウム・アビウムコンプレックス（MAC）症を含む非結核性抗酸菌症，ハンセン病〕

▶1回450mg，1日1回，原則として朝食前に経口投与

—— 作用機序から理解する副作用と禁忌
- 肝機能障害を生じることが多く，定期的な肝機能検査が必要である
- 重篤な肝障害がある患者では投与禁忌であり，肝機能低下症例では投与量を調整する

- 服薬すると尿や汗など分泌物の色がオレンジ色になる
- 間歇投与または一時中止後に再投与する場合，アレルギー性の副反応が起こりやすい
- HIV感染症治療薬，ボリコナゾール，プラジカンテル，タダラフィル，テラプレビル，シメプレビルナトリウム，ダクラタスビル塩酸塩，アスナプレビル，バニプレビルは併用禁忌である

──▶ 吸収・代謝経路から理解する相互作用と併用注意薬剤・食品
- 多くの薬物の代謝に関与するCYP3A4などの薬物代謝酵素やP糖蛋白を誘導する作用があるため，他の併用薬との薬物相互作用に注意する
- リファンピシンの代謝酵素誘導により，併用禁忌のHIV感染症治療薬以外にも多くの併用薬剤の薬物代謝が亢進し，併用薬剤の作用が減弱する可能性がある

イソニアジド（イスコチン®）

作用機序：なぜ効くか？ どこに効くか？

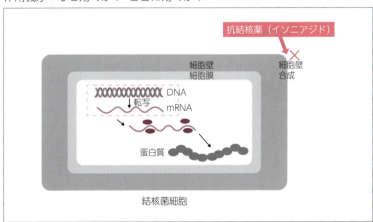

結核菌に特有な細胞壁成分であるミコール酸の合成を阻害し，細胞壁合成を阻害することにより殺菌作用を示すと考えられている。主に分裂している抗酸菌に対して作用する。

吸収経路と吸収率

吸収経路 ▶ 小腸から速やかに吸収される。水酸化アルミニウム含有の制酸薬と併用すると，これらの薬剤とキレートを形成または吸着し，イソニアジドの吸収が低下する

代謝・排泄経路

代謝 ▶ 肝代謝
肝臓でアセチル化を受けて,1-acetyl-2-isonicotinylhydrazineになった後，さらに代謝を受けて尿中に排泄される。このアセチル化に関与するのが，NAT（N-アセチル転移酵素）であり，酵素活性により代謝が早く血中濃度が低いrapid acetylatorと代謝が遅く血中濃度の高いslow acetylatorが存在する。人種差が存在し，白人では約**50**%，日本人は約**10**%がslow acetylatorとされる

排泄 ▶ 腎排泄で，投与後24時間までに投与量の**75～95**%がほとんど代謝物として尿中に排泄された

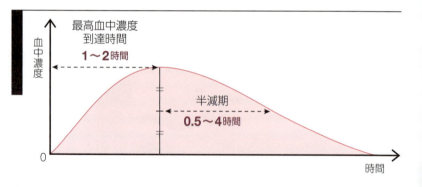

適応症と投与法

〔肺結核，その他の結核症〕
▶1日量200～500mg，1日1～3回分服（経口投与）

- **作用機序から理解する副作用と禁忌**
  - ❏ 肝機能障害を生じることが多く,定期的な肝機能検査が必要である
  - ❏ 末梢神経炎を生じることがあり予防のためビタミンB6を併用することが多い。末梢神経炎は slow acetylator にあらわれやすい
  - ❏ SLE様の発熱,紅斑,筋肉痛,関節痛,リンパ節腫脹が生じ,抗核抗体が陽性になることがある

- **吸収・代謝経路から理解する相互作用と併用注意薬剤・食品**
  - ❏ ワルファリンやフェニトインの肝薬物代謝を阻害し,これらの薬剤の作用が増強することがある

エタンブトール（エブトール®）

作用機序：なぜ効くか？ どこに効くか？

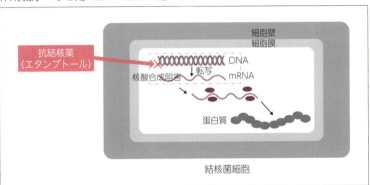

核酸合成阻害による細胞分裂の抑制により,増殖過程にある結核菌に静菌的に作用する。

吸収経路と吸収率

吸収経路 消化管より吸収

吸収率 ヒトに経口投与すると急速に吸収され,約 **75〜80**%が吸収される

代謝・排泄経路

排泄 ▶ 投与後48時間までに投与量の**60〜67**％が尿中に，**12〜19**％が糞中に排泄された

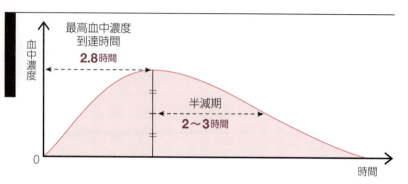

適応症と投与法
〔肺結核，その他の結核症，マイコバクテリウム・アビウムコンプレックス（MAC）症を含む非結核性抗酸菌症〕
▶1日量0.75〜1g，1日1〜2回分服（経口投与）

── 作用機序から理解する副作用と禁忌
- 視神経炎による視力障害を生じることがあるので，投薬前に必ず眼科的検査を受け，服薬中にも視力障害の発症に注意する必要がある。視力障害は一般に早期に発見し投与を中止すれば回復するが，発見の遅れた重症の視力障害例では回復の遷延化や未回復がある。視力障害は，体重当たりの投与量の多い患者，腎機能の低下した患者，特に高齢者で起こりやすい
- 視神経炎のある患者には禁忌である。そのほか，既に視神経障害を起こしている場合があり，症状が増悪するおそれがあるため，糖尿病患者やアルコール中毒患者も禁忌となっている
- また視力障害の早期発見が極めて困難なため，乳・幼児には使用しない

── 吸収・代謝経路から理解する相互作用と併用注意薬剤・食品
- 機序は不明であるが，リファンピシンと併用して視力障害が増強するおそれがある

ピラジナミド（ピラマイド®）

作用機序：なぜ効くか？　どこに効くか？

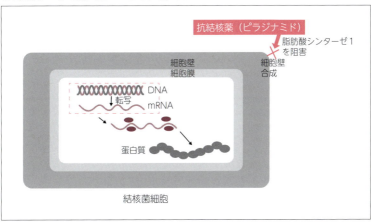

ミコール酸の前駆体である脂肪酸を合成する脂肪酸シンターゼ1を阻害する。酸性環境下で活性が高く，マクロファージ内や乾酪巣に存在する休止期の菌に対して効果がある。組織移行性は良好。

吸収経路と吸収率

吸収経路 消化管から速やかに吸収される

吸収率 外国人データではバイオアベイラビリティは**90**％以上

代謝・排泄経路

代謝 肝代謝。肝臓ミクロソームのピラジナミダーゼ活性により活性ピラジナミド（2-ピラジン酸，5-ヒドロキシピラジン酸）に変換される

排泄 腎排泄
投与後24時間までに投与量の**70**％が尿中に排泄された。腎障害のある場合は用量調節が必要である

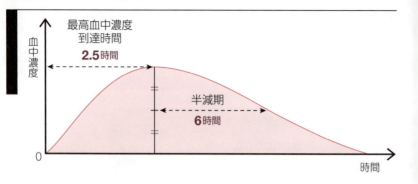

適応症と投与法
〔肺結核,その他の結核症〕
▶1.5〜2.0gを1〜3回に分けて経口投与

―― 作用機序から理解する副作用と禁忌
- 肝機能障害を生じることが多く,定期的な肝機能検査が必要である
- 主な副作用は,尿酸値上昇,痛風発作

15 ポリエンマクロライド系薬

代表的薬剤　アムホテリシンB
同種同効薬　アムホテリシンBリポソーム

特徴 広い抗真菌スペクトルを持つ強力な抗真菌薬。深在性真菌症の基本治療薬であり，アゾール系抗真菌薬ボリコナゾールとともに第一選択薬である。耐性菌の出現はまれで，臨床上の問題になることは少ない。毒性が非常に強いので重篤な深在性真菌症にのみ投与し，アゾール系抗真菌薬等が奏効する軽症のカンジダ感染症には用いない。

アムホテリシンB（ファンギゾン®）

作用機序：なぜ効くか？　どこに効くか？

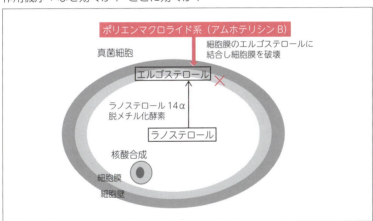

真菌細胞膜の構成脂質であるエルゴステロールと結合することにより膜障害を起こし，細胞質成分の漏出が生じて真菌を死滅させる。アムホテリシンBは，特異的にエルゴステロールに結合するわけでなく，ヒトの細胞質膜に存在するコレステロールにも結合するため，副作用が起こりやすいと考えられている。

吸収経路と吸収率

吸収経路 経口投与では消化管からはほとんど吸収されない。組織移行性は良好で，長期間にわたって肝，腎などに滞留する

代謝・排泄経路

排泄 腎臓から極めて緩徐に排泄され，投与量の**2〜5%**は生物学的活性体として排泄される。また消失速度が遅いため，投与中止後3〜4週間は尿中に検出される。胆汁排泄が重要な排泄経路である可能性もある

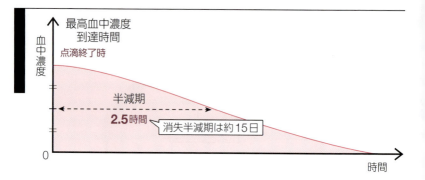

適応症と投与法

注射用

〔アスペルギルス，カンジダ属，ムコール，クリプトコッカス属，ブラストマイセス，ヒストプラズマ，コクシジオイデス，ホルモデンドラム，ヒアロホーラ，ホルミシチウムによる深在性真菌症〕

▶1日体重1kg当たり0.25mgより開始し，次回より症状を観察しながら漸増，1日量として体重1kg当たり0.5mgを点滴投与
▶点滴静注は3〜6時間以上かけて徐々に行う。その他，気管内注入，胸腔内注入，髄腔内注入，膀胱内注入，皮内注，吸入が認められている

シロップ

〔消化管におけるカンジダ異常増殖〕

▶通常小児に対し1回0.5〜1mL（アムホテリシンBとして50〜100mg）を1日2〜4回食後経口投与

—— • 作用機序から理解する副作用と禁忌
　　❑高頻度で腎障害があらわれるので，定期的に腎機能や血清電解質の検査を行う。低カリウム血症に注意。腎障害のある患者では慎重投与する。総投与量が5gを超えると不可逆的な腎障害が生じることがある
　　❑血管痛，血栓または静脈炎を起こすことがあるので，注射速度はできるだけ遅くし，3〜6時間以上かけて静注する

—— • 吸収・代謝経路から理解する相互作用と併用注意薬剤・食品
　　❑白血球輸注と併用禁忌
　　❑腎障害や電解質異常をきたす薬剤との併用で，これらの副作用が増強する可能性があり注意が必要である

同種同効薬差分解説

アムホテリシンBリポソーム（アムビゾーム®）

▶**適応症**：①アスペルギルス属，カンジダ属，クリプトコッカス属，ムーコル属，アブシジア属，リゾプス属，リゾムーコル属，クラドスポリウム属，クラドヒアロホーラ属，ホンセカエア属，ヒアロホーラ属，エクソフィアラ属，コクシジオイデス属，ヒストプラズマ属およびブラストミセス属による真菌血症，呼吸器真菌症，真菌髄膜炎，播種性真菌症および真菌感染が疑われる発熱性好中球減少症　②リーシュマニア症

▶**投与法**：①体重1kg当たり2.5mg（力価）を1日1回，1〜2時間以上かけて点滴静注。②免疫能の正常な患者には，投与1〜5日目の連日，14日目および21日目にそれぞれ体重1kg当たり2.5mgを1日1回，1〜2時間以上かけて点滴静注

▶**副作用・相互作用**：投与時関連反応（発熱，悪寒，悪心，嘔吐，頭痛，背部痛，骨痛等）が発現した場合は，点滴を一時中断し，点滴速度を遅らせて投与を再開する。投与時関連反応の予防あるいは治療法には，点滴速度を遅らせるか，ジフェンヒドラミン，アセトアミノフェンおよびヒドロコルチゾン等の投与が有効である。本剤のクリアランスには主に肝臓が関与し，腎臓の関与は小さいと考えられる

▶**半減期**：9.8時間

▶**その他**：アムホテリシンBをリポソームの脂質二分子膜中に封入すること

により，アムホテリシンBの真菌に対する作用を維持しながら，生体細胞に対する傷害性を低下させ，さらにアムホテリシンBの副作用で問題となる腎臓への分布量を低減した薬剤。粒子径が小さい。毛細血管壁を通過できないため，血中滞留時間は長く，感染病巣への移行は良好である。真菌表層に結合すると，リポソーム構造が壊れ，アムホテリシンが遊離し抗真菌作用を発揮する

解説 アムホテリシンBリポソームは，リポソーム化することで，アムホテリシンBの抗真菌活性を維持しながら，副作用の軽減を図った薬剤である。点滴治療が必要な深在性真菌症で第一選択されるが，投与法は点滴静注のみである。

16 アゾール系抗真菌薬

代表的薬剤　ボリコナゾール
同種同効薬　イトラコナゾール

特徴　広い抗菌スペクトルを有する抗真菌薬であり，アスペルギルス，クリプトコッカスなどの真菌感染症に用いる。特に免疫抑制状態にある侵襲性アスペルギルス症を対象とした比較試験で，安全性，有効性，生存の点でアムホテリシンBを上回り，アスペルギルス感染症の第一選択薬となった。真菌症には表在性皮膚真菌症から深在性内臓真菌症まであり，重症度も様々で病態や菌種に応じた薬物治療が必要である。担がん患者やHIV感染者など免疫能が低下している患者に日和見感染症として発症する真菌症は，時として致死的であり，ボリコナゾールやポリエンマクロライド系抗真菌薬が用いられる。

ボリコナゾール（ブイフェンド®）

作用機序：なぜ効くか？　どこに効くか？

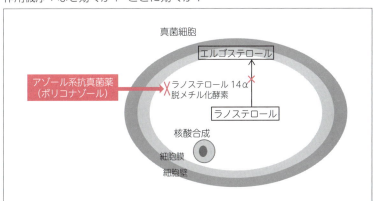

真菌細胞において，細胞膜成分のエルゴステロール生合成を阻害することにより抗真菌作用を示す。ボリコナゾールのエルゴステロール生合成阻害作用は真菌に選択的で，ラット肝細胞でのステロール生合成に対する影響は少ない。

吸収経路と吸収率

吸収率 ▶ 内服薬：バイオアベイラビリティは安定しほぼ **100**％

代謝・排泄経路

代謝 ▶ 肝代謝で，主にCYP2C19により代謝される。組織移行性は良好で，髄液や脳においても臨床上十分な組織内濃度が得られる。

排泄 ▶ 単回投与後96時間までに尿中に未変化体として投与量の**2**％未満が排泄される

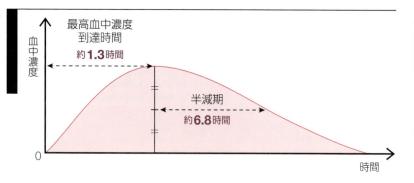

適応症と投与法

〔侵襲性アスペルギルス症，肺アスペルギローマ，慢性壊死性肺アスペルギルス症，カンジダ血症，カンジダ腹膜炎，気管支・肺カンジダ症，クリプトコッカス髄膜炎，肺クリプトコッカス症，フサリウム症，スケドスポリウム症の重症または難治性真菌感染症，造血幹細胞移植患者における深在性真菌症の予防〕

▶初日は1回6mg/kgを1日2回，2日目以降は1回3mg/kgまたは1回4mg/kgを1日2回点滴静注
▶内服の場合は，初日は1回300mgを1日2回，2日目以降は1回150mgまたは1回200mgを1日2回食間に経口投与

▶ボリコナゾールには，注射剤と錠剤の両剤形があり，経口薬も静脈内投与時とほぼ同等の高い血中濃度が得られるため，患者の状態に応じた剤形の選択が可能である

▶ボリコナゾールは，トラフ濃度が>1~2mg/Lの場合に有効性が向上し，トラフ濃度が>5~6mg/Lの場合は毒性を伴うため，投与期間中は血中濃度をモニタリングする

作用機序から理解する副作用と禁忌

❑ 主な副作用は，羞明，視覚障害，肝機能異常，悪心，頭痛，霧視，食欲不振，不眠症

❑ 重篤な肝障害があらわれることがあるので，肝機能検査を定期的に行う必要がある。軽度~中等度の肝機能低下がある患者では投与初日は通常の初日投与量とし，2日目以降は通常の2日目以降投与量の半量とする

❑ 重度の腎機能障害のある患者は原則禁忌。これは腎排泄である注射剤の添加物スルホブチルエーテルβ-シクロデキストリンナトリウム（SBECD）の蓄積により腎機能障害が悪化するおそれがあるためで，その場合は経口薬を選択する

❑ 併用禁忌薬は，リファンピシン，リファブチン，エファビレンツ，リトナビル，カルバマゼピン，長時間作用型バルビツール酸誘導体，ピモジド，キニジン硫酸塩水和物，麦角アルカロイド（エルゴタミン含有製剤），トリアゾラム

❑ 視神経炎，視神経乳頭浮腫等の眼障害があらわれ，投与中止後も羞明，霧視，視覚障害等の症状が持続することがある

❑ 光線過敏性反応があらわれることがあるので，投与中は長袖の衣服，帽子等の着用により日光の照射を避け，日焼け止め効果の高いサンスクリーンの使用により紫外線の照射を避ける

❑ 添加物SBECDの血漿中濃度の急激な上昇に伴い，ショック，アナフィラキシーを起こすことがあるので，投与速度は1時間あたり3mg/kgを超えない速度で投与する

吸収・代謝経路から理解する相互作用と併用注意薬剤・食品

❑ 肝代謝酵素CYP2C19，2C9および3A4で代謝され，CYP2C19，2C9および3A4の阻害作用を有する

❑ CYP3Aに対する強い阻害作用を有するため，患者の併用薬剤に注意し，併用薬にCYP3Aにより薬物動態学的相互作用を受けやすい薬剤が含まれている場合は，必要に応じて併用薬の減量を考慮するなど慎重に投与する

同種同効薬差分解説

イトラコナゾール (イトリゾール®)

▶**適応症**：皮膚糸状菌，カンジダ属，マラセチア属，アスペルギルス属，クリプトコッカス属，スポロトリックス属およびホンセカエア属による内臓真菌症，深在性皮膚真菌症，表在性皮膚真菌症，爪白癬

▶**投与法**

内臓真菌症と深在性真菌症：1日量100〜200mg，1日1回食直後に経口投与

表在性真菌症：1日量50〜100mg，1日1回食直後に経口投与

爪白癬：1日量400mg，1日2回食直後に1週間経口投与し，その後3週間休薬する。これを1サイクルとし，3サイクル繰り返す

▶**代謝**：肝代謝。主にCYP3A4によって代謝される。重篤な肝障害が発生することがあり定期的に肝機能検査を行う必要がある

▶**半減期**：200mg投与時の半減期は，未変化体で28時間，活性代謝物で約10時間

▶**副作用・相互作用**：CYP3A4と親和性を有するため，CYP3A4で代謝される薬剤の代謝を阻害し，血中濃度を上昇させる可能性がある。併用禁忌薬として，ピモジド，キニジン，ベプリジル，トリアゾラム，シンバスタチン，アゼルニジピン，ニソルジピン，エルゴタミン，ジヒドロエルゴタミン，エルゴメトリン，メチルエルゴメトリン，バルデナフィル，エプレレノン，ブロナンセリン，シルデナフィル，タダラフィル，アスナプレビル，バニプレビル，スボレキサント，アリスキレン，ダビガトラン，リバーロキサバン，リオシグアトなどがあり，それらの薬剤の血中濃度の上昇，作用時間の延長，副作用の増加などを生じさせる。すべての薬剤との相互関係が検討されているわけではないので，他剤と併用する際は慎重に投与する

▶**その他**：イトラコナゾールは白癬症にもよく用いられる。カプセル，内用液，注射剤と剤形により吸収やバイオアベイラビリティが異なるので，切り替えには注意を要する。カプセルに比べ内用液ではバイオアベイラビリティが向上しており，同量投与では血中濃度が上昇する。投与時の血中濃度の変動は大きい。これは，吸収が胃酸分泌量に依存し，酸性胃pHを必要とするためであり，酸分泌を抑制するプロトンポンプインヒビターやH_2受容体拮抗薬との同時併用は避ける。空腹時に投与した場合の最高血漿中濃度は，食直後投与時の約40%に低下する

解説 深在性内臓真菌症，特にアスペルギルス感染症ではボリコナゾールが第一選択薬となる。副作用でボリコナゾールが使用できない場合，また白癬症など表在性真菌症ではイトラコナゾールが使用される。

17 キャンディン系抗真菌薬

代表的薬剤　ミカファンギン
同種同効薬　カスポファンギン

特徴　真菌症として問題となる菌種は，カンジダ，アスペルギルス，クリプトコッカス，ムコールなどがあるが，高齢化や免疫力の低下した易感染状態の増加により，これら真菌感染例は増加している。キャンディン系抗真菌薬は，他の抗真菌薬と比べ，効果はマイルドで副作用が少ないと評価されている。アスペルギルスに対しては静菌的抗真菌作用を示し，高用量投与が必要な症例が多い。他の抗真菌薬との併用も試みられている。クリプトコッカスには無効である。

ミカファンギン（ファンガード®）

作用機序：なぜ効くか？　どこに効くか？

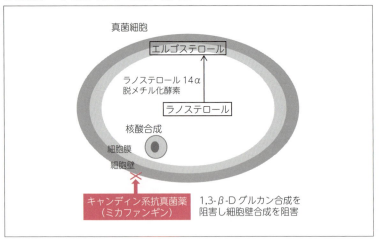

真菌細胞壁の主要構成成分である1,3-β-Dグルカンの生合成を非競合的に阻害する。アスペルギルス属に対しては発芽抑制および菌糸先端部を破裂させることにより菌糸の伸長を抑制する。カンジダ属に対して幅広い抗真菌スペクトルを有し殺菌的に作用する。

代謝・排泄経路

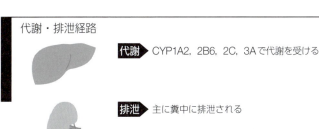

代謝 ▶ CYP1A2, 2B6, 2C, 3Aで代謝を受ける

排泄 ▶ 主に糞中に排泄される

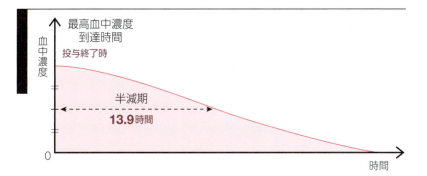

適応症と投与法

〔アスペルギルス属およびカンジダ属による真菌血症，呼吸器真菌症，消化管真菌症〕
〔造血幹細胞移植患者におけるアスペルギルス症およびカンジダ症の予防〕

▶アスペルギルス症：50〜150mgを1日1回点滴静注。重症または難治例には症状に応じて，1日上限300mgまで増量可能

▶カンジダ症：50mgを1日1回点滴静注。重症または難治例には症状に応じて，1日上限300mgまで増量可能

▶造血幹細胞移植患者におけるアスペルギルス症およびカンジダ症の予防：50mgを1日1回点滴静注

▶生理食塩液，ブドウ糖注射液または補液に溶解し，75mg以下では30分以上，75mgを超えて投与する場合は1時間以上かけて行う。調整後，点滴終了までに6時間を超える場合には点滴容器を遮光する

⟶ 作用機序から理解する副作用と禁忌

❑ 主な副作用は肝機能障害。作用機序である β-Dグルカンはヒトの細胞には存在しないため，副作用が起こりにくく，他の系統の抗真菌薬に比べると安全性が高いと考えられている

── 吸収・代謝経路から理解する相互作用と併用注意薬剤・食品
- バンコマイシン，アミノグリコシド系抗菌薬などと配合直後に濁りが生じるので注意が必要
- アンピシリン，スルファメトキサゾール・トリメトプリム，アシクロビル，ガンシクロビル，アセタゾラミドは配合直後に力価低下が生じる

同種同効薬差分解説

カスポファンギン（カンサイダス®）
- ▶**適応症**：真菌感染が疑われる発熱性好中球減少症，カンジダ属またはアスペルギルス属による食道カンジダ症，侵襲性カンジダ症，アスペルギルス症
- ▶**投与法**
  真菌感染が疑われる発熱性好中球減少症：投与初日に70mgを，投与2日目以降は50mgを1日1回，約1時間かけて緩徐に点滴静注
  食道カンジダ症：50mgを1日1回，約1時間かけて緩徐に点滴静注
  侵襲性カンジダ症，アスペルギルス症：投与初日に70mgを，投与2日目以降は50mgを1日1回，約1時間かけて緩徐に点滴静注
- ▶**代謝**：加水分解およびN-アセチル化によって緩徐に代謝される
- ▶**半減期**：9〜11時間
- ▶**副作用禁忌**：肝機能障害
- ▶**相互作用**：シクロスポリンと併用した際，トランスポーター（OATP1B1）を介した肝取り込みの阻害が関与し，AUCが増加する。タクロリムスと併用した際，タクロリムスの投与後12時間血中濃度が減少。リファンピシン単回投与と併用した際，AUCが増加するが，OATP1B1を介した輸送過程が影響すると考えられる

解説　ミカファンギンのカンジダ症に対する有効率は約80%，アスペルギルスに対する有効率は約45%と報告されている。発熱性好中球減少症で真菌感染が疑われる場合に適応があるのは，カスポファンギンである。侵襲性肺アスペルギルス症に関しては，カスポファンギンによるサルベージ療法の有用性が示されている。

なぜ効く？どう違う？を理解し処方するための
治療薬の臨床薬理データブック

抗てんかん薬

01 抗てんかん薬

代表的薬剤　カルバマゼピン
同種同効薬　バルプロ酸ナトリウム，フェニトイン，エトスクシミド，フェノバルビタール，ジアゼパム，クロナゼパム，ゾニサミド，ラモトリギン，トピラマート，レベチラセタム，ガバペンチン，ペランパネル，ラコサミド

特徴　抗てんかん薬は脳内神経細胞の異常な興奮を，直接的に，あるいは抑制性神経機能を促進することにより，てんかん発作を抑制する作用を持つ。その治療の目標は，発作型に適しかつ副作用の少ない薬物を選択し，発作を抑え生活の質（Quality of Life：QOL）を維持することにある。抗てんかん薬は原則として単剤で開始し，発作が抑制されない場合に次の抗てんかん薬を使用する。発作型は，部分発作と全般発作に大きく分けられ，日本神経学会治療ガイドラインによれば部分発作はカルバマゼピン，全般発作はバルプロ酸ナトリウムが第一選択薬として推奨されている[1]。最近，新世代の抗てんかん薬が保険適用となり，従来薬とは異なった作用機序や薬物動態から，薬物相互作用が少ない，より安全性の高い医薬品として期待されている。新世代の抗てんかん薬は，日本では難治性てんかんでの多剤併用療法での保険適用から認可が始まり，欧米諸国と比較し，第一選択薬としての位置づけは少ない。

カルバマゼピン（テグレトール®）

作用機序：なぜ効くか？ どこに効くか？[2〜5]

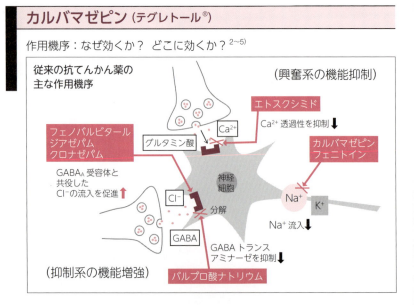

脳内神経細胞の興奮性の異常に対して，膜電位依存性ナトリウムチャネルにおける膜透過性（細胞内へのNa⁺流入）を抑制し，細胞膜を安定化させ，痙攣閾値の上昇が起こり，神経細胞の過剰発射の拡大を抑制し，焦点部位あるいは神経線維が伝播する過剰な興奮伝導を抑制する。

抗てんかん薬

吸収経路と吸収率

吸収経路 ▶ 腸管

吸収率 ▶ 85％以下

代謝・排泄経路

代謝 ▶ 主に肝臓

排泄 ▶ 腎排泄は5％未満

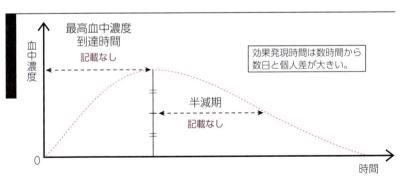

適応症と投与法

〔精神運動発作を含む部分痙攣発作，てんかん性格およびてんかんに伴う精神障害，強直間代発作（全般痙攣発作，大発作）〕

▶1日200～400mg，1～2回分服，至適効果まで増量（通常1日600mg），1日

1,200mgまで

── 作用機序から理解する副作用と禁忌

- カルバマゼピンは，ノルエピネフリンやセロトニンの再取り込み阻害，並びにモノアミン酸化酵素（monoamine oxidase：MAO）阻害作用を有することから，中枢神経系に作用し副作用が生じる可能性がある

- 眠気，ふらつき（失調性歩行）などの初期の副作用を避けるために，最初は低用量（成人では1日量200～400mg）から開始し，2週後に維持量（通常1日600mg）まで増量する。治療薬物モニタリング（Therapeutic Drug Monitoring：TDM）による血中濃度の測定では，$8\mu g/mL$以上で副作用の出現が高まり，頭痛，嘔気・嘔吐，傾眠，眼振，複視，運動失調，精神運動活動の減少，不安などが起こりうる

- 作用機序から，三環系抗うつ薬に対し過敏症の既往歴のある患者，II度以上の房室ブロック，高度の徐脈のある患者では，使用禁忌である

- 注意すべき副作用として，顆粒球減少，貧血，皮疹（drug-induced hypersensitivity syndrome：DIHS），肝機能障害などがある

- 重篤な皮膚過敏症として，非常にまれではあるが皮膚粘膜眼症候群（Stevens-Johnson症候群），中毒性表皮壊死融解症（Toxic Epidermal Necrolysis：TEN）なども報告されている

- 内分泌系副作用としては，低ナトリウム血症（水中毒）が起こることがある。これは，カルバマゼピンが抗利尿ホルモン（ADH）作用，ADH刺激作用を有し，ナトリウム排泄を促進することによる

- 連用中の投与量の急激な減少ないし中止は，てんかん重積状態を誘発することがあるので，投与を中止する場合は徐々に減量するなど慎重に行う

── 吸収・代謝経路から理解する相互作用と併用注意薬剤・食品

- 三環系抗うつ薬やMAO阻害薬との併用は，互いに作用が増強する可能性がある

- カルバマゼピンは肝薬物代謝酵素チトクロームP450（CYP）3A4により代謝される一方で，CYP3A4などの代謝酵素を誘導する。そのため，ボリコナゾール，タダラフィル，リルピビリンの併用は禁忌であり，抗てんかん薬をはじめとする多くの薬剤と併用注意となっている。

- カルバマゼピンにバルプロ酸ナトリウムを併用すると，活性代謝物のカルバマゼピン-10，11-エポキシドの血中濃度が上昇し，眠気，ふらつきなどの副作用が出現する可能性がある。

同種同効薬差分解説 [2〜5)]

抗てんかん薬

バルプロ酸ナトリウム (デパケン®)

▶**作用機序**：γ-アミノ酪酸 (gamma-aminobutyric acid：GABA) トランスアミナーゼを抑制し，抑制性神経細胞の機能を増強する

▶**適応症**：全般痙攣発作の第一選択薬。てんかんに伴う不機嫌，易怒性などの性格行動障害， 躁うつ病の躁状態にも有効とされる

▶**投与法**：経口。吸収過程が大きく影響し，非徐放性製剤は食事の影響を受けやすい

▶**副作用・禁忌**：眠気，ふらつき，悪心，嘔吐，食欲不振，倦怠感，体重増加，振戦，脱毛，重篤な肝障害，高アンモニア血症による意識障害，膵炎，血液障害 (血小板減少症など)，胎児催奇作用 (妊婦での使用は慎重を要する) など

▶**相互作用・併用注意**：抗てんかん薬との併用で酵素誘導を受ける。カルバペネム系抗菌薬の併用では，カルバペネム系抗菌薬が肝におけるバルプロ酸ナトリウムのグルクロン酸抱合を促進させるため血中濃度が低下し，痙攣発作が誘発される可能性があるため，併用禁忌となっている

フェニトイン (アレビアチン®，ヒダントール®)

▶**作用機序**：膜電位依存性ナトリウムチャネルにおける膜透過性を抑制し，神経細胞内へのNa^+流入を抑制することにより，神経細胞の異常興奮を低下させる

▶**適応症**：全般痙攣発作，焦点発作 (ジャクソン型発作を含む)，自律神経発作，精神運動発作

▶**投与法**：経口，静注

▶**副作用**：眼振，失調，痙攣，歯肉増生，多毛，催奇形性 (静注で徐脈，不整脈，低血圧) など

▶**相互作用・併用注意**：従来の抗てんかん薬との併用で酵素誘導を受ける

エトスクシミド (エピレオプチマル®，ザロンチン®)

▶**作用機序**：膜電位依存性カルシウムチャネルにおける膜透過性を抑制し，神経細胞の異常興奮を低下させる

▶**適応症**：全般痙攣発作 (欠神発作)

▶**投与法**：経口

▶**副作用**：悪心・嘔吐，汎血球減少，発疹など

▶**相互作用・併用注意**：従来の抗てんかん薬との併用で酵素誘導を受ける

フェノバルビタール（フェノバール®, ワコビタール®）

- **作用機序**：$GABA_A$受容体と共役した塩素チャネルを開き, Cl^-の流入を促進し, 抑制性神経細胞の機能を増強する
- **適応症**：全般痙攣発作, 強直間代発作, 焦点発作（ジャクソン型発作を含む）, 自律神経発作, 精神運動発作
- **投与法**：経口, 経直腸, 筋注
- **副作用・禁忌**：多動, 注意力・集中力低下, 眠気など
- **相互作用・併用注意**：従来の抗てんかん薬との併用で酵素誘導を受ける

ジアゼパム（ダイアップ®, セルシン®, ホリゾン®）

- **作用機序**：$GABA_A$受容体と共役した塩素チャネルを開き, Cl^-の流入を促進し, 抑制性神経細胞の機能を増強する
- **適応症**：全般痙攣発作, てんかん様重積状態, 有機リン中毒, カーバメート中毒による痙攣の抑制
- **投与法**：経口, 経直腸, 静注
- **副作用**：眠気, 失調, 筋緊張低下, 気道分泌増加（静注で呼吸抑制）など
- **相互作用・併用注意**：従来の抗てんかん薬との併用で酵素誘導を受ける

クロナゼパム（リボトリール®, ランドセン®）

- **作用機序**：$GABA_A$受容体と共役した塩素チャネルを開き, Cl^-の流入を促進し, 抑制性神経細胞の機能を増強する
- **適応症**：全般痙攣発作（ミオクロニー発作）
- **投与法**：経口
- **副作用**：眠気, 失調, 筋緊張低下, 気道分泌増加など
- **相互作用・併用注意**：従来の抗てんかん薬との併用で酵素誘導を受ける

ゾニサミド（エクセグラン®）

- **作用機序**：膜電位依存性Na^+およびT型カルシウムチャネルの抑制, $GABA$受容体およびグルタミン酸受容体の調整, 炭酸脱水酵素の阻害などを有する
- **適応症**：部分発作, 全般発作
- **投与法**：経口
- **副作用**：発汗減少, 高度の精神機能障害, 皮疹, 骨髄抑制など
- **相互作用・併用注意**：CYP3A4で代謝される医薬品（ケトコナゾール, シクロスポリン, カルバマゼピンなど）の併用により, ゾニサミドの代謝が抑制されることがある。他の炭酸脱水酵素阻害薬との併用により, 代謝性ア

シドーシスが起こることがある

ラモトリギン (ラミクタール®)

▶**作用機序**：膜電位依存性Na^+およびカルシウムチャネルにおける膜透過性を抑制し，神経細胞の異常興奮を低下させる

▶**適応症**：全般発作，部分発作，双極性障害

▶**投与法**：経口

▶**副作用**：浮動性めまい，嘔吐，睡眠障害，頭痛，重症薬疹など

▶**相互作用・併用注意**：ラモトリギンとバルプロ酸ナトリウムの併用は，両者ともグルクロン酸抱合が主代謝経路であるためグルクロン酸抱合反応が競合し，ラモトリギンの消失半減期が延長し，全身クリアランスが半減する

トピラマート (トピナ®)

▶**作用機序**：膜電位依存性Na^+およびL型カルシウムチャネルの抑制，GABA受容体機能の亢進，グルタミン酸受容体の機能抑制，炭酸脱水酵素の阻害などを有する

▶**適応症**：他の抗てんかん薬で十分な効果が認められないてんかん患者の部分発作 (二次性全般化発作を含む) に対する抗てんかん薬との併用

▶**投与法**：経口

▶**副作用**：傾眠，浮動性めまい，しびれ感，食欲不振，体重減少，発汗過多，抑うつ，尿路結石など

▶**相互作用・併用注意**：CYP2C19を阻害するため，フェニトインに併用する際は，フェニトインの減量を考慮する

レベチラセタム (イーケプラ®)

▶**作用機序**：神経終末のシナプス小胞蛋白2A (synaptic vesicle protein 2A：SV2A) と結合することにより，てんかん発作を抑制する

▶**適応症**：部分発作 (二次性全般化発作を含む)，他の抗てんかん薬で十分な効果が認められないてんかん患者の強直間代発作に対する抗てんかん薬との併用

▶**投与法**：経口，静注

▶**副作用**：傾眠，浮動性めまい，肝機能異常，易刺激性，倦怠感，気分変化，悪心，発疹，食欲減退，頭痛，発熱，精神症状，行動異常など

▶**相互作用・併用注意**：CYPで代謝されず，他の抗てんかん薬との相互作用として特記すべきことは報告されていない

ガバペンチン（ガバペン®，レグナイト®）

▶**作用機序**：GABAトランスポーターの増強作用とシナプス前膜の非T型カルシウムチャネル抑制作用を持つ

▶**適応症**：部分発作（全般発作には無効），特発性レストレスレッグス症候群

▶**投与法**：経口

▶**副作用**：眠気，ふらつき，頭痛，複視など

▶**相互作用・併用注意**：ガバペンチンは血漿蛋白との結合がほとんどなく，体内でほとんど代謝されずに腎から排出されるため，CYPやグルクロン酸代謝酵素の影響による薬物相互作用を受けない。ガバペンチンは半減期が約6時間と短いため，1日3回服用する必要があり，また腎排泄のため腎機能障害の患者や高齢者では用量調整が必要である

ペランパネル（フィコンパ®）

▶**作用機序**：シナプス後膜に主として存在するAMPA（α-amino-3-hydroxy-5-methyl-4-isoxazolepropionic acid）型グルタミン酸受容体に選択的，非競合的に拮抗する

▶**適応症**：他の抗てんかん薬で十分な効果が認められない部分発作（二次性全般化発作を含む），強直間代発作に対する他の抗てんかん薬との併用

▶**投与法**：経口

▶**副作用**：浮動性めまい，傾眠，易刺激性・攻撃性・不安などの精神症状，運動失調（ふらつき）など

▶**相互作用・併用注意**：CYP3Aで代謝され，カルバマゼピン，フェニトインとの併用により代謝が促進され血中濃度が低下することがあるため，併用時は慎重に症状を観察し用量を調節する

ラコサミド（ビムパット®）

▶**作用機序**：電位依存性ナトリウムチャネルの緩徐な不活性化を選択的に促進することにより，過興奮状態にある神経細胞膜を安定化させる

▶**適応症**：部分発作（二次性全般化発作を含む）

▶**投与法**：経口

▶**副作用**：浮動性めまい，傾眠，頭痛，嘔吐，悪心，白血球減少，複視・霧視など

▶**相互作用・併用注意**：CYPにより代謝されるが，臨床用量における薬物相互作用は少ない

抗てんかん薬による治療は長期にわたるため，発作型に適しかつ副作用の少ない薬物を選択し，かつアドヒアランスを良好に保つことが必要である。アドヒアランスを良好にするため，1日1回服用で有効な徐放製剤や小児が飲みやすいドライシロップ，坐剤など製剤的工夫が行われている。治療効果や副作用およびアドヒアランスの正しい評価と個別化治療のためには，TDMの実施により，それぞれの薬物の有効血中濃度や中毒閾に照らし合わせた合理的な治療を継続する必要がある。

文献

1) 日本神経学会：てんかん治療ガイドライン2018. https://www.neurology-jp.org/guidelinem/tenkan_2018.html
2) Shorvon S, et al (Eds.)：The Treatment of Epilepsy. 3rd ed.：Wiley-Blackwell, 2009.
3) Levy RH, et al (Eds.)：Antiepileptic Drugs. 5th ed. PA：Lippincott Williams & Wilkins, 2002.
4) White HS, et al：Mechanisms of action of antiepileptic drugs. Int Rev Neurobiol. 2007；81：85-110.
5) 山田浩：臨床薬理学. 第4版. 医学書院, 2017, p313-7.

なぜ効く？どう違う？を理解し処方するための
治療薬の臨床薬理データブック

認知症治療薬

01　認知症治療薬

代表的薬剤　ドネペジル
同種同効薬　リバスチグミン，ガランタミン，メマンチン

特徴　認知症の症状は，認知機能の低下を主体とする中核症状と，認知機能障害から二次的に出現する行動・心理障害である周辺症状（behavioral and psychological symptoms of dementia：BPSD）に分かれる．中核症状である認知機能低下の治療薬には，ドネペジルを代表とするアセチルコリンエステラーゼ阻害薬とNMDA（N-methyl-D-aspartate）受容体拮抗薬があり，認知機能低下の進行を遅らせることが可能となっている．認知症は高齢者が多いため，加齢による生理機能の低下や合併疾患における病態，併用薬との相互作用を考慮し，服用量を調節する必要がある．

ドネペジル（アリセプト®）

作用機序：なぜ効くか？　どこに効くか？

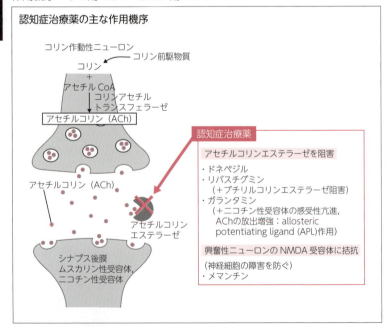

認知症の多くの割合を占めるアルツハイマー型認知症では，記憶に関係の深いアセチルコリン（ACh）系神経伝達における脳内の活性が低下している．ドネペジルは，

アセチルコリンエステラーゼ阻害作用により脳内ACh濃度を上昇させ，中枢神経系のコリン作働性ニューロンの神経伝達機構を改善させることにより，認知機能の改善をもたらす[1〜3]。

吸収経路と吸収率

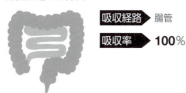

吸収経路 ▶ 腸管
吸収率 ▶ 100%

代謝・排泄経路

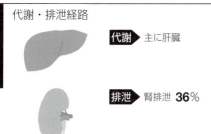

代謝 ▶ 主に肝臓

排泄 ▶ 腎排泄 36%

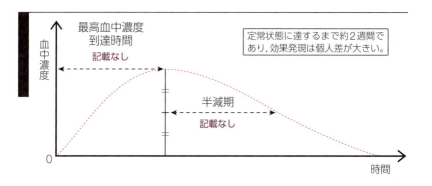

最高血中濃度到達時間：記載なし
半減期：記載なし
定常状態に達するまで約2週間であり，効果発現は個人差が大きい。

適応症と投与法
〔アルツハイマー型認知症およびレビー小体型認知症における認知症症状の進行抑制〕
▶1日1回3mgから開始し，1〜2週間後に5mgに増量。高度のアルツハイマー型認知症患者には5mgで4週間以上経過後10mgに増量

──● 作用機序から理解する副作用と禁忌

❏ アセチルコリンエステラーゼ阻害薬はコリン刺激作用を有するため，過量投与によりコリン系副作用，すなわち，悪心，嘔吐，下痢，流涎，発汗，徐脈，低血圧，呼吸抑制，筋脱力，錐体外路症状および痙攣などを引き起こすことがある

❏ 具体的には，消化性潰瘍の既往のある患者や非ステロイド性消炎鎮痛薬投与中の患者では，胃酸分泌の促進および消化管運動の促進により消化性潰瘍を悪化する可能性がある

❏ また，洞不全症候群，心房内および房室接合部伝導障害などの心疾患のある患者では，迷走神経刺激作用により徐脈あるいは不整脈を起こす可能性がある

❏ 気管支喘息または閉塞性肺疾患の既往のある患者では，気管支平滑筋の収縮および気管支粘液分泌の亢進により症状が悪化する可能性がある

❏ パーキンソン病など錐体外路障害のある患者では，線条体のコリン系神経を亢進することにより，症状を誘発または増悪させる可能性がある

❏ このようなコリン系副作用を回避するためには，低用量から服用を開始し十分に副作用の有無を確認しながら，1～2週間かけて徐々に増量する

❏ アセチルコリンエステラーゼ阻害薬は，コリン賦活薬やコリンエステラーゼ阻害薬の併用によりコリン刺激作用が増強し，抗コリン薬では逆に減弱する

──● 吸収・代謝経路から理解する相互作用と併用注意薬剤・食品

❏ ドネペジルは主としてCYP3A4，一部CYP2D6で代謝されるため，これらで代謝される医薬品や食品の併用は注意を要する

❏ 例えばCYP3A4の阻害作用を有するイトラコナゾール，エリスロマイシンの併用では作用が増強し，CYP3A4を誘導するカルバマゼピン，フェニトイン，フェノバルビタールでは作用が減弱する可能性がある

❏ またCYP2D6の阻害作用を有するパロキセチン，キニジンなどの併用で作用が増強する可能性がある

❏ 同様に抗精神病薬との併用で，錐体外路症状などの副作用が出現することがある。

同種同効薬差分解説[1~3]

認知症治療薬

リバスチグミン (イクセロン®パッチ，リバスタッチ®パッチ)

- ▶**作用機序**：アセチルコリンエステラーゼ阻害作用とともに，ブチルコリンエステラーゼ阻害作用を併せ持つ
- ▶**適応症**：軽度および中等度のアルツハイマー型認知症における認知症症状の進行抑制
- ▶**投与法**：1日1回貼付
- ▶**副作用・禁忌**：貼付剤のため，コリン系副作用のうち，悪心や嘔吐などの消化器症状は少ない。最も多い副作用は貼付部位の皮膚症状 (発赤，痒みなど) である
- ▶**相互作用・併用注意**：コリン賦活薬やコリンエステラーゼ阻害薬の併用によりコリン刺激作用が増強し，抗コリン薬では逆に減弱する。CYPによる代謝は少ないため，代謝酵素に起因する相互作用はない

ガランタミン (レミニール®)

- ▶**作用機序**：アセチルコリンエステラーゼ阻害作用とともに，ACh放出増強やニコチン性受容体作動 (allosteric potentiating ligand：APL) 作用を有する
- ▶**適応症**：軽度および中等度のアルツハイマー型認知症における認知症症状の進行抑制
- ▶**投与法**：1日2回投与
- ▶**副作用・禁忌**：悪心，嘔吐，食欲不振，下痢，頭痛，失神，徐脈など
- ▶**相互作用・併用注意**：ガランタミンは主としてCYP2D6およびCYP3A4で代謝されるため，これらで代謝される医薬品や食品の併用は注意を要する。高度の肝機能障害や腎機能障害で，AUCの上昇や半減期の延長がみられる

メマンチン (メマリー®)

- ▶**作用機序**：興奮性 (グルタミン酸作動性) ニューロンのNMDA受容体に結合，拮抗作用を有し，神経細胞の障害を防ぐ。アセチルコリンエステラーゼ阻害薬とは異なった作用機序を有することから，併用効果が期待されている
- ▶**適応症**：中等度および高度アルツハイマー型認知症における認知症症状の進行抑制
- ▶**投与法**：メマンチンは半減期が55～71時間と長く，ドネペジルと同様，1

437

日1回投与が可能

▶**副作用・禁忌**：めまい，傾眠，便秘，体重減少，頭痛，嘔吐，下痢，眠気，脱力感など

▶**相互作用・併用注意**：腎排泄型薬剤であり，CYPの影響を受けにくい。一方，腎機能障害のある患者では排泄が遅延する。尿pHを上昇させる病態（尿細管性アシドーシス，重症の尿路感染など）の患者では，排泄が遅延し血中濃度が増加する。またレボドパやドパミン作動薬との併用は，NMDA受容体拮抗作用によりドパミン遊離を促進させる。またアマンタジンとの併用は，両者ともにNMDA受容体拮抗作用があるため，互いの作用・副作用を増強させる可能性がある

解説 アセチルコリンエステラーゼ阻害薬とNMDA受容体拮抗薬はいずれも認知機能低下の進行を遅らせる効果にとどまっており，変性した神経細胞を再生させるものではない。アルツハイマー型認知症の病因に迫る治療薬として，アミロイドβ蛋白（Aβ）産生酵素（β，γ-セクレターゼ）阻害薬，Aβ重合阻止薬，Aβワクチンなどの臨床開発が期待されている。またAβ沈着の過程に酸化や炎症が関与する可能性から，抗酸化薬や抗炎症薬の認知症治療効果が検討されている。

文献

1) 日本神経学会：認知症疾患診療ガイドライン 2017. https://www.neurology-jp.org/guidelinem/nintisyo.html

2) 山田浩：疾患からみた臨床薬理学. 第3版. じほう, 2012, p503-15.

3) Jann MW, Shirley KL, Small GW：Clinical pharmacokinetics and pharmacodynamics of cholinesterase inhibitors. Clin Pharmacokinet. 2002；41：719-39.

なぜ効く？どう違う？を理解し処方するための
治療薬の臨床薬理データブック

パーキンソン病治療薬

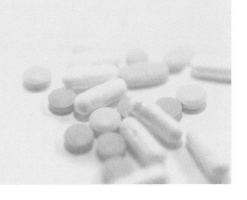

01 パーキンソン病治療薬

代表的薬剤　レボドパ，レボドパ・カルビドパ配合，
　　　　　　レボドパ・ベンセラジド配合
同種同効薬　ドパミン作動薬，抗コリン薬，ドパミン遊離促進薬，
　　　　　　カテコール-O-メチル転移酵素（COMT）阻害薬，
　　　　　　モノアミン酸化酵素（MAO）-B阻害薬，
　　　　　　アデノシンA$_{2A}$受容体拮抗薬，抗てんかん薬（ゾニサミド），
　　　　　　L-スレオドプス

特徴　パーキンソン病は動作緩慢，静止時振戦，筋固縮，姿勢反射障害といった運動障害を主症状とする神経変性疾患であり，その病態には，中脳黒質のドパミンニューロンの変性脱落と黒質から大脳基底核（線条体）へ投射するドパミン系神経経路の機能低下が関与する。治療の中核は，ドパミン系の機能を補充するレボドパ製剤およびドパミン作動薬であり，加えて重症度（ステージ）と運動合併症などを考慮し，抗コリン薬，ドパミン遊離促進薬，カテコール-O-メチル転移酵素（catechol-O-methyltransferase：COMT）阻害薬，モノアミン酸化酵素（monoamine oxidase：MAO）-B阻害薬，アデノシンA$_{2A}$受容体拮抗薬，抗てんかん薬（ゾニサミド），L-スレオドプスなどが用いられる。

レボドパ（ドパゾール®, ドパストン®）
レボドパ・カルビドパ配合（メネシット®, ネオドパストン®, ドパコール®, デュオドーパ®）
レボドパ・ベンセラジド配合（イーシー・ドパール®, マドパー®, ネオドパゾール®）

パーキンソン病治療薬

作用機序：なぜ効くか？ どこに効くか？

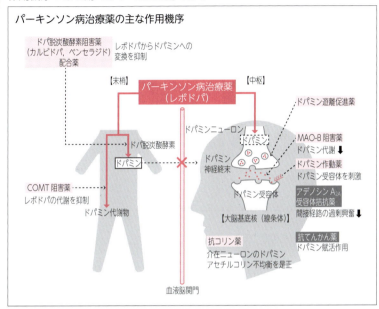

パーキンソン病治療薬の主な作用機序

レボドパはドパミンの前駆物質であり，血液脳関門を通過し脳内に取り込まれ，そこでドパ脱炭酸酵素によりドパミンに転換され，パーキンソン症状を改善する。レボドパは単剤では，末梢に存在するドパ脱炭酸酵素によりレボドパからドパミンに変換され血液脳関門を通過できない状態となる。末梢性脱炭酸酵素阻害作用を持つカルビドパおよびベンセラジドは血液脳関門を通過しないため，これをレボドパとともに投与すると，脳内におけるレボドパのドパミンへの代謝は抑制せず，選択的に脳外においてドパ脱炭酸酵素の作用を阻害する。その結果，血液中のレボドパ濃度の上昇とカテコールアミン（ドパミン，ノルアドレナリンなど）の減少をもたらし，脳内へのレボドパ移行量を高め，脳内ドパミン量を増加させる。

吸収経路と吸収率

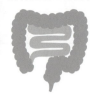

吸収経路 ▶ 腸管
吸収率 ▶ 約**70%**

代謝・排泄経路

代謝 ▶ COMTおよびMAOにより代謝

排泄 ▶ 腎排泄

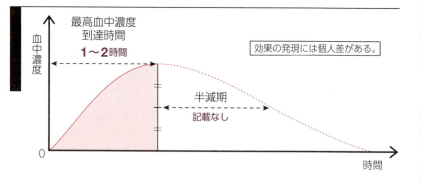

最高血中濃度到達時間 **1〜2時間**
効果の発現には個人差がある。
半減期 記載なし
血中濃度 / 時間

適応症と投与法
〔パーキンソン病，パーキンソン症候群〕*
▶レボドパ量として1日100〜300mgを1〜3回に分けて経口投与を開始し，毎日または隔日にレボドパ量として1日100〜125mgずつ増量し，最適投与量を定め維持量（標準維持量はレボドパ量として1回200〜250mg，1日3回）とする。症状により適宜増減するが，1日1,500mgを超えないようにする

＊日本神経学会のパーキンソン病治療ガイドラインでは，70歳以上の高齢者や認知機能低下者ではレボドパ製剤から治療を開始し，症状の改善がみられない場合

にドパミン作動薬を追加することを推奨している[1]。

作用機序から理解する副作用と禁忌[2]

- レボドパはドパミンに変換され効果を発揮するが，末梢性ならびに中枢性の副作用として消化器症状（悪心・嘔吐，食欲低下，胃十二指腸潰瘍など），循環器症状（起立性低血圧，不整脈など），精神神経症状（錯乱，幻覚，不随意運動など）があり，注意を要する

- また，前兆のない突発的な睡眠，調節障害，注意力・集中力・反射機能の低下が起こることがあるので，自動車の運転など危険を伴う機械の操作には従事させないよう注意する

- ドパミン作動薬との併用により，病的賭博，病的性欲亢進，強迫性購買，暴食などの衝動制御障害が起こることがある

- 閉塞隅角緑内障の患者では，眼圧上昇を起こし症状が悪化するおそれがあり禁忌である

- 非選択的MAO阻害薬投与中の患者では，レボドパから変換して産生されたドパミン，ノルアドレナリンの分解が抑制され血圧上昇を起こすおそれがあり，禁忌となっている

- レボドパ投与中，急激な減量または中止により，高熱，意識障害，高度の筋硬直，不随意運動，ショック状態などが起こることがあり，悪性症候群（Syndrome malin）と呼ばれる。悪性症候群が生じた場合には，再投与後，漸減し，体冷却，水分補給など適切な処置を行う

吸収・代謝経路から理解する相互作用と併用注意薬剤・食品

- 消化管のpHがアルカリ性の場合，吸収が低下する。鉄剤はキレートを形成し，吸収を低下させる。また高蛋白食は，小腸におけるアミノ酸トランスポーターの競合が起こり，吸収が低下する。これら吸収の低下は，効果の遅延や減弱につながることとなる

- ドパミン受容体を遮断する抗精神病薬や一部の消化器系治療薬，脳内のドパミンを減少させるレセルピンなどは，いずれもパーキンソン症状を悪化させる

- レボドパ製剤の長期投与による運動合併症として，作用時間の短縮（wearing off現象）や効果の遅延（no-on/delayed-on現象），up and down現象，on-off現象といった日内変動，あるいはジスキネジアなどの不随意運動が起こる頻度が高くなる。このような場合には，1日用量の範囲内で投与回数を増やしたり，漸減，休薬あるいは他のパーキンソン病治療薬を使用するなどの処置を行う

同種同効薬差分解説[1~3]

ドパミン作動薬（麦角系：ブロモクリプチン，ペルゴリド，カベルゴリンなど　非麦角系：プラミペキソール，ロピニロール，ロチゴチン，アポモルヒネなど）

▶**作用機序**：線条体におけるドパミン受容体を刺激し，パーキンソン症状を改善させる。ドパミン作動薬はレボドパよりも半減期が長く，薬効の持続時間が長い。また脳内ドパミンの代謝回転を減少させる効果を有する。レボドパの長期投与に伴う運動合併症がドパミン受容体の間歇的刺激に由来すると推定されており，ドパミン作動薬による受容体の持続的な刺激が，その発現を抑制すると考えられている

▶**適応症**：パーキンソン病。プラミペキソールやロチゴチンでは，中等度から高度の特発性レストレスレッグス症候群（下肢静止不能症候群），ブロモクリプチン，カベルゴリンでは，乳汁漏出症，高プロラクチン血性排卵障害，外科的処置不要の場合の高プロラクチン血性下垂体腺腫（ブロモクリプチンでは，加えて末端肥大症，下垂体性巨人症）

▶**投与法**：経口（ロチゴチンは1日1回貼付），副作用に注意しながら漸増する。プラミペキソールとロピニロールは1日1回の徐放剤がある

▶**副作用・禁忌**：レボドパと同様，ドパミン刺激に伴う副作用が出現する。麦角系と非麦角系の違いは，麦角系ドパミン作動薬では，消化器症状に加え，心臓弁膜症，心肺後腹膜線維症の発症のおそれがあるため，身体所見，心電図，胸部X線，心エコーなどの定期的な観察が必要である。非麦角系ドパミン作動薬では，眠気，突発性睡眠，衝動性行動障害，強迫的行動などが起こることがある。レボドパ製剤と同様，車の運転や危険を伴う機械の操作には従事させないよう注意する。また，病的賭博，病的性欲亢進などの衝動制御障害が起こることがあるため，このような症状が発現した場合には，減量または投与中止など適切な処置を行う

▶**相互作用・併用注意**：ドパミン拮抗作用を有する医薬品（抗精神病薬など）の併用は作用を減弱させる。ドパミン作動薬は，肝薬物代謝酵素であるCYPで代謝されるものが多く，その酵素に影響を及ぼす薬剤との併用には注意を要する

▶**その他**：ドパミン作動薬は，麦角系（ブロモクリプチン，ペルゴリド，カベルゴリンなど）と非麦角系（プラミペキソール，ロピニロール，ロチゴチン，アポモルヒネなど）の2種類に分かれる。麦角系ドパミン作動薬のブロモクリプチンやカベルゴリンは内分泌系に対して，下垂体前葉からのプロラクチン分泌を特異的に抑制する。また，末端肥大症において異常に上昇した

成長ホルモン分泌を抑制する。ドパミン作動薬は，レボドパ製剤の長期投与により生じる運動合併症の発現を減らす利点がある一方で，レボドパ製剤よりもパーキンソン症状への効果は若干弱く，精神症状は出やすい。日本神経学会の早期パーキンソン病治療ガイドラインでは，70歳以下でかつ認知症を伴わない場合にはドパミン作動薬から治療を開始し，効果が不十分であればレボドパを併用することを推奨している[1]

抗コリン薬（トリヘキシフェニジルなど）

- ▶**作用機序**：大脳基底核の介在ニューロンにおけるドパミン‐アセチルコリン不均衡を是正する
- ▶**適応症**：パーキンソン症候群（振戦の抑制に効果が期待される）
- ▶**投与法**：経口
- ▶**副作用・禁忌**：口渇，悪心，便秘，認知機能低下，せん妄，排尿障害など，抗コリン作用による副作用に注意する。緑内障，尿路閉塞症，重症筋無力症では禁忌。認知症を併発する可能性があるため，できるだけ少量で用いる
- ▶**相互作用・併用注意**：抗コリン作用を有する医薬品との併用で副作用が増強し，コリン賦活薬やコリンエステラーゼ阻害薬の併用により作用が減弱する可能性がある

ドパミン遊離促進薬（アマンタジン）

- ▶**作用機序**：ドパミンの遊離を促進。NMDA受容体拮抗作用を持つ
- ▶**適応症**：パーキンソン症候群（進行期のジスキネジア合併例に効果が期待される），脳梗塞後遺症に伴う意欲・自発性低下の改善，A型インフルエンザウイルス感染症
- ▶**投与法**：経口。腎排泄型薬剤であるので，腎機能低下時には投与量の調整が必要
- ▶**副作用・禁忌**：悪性症候群，びまん性表在性角膜炎，心不全，幻覚，網状皮斑など
- ▶**相互作用・併用注意**：レボドパ，トリヘキシフェニジルとの併用で，幻覚，不穏，睡眠障害が増強する可能性がある。NMDA受容体拮抗作用を持つ医薬品との併用で，副作用が増強する可能性がある

COMT阻害薬（エンタカポン，レボドパ・カルビドパ・エンタカポン配合）

- ▶**作用機序**：COMTによるレボドパから3-O-メチルドパへの代謝を末梢で抑制し，脳内ドパミン濃度を高め，パーキンソン症状を改善する

- ▶**適応症**：パーキンソン病（症状に日内変動（wearing off現象）が認められる場合）
- ▶**投与法**：経口。レボドパと併用する（レボドパとの合剤もある）
- ▶**副作用・禁忌**：ジスキネジア，便秘，着色尿など。非選択的MAO阻害薬投与中の患者では，副作用が増強するため禁忌。悪性症候群，横紋筋融解症の患者（既往も含む）は禁忌
- ▶**相互作用・併用注意**：COMTにより代謝される医薬品および選択的MAO阻害薬との併用は副作用が増強する可能性があるので，慎重に投与する

MAO-B阻害薬（セレギリン）

- ▶**作用機序**：MAO-Bの阻害により，ドパミン代謝を中枢で抑制し，脳内ドパミン濃度を高め，パーキンソン症状を改善する
- ▶**適応症**：パーキンソン病（レボドパ含有製剤を併用する場合：Yahr重症度ステージⅠ～Ⅳ，レボドパ含有製剤を併用しない場合：Yahr重症度ステージⅠ～Ⅲ）
- ▶**投与法**：経口
- ▶**副作用・禁忌**：悪心，ジスキネジア，幻覚，血圧低下など。非選択的MAO阻害薬投与中の患者では，副作用が増強するため禁忌。その他，統合失調症の患者，抗うつ薬服用中の患者，ペチジン，トラマドールまたはタペンタドールの服用者，覚せい剤使用者においては，高度の興奮，精神錯乱などの発現のおそれがあるため，使用禁忌
- ▶**相互作用・併用注意**：MAOにより代謝される医薬品およびCOMT阻害薬との併用は副作用が増強する可能性があるので，慎重に投与する

アデノシンA_{2A}受容体拮抗薬（イストラデフィリン）

- ▶**作用機序**：大脳基底核間接経路の過剰興奮を抑制することにより，パーキンソン症状を改善する
- ▶**適応症**：レボドパ含有製剤で治療中のパーキンソン病におけるwearing off現象の改善
- ▶**投与法**：経口。レボドパ含有製剤と併用する
- ▶**副作用・禁忌**：ジスキネジア，便秘，幻視，幻覚など。主に肝臓で代謝されるため，肝障害のある患者は血中濃度が上昇し，副作用が増強する可能性がある。虚血性心疾患のある患者は，不整脈が悪化する可能性がある
- ▶**相互作用・併用注意**：CYP3A4阻害薬との併用により代謝が阻害され，血中濃度が増加する可能性がある。また本剤も中等度のCYP3A4およびP糖

蛋白阻害作用を有するため，併用するCYP3A4基質薬やP糖蛋白基質薬の血中濃度を増加させる可能性がある。喫煙によるCYP1A1およびCYP1A2の誘導により，代謝が亢進し血中濃度が低下する可能性がある

抗てんかん薬（ゾニサミド）

- ▶**作用機序**：膜電位依存性T型カルシウムチャネルの抑制，δ1受容体作動作用などによる脳内ドパミン賦活作用
- ▶**適応症**：パーキンソン病（レボドパ含有製剤に他のパーキンソン病治療薬を使用しても十分に効果が得られなかった場合）。ジスキネジア合併例でも使用可能
- ▶**投与法**：経口。レボドパと併用。抗てんかん薬で使用される量（1日200〜400mg）よりも低用量（1日25〜50mg）で有効
- ▶**副作用**：眠気，食欲低下，悪心，発汗減少など
- ▶**相互作用・併用注意**：CYP3A4で代謝される医薬品の併用により代謝が抑制されることがある

L-スレオドプス

- ▶**作用機序**：ノルアドレナリン前駆体。脳内ノルアドレナリン作動性神経の機能回復を促す
- ▶**適応症**：パーキンソン病（Yahr重症度ステージⅢ）におけるすくみ足，たちくらみの改善。シャイドレーガー症候群，家族性アミロイドニューロパチーなどにおける起立性低血圧
- ▶**投与法**：経口
- ▶**副作用・禁忌**：過度の昇圧反応を起こすことがあるので，過量投与にならないように注意する。糖尿病性壊疽などの重篤な末梢血管病変を有する場合や閉塞隅角緑内障などには使用禁忌
- ▶**相互作用・併用注意**：MAO阻害薬や三環系抗うつ薬の併用は作用が増強され，血圧の異常上昇をきたすことがある。一方，α₁受容体遮断薬との併用は作用が減弱する可能性がある

レボドパ製剤はパーキンソン病治療の第一選択薬であり,ドパミン作動薬と比べ精神症状の出にくさやパーキンソン症状への効果において利点がある一方で,長期使用によりwearing offなどの運動合併症が出現しやすい欠点がある。レボドパの運動合併症への対策として,最近,徐放性ドパミン作動薬,COMT阻害薬の合剤,新しい作用機序のアデノシンA_{2A}受容体阻害薬などが開発され,治療の選択肢が拡がっている。

　パーキンソン病治療の基本は,運動症状の進行を遅らせ,日常生活動作を可能な限り維持し生活の質(quality of life:QOL)を保つことにある。さらに非運動症状として,認知障害などの精神症状,起立性低血圧などの自律神経症状,便秘,睡眠障害などに対する治療も併せて行う必要がある。

文献

1) 日本神経学会パーキンソン病治療ガイドライン,2018. https://www.neurology-jp.org/guidelinem/parkinson_2018.html
2) 山田浩:精神神経治療薬. 医学生の基本薬,渡邊裕司,編. 医学書院,2010, p.265-81.

なぜ効く？どう違う？を理解し処方するための
治療薬の臨床薬理データブック

片頭痛治療薬

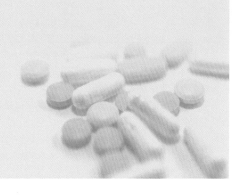

01 片頭痛治療薬

代表的薬剤　トリプタン系薬
同種同効薬　エルゴタミン製剤，カルシウム拮抗薬

特徴　片頭痛は慢性機能性頭痛の一型であり，一側性かつ拍動性の頭痛発作を繰り返し，悪心・嘔吐，光過敏などの随伴症状を伴い日常生活に支障をきたす。その発症には，いったん収縮した脳血管が過剰に拡張することにより起こるとする血管説，神経機能異常（spreading depression）を起源とする神経説を経て，両者を融合した三叉神経血管説が最も発症機序を説明すると考えられている[1,2]。トリプタン系薬は，その発症機序を制御することで，頭痛発作を改善させる。

トリプタン系薬（スマトリプタン，リザトリプタン，エレトリプタン，ゾルミトリプタン，ナラトリプタン）

作用機序：なぜ効くか？　どこに効くか？

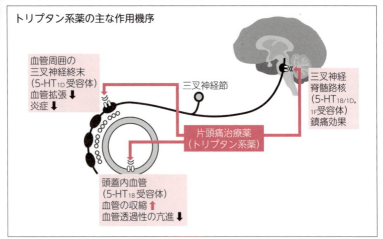

トリプタン系薬の主な作用機序

片頭痛の発症には，脳血管に分布するセロトニン（5-hydroxytryptamine：5-HT）受容体サブタイプである5-HT$_{1B}$受容体と，三叉神経末端に分布する5-HT$_{1D}$受容体の機能異常が関与して起こると考えられている。トリプタン系薬は5-HT$_{1B/1D}$受容体に選択的に作用し，頭痛発作時に過度に拡張した脳血管を収縮させるとともに，三叉神経に作用し，神経末端からのcalcitonin gene-related peptide（CGRP），ノイロキニン，サブスタンスPなど起炎性神経ペプチドの遊出や血漿蛋白の漏出に伴う炎症を抑制することで，片頭痛の症状を緩解させると考えられている。

吸収経路と吸収率

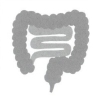

吸収経路 腸管（剤形が経口薬の場合）

吸収率 スマトリプタン以外のトリプタン系薬のバイオアベイラビリティは約**40**%
（スマトリプタンは経口でのバイオアベイラビリティは**14**%と低く，皮下注射剤で約**96**%）

代謝・排泄経路

代謝 スマトリプタン，リザトリプタン，ゾルミトリプタンはモノアミン酸化酵素（monoamine oxidase, MAO）Aにより代謝される。エレトリプタンは，肝薬物代謝酵素チトクロームP450（CYP）3A4により代謝される

排泄 ナラトリプタンは多くは未変化体のまま，腎から排泄される

効果発現時間

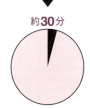

約**30**分

スマトリプタンは経口薬以外に，点鼻液，皮下注射剤があり，経口薬よりも早く効果があらわれる（点鼻液：15分，注射剤：10分）[3]

適応症と投与法

〔国際頭痛学会の診断基準により診断された「片頭痛」〕

※スマトリプタン注射液は「群発頭痛」にも適応[1]

▶投与法は**表**参照。経口投与（スマトリプタンでは悪心・嘔吐が激しい場合や即効性を期待する場合，点鼻液や注射剤が使用される）。初回投与で効果が不十分な場合は，追加投与が1日2回まで可能。ただし投与間隔を，前投与が経口薬あるいは点鼻液の場合は2時間（ナラトリプタンは4時間），注射剤の場合は1時間以上あけて投与する。頭痛発作時のみ使用し，予防的投与は行わない

表　本邦で市販されている主なトリプタン系薬の比較

一般名	剤形	初回投与量	追加投与間隔	1回最大投与量	1日最大投与量	T_{max}(時間)	$t_{1/2}$(時間)
スマトリプタン	錠(50mg)	50mg	2時間	100mg	200mg	1.8	2.2
	点鼻液(20mg)	20mg	2時間	20mg	40mg	1.3	1.87
	注射/皮下注(3mg)	3mg	1時間	3mg	6mg	0.21/0.18	1.46/1.71
ゾルミトリプタン	口腔内速溶錠(2.5mg)	2.5mg	2時間	5mg	10mg	3.00/2.98	2.40/2.90
エレトリプタン	錠(20mg)	20mg	2時間	40mg	40mg	1.0	3.2
リザトリプタン	錠/口腔内崩壊錠(10mg)	10mg	2時間	10mg	20mg	1.0/1.3	1.6/1.7
ナラトリプタン	錠(2.5mg)	2.5mg	4時間	2.5mg	5mg	2.68	5.05

作用機序から理解する副作用と禁忌

❏ 血管収縮作用があるため，心筋梗塞の既往や，虚血性心疾患またはその症状・徴候のある患者，脳血管障害や一過性脳虚血性発作の既往歴，末梢血管障害，コントロール不良な高血圧では，投与禁忌である

❏ さらに特殊な片頭痛である，家族性片麻痺性片頭痛，孤発性片麻痺性片頭痛，脳底型片頭痛あるいは眼筋麻痺性片頭痛の患者は禁忌である

❏ エルゴタミン，エルゴタミン誘導体含有製剤，MAO阻害薬あるいは他のトリプタン系薬投与中の患者は併用禁忌である

❏ 選択的セロトニン再取り込み阻害薬あるいは選択的セロトニン・ノルアドレナリン再取り込み阻害薬との併用により，セロトニン症候群（不安，焦燥，興奮，頻脈，発熱，腱反射亢進，ミオクローヌスなどの不随意運動，協調運動障害，下痢など）があらわれることがあるので，併用においては十分注意する

吸収・代謝経路から理解する相互作用と併用注意薬剤・食品

❏ エレトリプタンはCYP3A4により代謝される医薬品や食品は，併用により代謝の促進あるいは阻害が引き起こされる可能性がある

同種同効薬差分解説[1,2]

片頭痛治療薬

エルゴタミン製剤

▶**作用機序**：血管平滑筋収縮作用を有し，血管緊張を高める

▶**適応症**：片頭痛（血管性頭痛）

▶**投与法**：経口。1回1mg，1日3回。頭痛発作の起こる前に投与

▶**副作用・禁忌**：末梢血管障害，閉塞性血管障害，狭心症，冠動脈硬化症，心臓弁膜症，コントロール不十分な高血圧症，ショック，側頭動脈炎，敗血症の患者では血管収縮により症状が悪化する可能性があり，使用禁忌である。また，重篤な肝機能障害のある患者では代謝が遅延する可能性があり，使用禁忌である。腎機能障害のある患者では排泄が遅延し，血中濃度が増加する可能性があるため，慎重に投与する。また，めまいがあらわれることがあるため，投与中は自動車の運転など危険を伴う機械の作業に注意させる。過度の喫煙は血管収縮作用を増強させる可能性があるため，避けるように指導する

▶**相互作用・併用注意**：トリプタン系薬および麦角アルカロイドの併用は血管収縮を増強し，血圧上昇または血管攣縮が増強されるため，併用禁忌である。CYP3A4で代謝されるため，本酵素を阻害する薬剤との併用は血中濃度を増加させるため，慎重に投与する

カルシウム拮抗薬（ロメリジン）

▶**作用機序**：血管平滑筋および神経細胞内へのCa^{2+}流入を抑制し，血管収縮抑制作用およびspreading depressionに伴う脳血流量の低下を抑制する

▶**適応症**：片頭痛（頭痛発作が月に2回以上あり，日常生活に支障をきたしている患者）

▶**投与法**：経口。1回5mg，1日2回

▶**副作用・禁忌**：頭蓋内出血またはその疑いのある患者では脳血流増加により症状を悪化させる可能性があり，使用禁忌である。脳梗塞急性期の患者では非病巣部の血流増加に伴い病巣部の血流低下が起こる可能性があり，使用禁忌である。肝臓で代謝され胆汁中に排泄されるため，重篤な肝機能障害のある患者では血中濃度が上昇する可能性がある。また，眠気を催すことがあるため，自動車の運転など危険を伴う機械の操作は避けさせる

▶**相互作用・併用注意**：降圧薬の併用は降圧作用を増強させる可能性があるため，慎重に投与する。QT延長の疑われる患者，パーキンソン病やうつ病の患者では，それらの症状が悪化する可能性があるため，慎重投与する

解説 日本頭痛学会「慢性頭痛の診療ガイドライン」によれば，片頭痛の治療は，頭痛発作の急性期と慢性期の治療に分けられる[1]。急性期は，軽度の頭痛であればアセトアミノフェンや非ステロイド抗炎症薬（non-steroidal anti-inflammatory drugs：NSAIDs）で対処可能であるが，中等度以上の頭痛ではトリプタン系薬が第一選択薬となる（エルゴタミン製剤は発作が出現してからでは効果に乏しい）。加えて悪心・嘔吐が随伴すれば制吐薬が併用される。薬物乱用を避けるため，NSAIDsやトリプタン系薬は，月10日以内の使用にとどめる。慢性期の予防的投与としてはカルシウム拮抗薬（ロメリジン）などが使用される。

文献

1) 日本頭痛学会：慢性頭痛の診療ガイドライン2013. https：//www.jhsnet.org/guideline_GL2013.html
2) 山田浩：精神神経治療薬. 医学生の基本薬, 渡邉裕司, 編. 医学書院, 2010, p.265-81.
3) 徳岡健太郎：片頭痛の急性期治療. 医学のあゆみ. 2012, 243 (13)：1123-7.

なぜ効く？ どう違う？ を理解し処方するための
治療薬の臨床薬理データブック

鎮痛薬

01 非ピリン系解熱鎮痛薬

代表的薬剤　アセトアミノフェン

特徴　アセトアミノフェンは解熱鎮痛薬として長年にわたり用いられてきたが，現在においても汎用されている。処方薬だけでなく一般用医薬品（OTC）にも多く含まれており，他の解熱鎮痛薬に比べ安全性も高く小児に用いやすい薬物である。近年になってアセトアミノフェンは変形性関節症にも拡大され，1日4gまで用いることができる。一方，解熱鎮痛薬による治療は対症療法であることに留意し，使用にあたっては安易な投与を避け，また必要がなくなった後の漫然な使用をしないことが重要である。また過量投与による肝障害に注意する必要がある。

アセトアミノフェン

作用機序：なぜ効くか？　どこに効くか？

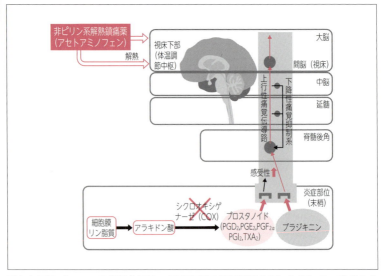

アセトアミノフェンの解熱作用は，視床下部の体温調節中枢に作用して，皮膚の血管拡張作用により熱放散を増加させることにより発揮される。鎮痛作用は中枢（視床，大脳皮質）の痛覚閾値を上げることによる。シクロオキシゲナーゼ（COX）の阻害作用（抗炎症作用）はほとんどない。

鎮痛薬

吸収経路と吸収率

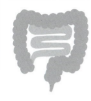

吸収経路 胃腸管

吸収率 投与されたアセトアミノフェンはほぼ完全に消化管から吸収される

代謝・排泄経路

代謝 アセトアミノフェンのほとんどはグルクロン酸または硫酸抱合により代謝される
一部は、チトクロームP450（CYP2E1など）により代謝され、活性代謝物のN-アセチル-p-ベンゾキノンイミン（NAPQI）が生成する。その後、NAPQIはグルタチオン抱合により代謝され、メルカプツール酸として排泄される。過量投与の場合、グルタチオンが枯渇しNAPQIが肝臓に蓄積し、肝障害を起こす

排泄 腎臓（ほとんどがグルクロン酸抱合体または硫酸抱合体）

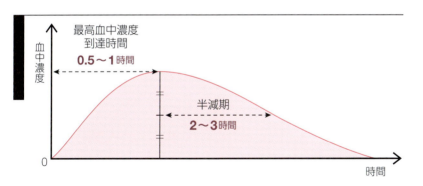

適応症と投与法

〔頭痛, 耳痛, 症候性神経痛, 腰痛症, 筋肉痛, 打撲痛, 捻挫痛, 月経痛, 分娩後痛, がんによる疼痛, 歯痛, 歯科治療後の疼痛, 変形性関節症の鎮痛〕
▶1回300～1,000mg（投与間隔は4～6時間以上）, 最大1日4,000mg
〔急性上気道炎の解熱・鎮痛〕

▶1回300〜500mg（1日2回まで），最大1日1,500mg

〔小児科領域における解熱・鎮痛〕

▶1回10〜15mg/kg体重（投与間隔は4〜6時間以上），最大1日60mg/kg

作用機序から理解する副作用と禁忌

- ❏重篤な消化性潰瘍，血液異常，肝臓，腎臓または心機能の障害，アスピリン喘息，過敏症の患者は禁忌
- ❏重篤な肝障害が発現するおそれがあるので注意
- ❏また重篤な副作用として，アナフィラキシー，中毒性表皮壊死融解症（TEN），皮膚粘膜眼症候群（Stevens-Johnson症候群），急性汎発性発疹性膿疱症，喘息発作の誘発，肝障害，顆粒球減少症，間質性腎炎，急性腎不全が挙げられている

吸収・代謝経路から理解する相互作用と併用注意薬剤・食品

- ❏アルコールの多量常飲者で肝障害の報告がある
- ❏またフェニトイン，カルバマゼピンなどによる酵素の誘導によりNAPQIが増え，肝障害が生じやすくなるとの報告がある

02 非ステロイド系抗炎症薬 (NSAIDs)

鎮痛薬

代表的薬剤　ロキソプロフェン
同種同効薬　アスピリン，メフェナム酸，イブプロフェン，ナプロキセン，ジクロフェナック，インドメタシン，エトドラク，メロキシカム，セレコキシブ

特徴　非ステロイド系抗炎症薬 (NSAIDs) は，ステロイド以外の抗炎症作用を有する薬物であり，シクロオキシゲナーゼ (COX) 阻害作用によりその作用を発揮する。NSAIDsは非常に多くの種類の薬物が開発されている。そのため，それらのNSAIDsをいくつかの観点で分類し，特徴を理解して使用することが大切である。代表的な分類は，化学構造，剤形，作用時間である。そして患者の病態やリスク因子，アドヒアランスなどを考慮して薬剤を選択する。最も注意すべき副作用として胃腸障害と腎障害があり，特に高齢者では発現しやすい。

ロキソプロフェン (ロキソニン®)

作用機序：なぜ効くか？　どこに効くか？

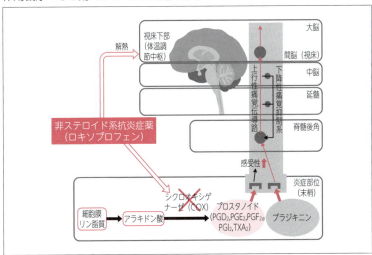

COXにはCOX-1とCOX-2の2種類のアイソザイムがあり，ともに細胞質内に存在する。COX-1はほとんどの組織に常に発現しているが，COX-2は炎症の局所で発現が誘導される。
細胞膜のリン脂質からホスホリパーゼA_2によって生成したアラキドン酸は，COX

によりプロスタグランジン（PG）まで変換される。炎症によりCOXが活性化されることでPGの生成が高まり，またブラジキニンなどの発痛物質が遊離される。またPGそれ自体には痛みを起こす効果はないが，痛覚を過敏にさせる作用がある。NSAIDsはCOXを阻害して，炎症部位でのPGの産生を抑制し（抗炎症作用），ブラジキニンの感受性を低下させ疼痛を抑える（鎮痛作用）。さらに視床下部の体温調節中枢に直接作用して解熱作用を発揮する。

吸収経路と吸収率

吸収経路 ▶ 消化管

吸収率 ▶ バイオアベイラビリティは **54**％

代謝・排泄経路

代謝 ▶ 経口投与された場合，胃粘膜刺激作用の弱いロキソプロフェン（未変化体）の状態で吸収され，その後速やかにCOX阻害作用を持つ活性代謝物に変換される

排泄 ▶ 未変化体と活性代謝物はグルクロン酸抱合体として尿中に約 **15〜20**％排泄される

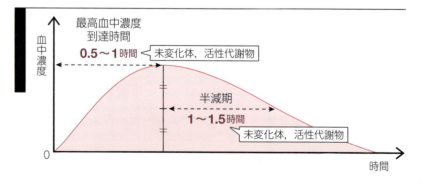

鎮痛薬

適応症と投与法

〔関節リウマチ，変形性関節症，腰痛症，肩関節周囲炎，頸肩腕症候群，歯痛，手術後・外傷後・抜歯後の消炎・鎮痛〕

▶1回60mg，1日3回

▶頓用の場合：1回60〜120mg

〔急性上気道炎の解熱・鎮痛〕

▶1回60mg頓用（1日2回まで，最大1日180mg）

——• 作用機序から理解する副作用と禁忌

❏ COX-1阻害作用による胃腸障害と腎障害が最も注意するべき副作用である

❏ 胃粘膜では，COX-1により産生されたPGが血流の維持と粘液分泌の増加により保護因子として働くが，NSAIDsはPGの産生を抑制することにより胃腸障害を引き起こす。食後の投与を原則とし，PG製剤，H_2受容体遮断薬，プロトンポンプ阻害薬の投与を考慮する

❏ 腎障害は，腎の血流が減少することにより引き起こされ，特に高齢者や腎機能低下患者では注意する必要がある

❏ 消化性潰瘍がある患者や腎障害のある患者のほかに，重篤な肝障害，心機能不全のある患者，アスピリン喘息および妊娠末期の婦人に対する投与は禁忌である

——• 吸収・代謝経路から理解する相互作用と併用注意薬剤・食品

❏ 血小板凝集抑制により抗凝固作用が増強する可能性があるためワルファリンとの併用は注意する

❏ 血漿蛋白結合率の高い薬物との併用は遊離体の増加を引き起こす可能性がある

❏ またニューキノロン系抗菌薬との併用で痙攣が報告されている

同種同効薬差分解説

NSAIDsの特徴

化学構造の分類	一般名（商品名）	1回用量，用法	Tmax（時間）	t1/2（時間）
サリチル酸系	アスピリン（アスピリン®，バイアスピリン®）	1回0.5〜1.5g（鎮痛） 1日2〜3回	0.5〜1（素錠） 3〜4（腸溶錠）	0.5〜2（素錠） 0.5〜2.5（腸溶錠）
アントラニル酸系	メフェナム酸（ポンタール®）	1回250mg 6時間ごと	2	3.5
プロピオン酸系	イブプロフェン（ブルフェン®）	1回200mg 1日3回	2	2
プロピオン酸系	ロキソプロフェン（ロキソニン®）	1回60mg 1日3回	0.5〜1	1〜1.5
プロピオン酸系	ナプロキセン（ナイキサン®）	1回100〜200mg 1日2回	2〜4	14
フェニル酢酸系	ジクロフェナック（ボルタレン®）	1回25mg 1日3回	3	1〜1.5
インドール酢酸系	インドメタシン（インテバン®SP）	1回25〜37.5mg（徐放剤） 1日2回	2	2
ピラノ酢酸系	エトドラク（ハイペン®）	1回200mg 1日2回	1.5	6
オキシカム系	メロキシカム（モービック®）	1回10mg 1日1回	7	28
コキシブ系	セレコキシブ（セレコックス®）	1回100〜200mg 1日2回	2	7〜8

解説 COX-1とCOX-2の選択性の違いからNSAIDsが特徴づけられる。COX-2選択性が高い薬物は消化性潰瘍や腎障害などの副作用の軽減が期待される。COX-2の選択性が高い薬剤としてコキシブ系（セレコキシブ）が開発された。またメロキシカムやエトドラクも比較的COX-2の選択性が高い。一方，アスピリンはCOX-1を阻害して血小板凝集抑制作用を示す。

NSAIDsには様々な剤形が用いられている。経口薬である徐放剤のほか，坐剤，貼付剤（局所作用），経皮吸収型製剤（全身作用）および注射剤などがあり，病態や患者の特性にあわせて使用する。

03 麻薬性鎮痛薬（オピオイド）

代表的薬剤　モルヒネ
同種同効薬　オキシコドン，フェンタニル

特徴　麻薬性鎮痛薬（オピオイド）は，がん性疼痛のほか，麻酔前投薬，術後痛などの激しい疼痛に用いられる。いずれもオピオイドμ受容体を刺激して作用を発揮する。がん性疼痛に対してはWHO方式のがん疼痛治療ラダーや使用の5原則をもとに薬剤の選択や治療を進める。オピオイドでの疼痛治療では副作用（便秘，嘔気・嘔吐）は必須であり，また突出痛への対処としてレスキュードーズの準備が必要である。副作用が強い場合などには，オピオイドの変更を考慮する（オピオイドローテーション）。

モルヒネ（モルヒネ塩酸塩，オプソ®，パシーフ®，MSコンチン®，カディアン®）

作用機序：なぜ効くか？　どこに効くか？

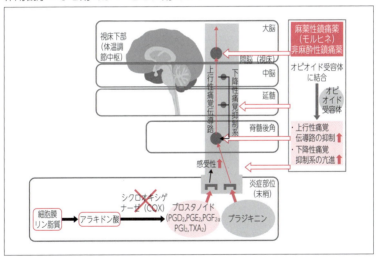

痛みの伝達経路は，末梢組織の侵害情報を上位中枢に伝える上行性痛覚伝導路，上位中枢での痛みの認知，生体応答などを処理する高次中枢神経回路，侵害情報を修飾する下行性痛覚抑制系に分けられる。オピオイドμ受容体はこの痛覚伝導系に広く分布している。μ受容体がオピオイドにより刺激されると，上行性痛覚伝導路の抑制，下行性痛覚抑制系の亢進，並びに視床での痛覚の伝導抑制が起き，鎮痛効果が発揮される。

吸収経路と吸収率

吸収経路 消化管

吸収率 バイオアベイラビリティは **20〜25**％

代謝・排泄経路

代謝 モルヒネはグルクロン酸抱合を受け，活性代謝物のモルヒネ-6-グルクロナイドと活性のないモルヒネ-3-グルクロナイドに代謝される

排泄 モルヒネとモルヒネ-6-グルクロナイドの尿中排泄率は数％

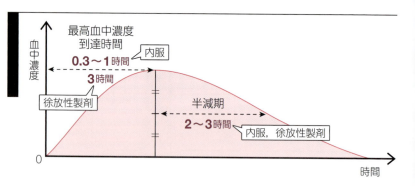

最高血中濃度到達時間 **0.3〜1**時間（内服）
3時間（徐放性製剤）
半減期 **2〜3**時間（内服，徐放性製剤）

適応症と投与法

※オピオイドは剤形により適応症が異なる。

モルヒネ塩酸塩

〔内服：激しい疼痛時の鎮痛・鎮静，激しい咳嗽発作の鎮咳，激しい下痢症状の改善〕
▶5〜10mg/回（末・錠）

〔注射：上記に加え，麻酔前投薬，麻酔の補助，中等度から高度の疼痛を伴う各種がんにおける鎮痛〕

▶5〜10mg/回（皮下，静注），50〜200mg/回（持続点滴，持続皮下注），2〜6mg/回（硬膜外），2〜10mg/日（硬膜外，持続投与），0.1〜0.5mg/回（くも

膜下）

〔坐剤：激しい疼痛を伴う各種がんにおける鎮痛〕

▶20～120mg/日，2～4回（直腸内投与）

〔液（オプソ®内服液）：中等度から高度の疼痛を伴う各種がんにおける鎮痛〕

▶1日30～120mgを1日6回に分割

（レスキュー投与時）1回量は，定時投与中のモルヒネ経口製剤の1日量の1/6量を目安とする

徐放性製剤

モルヒネ塩酸塩（パシーフ®カプセル）

モルヒネ硫酸塩水和物（MSコンチン®錠，カディアン®カプセル）

〔激しい疼痛（中等度から高度の疼痛）を伴う各種がんにおける鎮痛〕

▶30～120mg/日，1日1回（パシーフ®）

▶20～120mg/日，1日2回（MSコンチン®）

▶20～120mg/日，1日1回（カディアン®）

──▶ 作用機序から理解する副作用と禁忌

❏オピオイド受容体は全身の様々な部位に発現している。そのためオピオイドは鎮痛のほかにも多くの薬理作用を示し，それらが副作用と関連する

❏オピオイドの副作用として特に頻度が高く，重要なのは便秘，悪心・嘔吐，眠気であり，この中で便秘と悪心・嘔吐は鎮痛を発揮する用量より低用量であらわれる。これらの副作用への対処は必須である

❏呼吸抑制やせん妄も注意すべき副作用である。その他，縮瞳，口渇，瘙痒感，視野調節障害などが挙げられる

──▶ 吸収・代謝経路から理解する相互作用と併用注意薬剤・食品

❏中枢神経抑制薬やアルコールなどはモルヒネの作用を増強する

同種同効薬差分解説

オキシコドン（オキシコンチン®，オキノーム®）

▶**吸収・代謝**：強オピオイドに分類される。モルヒネに比べバイオアベイラビリティが高い（60〜80％）。肝臓においてCYP2D6とCYP3A4で代謝を受ける

▶**その他**：鎮痛の強さはモルヒネの約1.5倍とされ，モルヒネから切り替える場合は用量比で，モルヒネ：オキシコドン＝3：2で計算する。オキシコドンの徐放性製剤（オキシコンチン®）を投与中のレスキュー投与は通常，オキノーム®散を用いる

フェンタニル（デュロテップ®，ワンデュロ®，フェントス®，アブストラル®，イーフェン®）

▶**副作用**：モルヒネの約50〜100倍と強力なオピオイドμ受容体刺激作用を有する。フェンタニルはμ1受容体に選択性が高いため便秘（μ2受容体を介する）の頻度がモルヒネより低い

▶**吸収・代謝**：脂溶性で低分子量であるため経皮あるいは粘膜からの吸収は良好である。またCYP3A4で代謝を受け，初回通過効果が大きい

▶**併用注意**：CYP3A4の阻害作用を有する薬物との併用で血中濃度の上昇，誘導作用を有する薬物との併用で低下の可能性があり，薬物相互作用に注意する

▶**その他**：経皮吸収型製剤（デュロテップ®MTパッチ，ワンデュロ®パッチ，フェントス®テープ）と口腔内粘膜吸収製剤（アブストラル®舌下錠，イーフェン®バッカル錠）が販売されている。デュロテップ®MTパッチは3日ごとに，ワンデュロ®パッチとフェントス®テープは24時間ごとに貼り替える。また経口モルヒネ製剤とデュロテップ®MTパッチとワンデュロ®パッチの換算比は150：1，フェントス®テープでは100：1と使用方法や換算比など製剤ごとに異なるので注意する。アブストラル®舌下錠とイーフェン®バッカル錠は，強オピオイド鎮痛剤を定時投与中の患者における突出痛の鎮痛に対して用いられる。その場合，フェンタニルとして100μg（イーフェン®バッカルでは50μgあるいは100μg）を開始用量として，症状に応じて，フェンタニルとして1回100，200，300，400，600，800μgの順に用量を調節（タイトレーション）する

オピオイド鎮痛薬は，がん性疼痛だけでなく中等度から高度の「慢性疼痛」における鎮痛にも使用することが可能になった。使用にあたっては，その原因となる器質的病変，心理的・社会的要因，依存リスクを含めた包括的な診断を行い，本剤の投与の適否を慎重に判断すること，とされている。

　上記のオピオイドのほか，経口薬としてメサドン（メサペイン®）とタペンタドール（タペンタ®）が販売されている。メサドンはμ受容体刺激とNMDA受容体阻害作用を持ち，他のオピオイド鎮痛薬で治療困難な中程度から高度のがん性疼痛に用いる。タペンタドールは，μ受容体刺激に加えノルアドレナリン再取り込み阻害作用を有し，中程度から高度のがん性疼痛に用いる。注射剤では，長短時間作用型のレミフェンタニル（アルチバ®）があり，全身麻酔の導入・維持における鎮痛に用いられる。

04 非麻薬性鎮痛薬

代表的薬剤　ペンタゾシン
同種同効薬　ブプレノルフィン，トラマドール

特徴　ペンタゾシンとブプレノルフィンはオピオイドμ受容体の部分作動薬（弱い刺激作用を有する薬物）である。現在では，がん性疼痛に用いられることは少なく，術後や検査時の鎮痛に使用される。強オピオイドと併用すると，μ受容体において競合的に拮抗し，オピオイドの鎮痛効果を弱めるためオピオイドとは同時に使用しない。

トラマドールはがん疼痛治療ラダーの第2段階（弱オピオイド）として主に使用される。またアセトアミノフェンとの合剤（トラムセット®）も発売されており，がん性疼痛のほか慢性疼痛や抜歯後の疼痛（トラムセット®が適応）にも用いることができる。

ペンタゾシン（ソセゴン®）

作用機序：なぜ効くか？　どこに効くか？

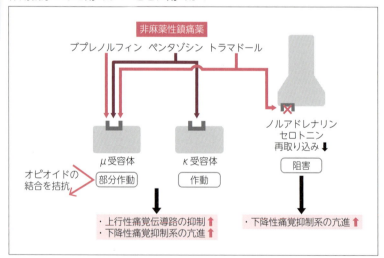

ペンタゾシンはμ受容体とκ受容体の部分作動薬として鎮痛作用を発揮する。ブプレノルフィンはμ受容体の部分作動薬である。またトラマドールはCYP2D6により代謝されて活性代謝物が生成する。未変化体はノルアドレナリンとセロトニンの再取り込み阻害作用を有しており，活性代謝物はμ受容体の刺激作用を有しており，いずれも鎮痛作用を示す。

吸収経路と吸収率

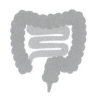

吸収率 バイオアベイラビリティは約**20**%

代謝・排泄経路

代謝 CYP2D6により代謝される

排泄 尿中への未変化体の排泄は約**20**%程度

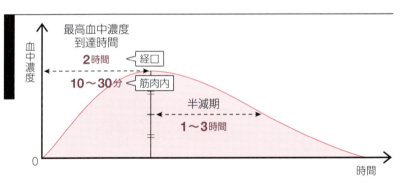

適応症と投与法

注射剤

〔**がんおよび術後，検査，心筋梗塞，胃・十二指腸潰瘍，腎・尿路結石などの鎮痛，および麻酔前投薬・麻酔補助**〕

▶鎮痛には1回15mgを筋肉内または皮下に注射，麻酔時には30～60mgを筋肉内，皮下または静脈内に注射

錠剤

〔**各種がんにおける鎮痛**〕

▶1回25〜50mgを経口投与

作用機序から理解する副作用と禁忌
- モルヒネよりも依存性は少ないが，漫然と使用することによりペンタゾシン中毒（依存）が問題となる
- 錠剤には，溶解して静注するなどの乱用防止のために，オピオイド拮抗薬のナロキソンが含まれている
- また麻薬依存患者に離脱症状を誘発することがある

吸収・代謝経路から理解する相互作用と併用注意薬剤・食品
- オピオイドとの併用でオピオイドの作用を減弱させる
- アルコールや中枢神経抑制薬との併用で効果が強く出ることがある

同種同効薬差分解説

ブプレノルフィン（レペタン®，ノルスパン®）
- ▶**適応症**：注射と坐薬，経皮吸収型製剤（テープ製剤）が販売されている。テープ製剤は変形性関節症，腰痛に伴う慢性疼痛に対して適応がある

トラマドール（トラマール®，ワントラム®，トラムセット®）
- ▶**適応症**：トラマドールの錠剤（トラマール®）は軽度から中等度のがん性疼痛に対して適応を持つが，がん性疼痛以外の慢性疼痛にも用いることができる。ワントラム®はトラマドールの徐放性製剤である。また，トラマドールとアセトアミノフェンの合剤であるトラムセット®は，非がん性の慢性疼痛に用いられる
- ▶**禁忌**：アルコール，睡眠薬，鎮痛薬，オピオイド鎮痛薬または向精神薬による急性中毒患者や治療により十分な管理がされていないてんかん患者には投与禁忌である。またモノアミン取り込み阻害作用があるためモノアミン酸化酵素阻害薬とは併用禁忌である

オピオイド鎮痛薬と異なり，投与量を増やしても効果には上限があり，副作用のみが増加するという天井効果がみられる。トラマドールの増量によりセロトニン症候群の危険性があるため，投与量の上限が定められている。

なぜ効く？どう違う？を理解し処方するための
治療薬の臨床薬理データブック

抗不安薬
睡眠薬

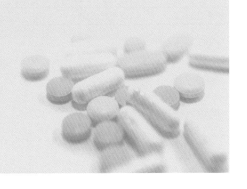

01 ベンゾジアゼピン系睡眠薬

代表的薬剤　ブロチゾラム
同種同効薬　トリアゾラム，フルニトラゼパム

特徴　短時間作用型ベンゾジアゼピン系睡眠薬ブロチゾラムは，中枢神経系における主要な抑制性神経伝達物質であるGABA（γアミノ酪酸）の受容体に非特異的な親和性を持つ薬剤。錠剤，OD錠として，催眠・鎮静作用を期待して不眠症に処方される。ベンゾジアゼピン系薬は，催眠・鎮静作用のほか，抗不安，筋弛緩，抗痙攣作用を持つが，一方で，健忘，依存，耐性などの副作用を示すこともあるので注意が必要である。

　不眠症は，痛みやかゆみなどの身体因，ストレス・不規則な生活リズムなどの心理・環境因，ステロイドなど薬剤因，うつ病などの精神疾患など複合的な因子により発生するため，原因検索を行わない，安易な睡眠薬の処方は，耐性の形成など服薬中止の機会を失わしめるため，厳に慎まなければならない。血中半減期などにより，超短時間型，短時間型，中間作用型，長時間作用型に分類され，使い分けられている（**表**）。特異的拮抗薬としてフルマゼニル静注製剤があるが，薬効時間が短いので，注意を要する。

表　ベンゾジアゼピン系睡眠薬プロフィール

分類	一般名	T_{max} (時間)	$t_{1/2}$ 未変化体 (時間)
超短時間作用型	トリアゾラム	0.7〜0.9	1.78〜2.30
短時間作用型	エチゾラム	3.3	6.3
	ブロチゾラム (錠)	約1.5	約7
	ロルメタゼパム	1〜2	約10
中間作用型	フルニトラゼパム	約1	約24
	エスタゾラム	約5	約24
	ニトラゼパム	1.8	27.1
長時間作用型	クアゼパム	3.42	36.6

ブロチゾラム (レンドルミン®)

作用機序：なぜ効くか？ どこに効くか？

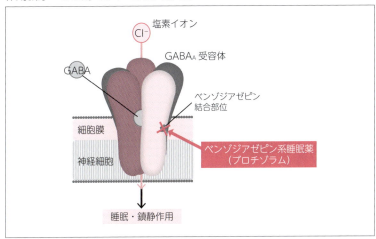

脳内のGABA受容体に存在するベンゾジアゼピン結合部位に作用することでCl⁻の流入を促し，脳の働きを抑制し，催眠作用を生じる。脳内ベンゾジアゼピン受容体はさらにω_1受容体（α_1受容体）とω_2受容体（α_2，α_3，α_5受容体）の2つに分けられ，ω_1受容体は睡眠作用，ω_2受容体は抗不安作用や筋弛緩作用に関与しているとされる。

吸収経路と吸収率

 腸管

バイオアベイラビリティは **70%**

代謝・排泄経路

代謝 ▶ 肝臓：CYP3A4で代謝

排泄 ▶ 肝臓および腎臓
尿中に**64.9**％糞中に**21.6**％

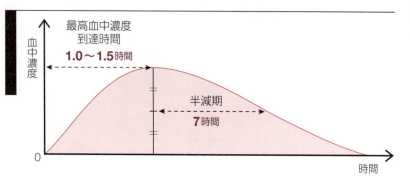

最高血中濃度到達時間 **1.0〜1.5**時間
半減期 **7**時間
血中濃度
時間

適応症と投与法
〔不眠症，麻酔前投薬〕
▶1回0.25mgを就寝前に経口投与（不眠症，麻酔前投薬・手術前夜）

⎯⎯▶ 作用機序から理解する副作用と禁忌
- 急性狭隅角緑内障のある患者には，抗コリン作用により眼圧が上昇するおそれ，重症筋無力症のある患者には筋弛緩作用で症状が悪化するおそれがあるため，それぞれ禁忌である
- 肺性心，肺気腫，気管支喘息および脳血管障害の急性期などで呼吸機能が高度に低下している患者には，二酸化炭素ガスナルコーシスを起こす可能性があり，原則禁忌か，慎重投与である

⎯⎯▶ 吸収・代謝経路から理解する相互作用と併用注意薬剤・食品
- CYP3A4阻害薬のイトラコナゾール，ミコナゾール，シメチジンは，本剤の代謝酵素のCYP3A4を阻害して，血中濃度が上昇して，薬効の増強や遅延を生じる可能性がある
- CYP3A4誘導薬のリファンピシンは，本剤の代謝酵素であるCYP3A4を

誘導して，本剤の代謝が促進して，作用が減弱するおそれがある
❏アルコールとの相互作用による鎮静効果増大や奇異反応には注意を要する

同種同効薬差分解説

トリアゾラム（ハルシオン®）
超短時間型ベンゾジアゼピン系睡眠薬

▶**適応症**：不眠症，麻酔前投薬

▶**投与法**：0.25mgを就寝前に経口投与。高度な不眠症には0.5mgまで投与
可能。年齢・症状で適宜増減も，高齢者には1回0.125〜0.25mg

フルニトラゼパム（ロヒプノール®）
中間作用型ベンゾジアゼピン系睡眠薬

▶**適応症**：不眠症，麻酔前投薬

▶**投与法**：0.5〜2mgを就寝前または手術前に経口投与。年齢・症状で適宜
増減も，高齢者には1回1mg

解説　ベンゾジアゼピン系薬物は様々な薬剤があるが，催眠・鎮静作用の強い薬
剤であるフルニトラゼパムなどが睡眠薬，抗不安作用の強いアルプラゾラ
ムやロラゼパムなどが抗不安薬と呼ばれ，臨床で多く使用されている。また，筋弛
緩作用の強いエチゾラムは筋収縮性頭痛に使用される。

しかし，すべてのベンゾジアゼピン系薬剤は程度の差こそあれ，催眠・鎮静，抗
不安，筋弛緩，抗痙攣の4つの作用を持つため，期待と異なる作用が発生し，日中
の眠気や倦怠感など副作用につながることが多い。

また，催眠・鎮静作用は，患者が期待する睡眠時間を超えれば（つまり，寝床を
出れば），日中の眠気の副作用につながるため，血中濃度半減期（あくまで健康成
人における）などを指標とした超短時間型（6時間以内），短時間型（6〜12時間），
中間型（12〜24時間），長時間型（24時間以上）など薬剤を使い分けられている。
しかし，代謝産物の薬理活性や，薬物の脳内移行性など様々な要素で薬効は変わり
うるため，理屈通りにはいかないと思われる。

02 ベンゾジアゼピン系抗不安薬

代表的薬剤　ジアゼパム
同種同効薬　ロラゼパム，アルプラゾラム

特徴　ベンゾジアゼピン系抗不安薬ジアゼパムは，催眠・鎮静作用のほか，抗不安，筋弛緩，抗痙攣作用の4つの作用を兼ね備え，不安障害，睡眠障害，痙攣・てんかん発作時など様々な場面で処方されている。錠剤，散剤のほか，静注製剤もある。てんかん，痙攣発作時のファーストラインとして，ジアゼパム静注が行われるが，呼吸抑制には注意が必要である。特異的拮抗薬としてフルマゼニル静注製剤があるが，薬効時間が短いので，注意を要する。睡眠薬としての適応は通っていないが，臨床的には，高齢者などで，睡眠薬替わりに眠前に内服するケースもある。

ジアゼパム（セルシン®，ホリゾン®）

作用機序：なぜ効くか？　どこに効くか？

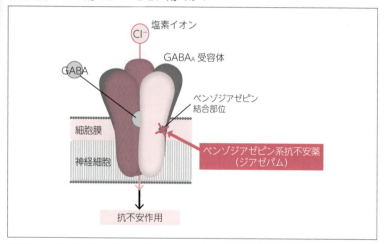

脳内のGABA受容体に存在するベンゾジアゼピン結合部位に作用することでCl⁻の流入を促し，脳の働きを抑制し，催眠作用を生じる。脳内ベンゾジアゼピン受容体はさらにω_1受容体（α_1受容体）とω_2受容体（α_2, α_3, α_5受容体）の2つに分けられ，ω_1受容体は睡眠作用，ω_2受容体は抗不安作用や筋弛緩作用に関与しているとされる。

吸収経路と吸収率

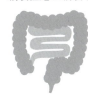

吸収経路 ▶ 腸管

吸収率 ▶ バイオアベイラビリティは**100%**に近い

代謝・排泄経路

代謝 ▶ 肝臓：CYP2C19，CYP3A4で代謝

排泄 ▶ 腎臓：尿中未変化体排泄率**5%**，代謝物の**70%**が尿中排泄

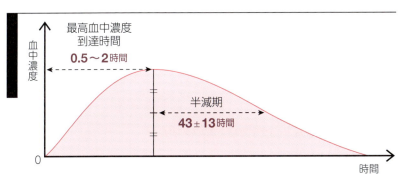

最高血中濃度到達時間 **0.5～2時間**

半減期 **43±13時間**

適応症と投与法

〔不眠症，麻酔前投薬〕
〔神経症における不安・緊張・抑うつ〕
〔うつ病における不安・緊張〕
〔心身症（消化器疾患，循環器疾患，自律神経失調症，更年期障害，腰痛症，頸肩腕症候群）における身体症候並びに不安・緊張・抑うつ〕
〔脳脊髄疾患に伴う筋痙攣・疼痛における筋緊張の軽減〕
▶ 2～5mgを1日2～4回経口投与（外来患者は原則として15mg以内）
▶ 小児では，3歳以下は1日量1～5mg，4～12歳は1日量2～10mgをそれぞ

れ1～3回分割経口投与。年齢，症状で適宜増減

―――→ 作用機序から理解する副作用と禁忌
  ❑急性狭隅角緑内障のある患者には，抗コリン作用により眼圧が上昇するお
  それ，重症筋無力症のある患者には筋弛緩作用で症状が悪化するおそれが
  あるため，それぞれ禁忌である

―――→ 吸収・代謝経路から理解する相互作用と併用注意薬剤・食品
  ❑ジアゼパムの主要代謝物であるN-デスメチルジアゼパム（N-desmethyl-
  diazepam）は母化合物より活性は少し落ちるが部分作動薬partial
  agonistとして作用する
  ❑チトクロームP450に対する競合的阻害作用による相互作用のため，過度
  の鎮静や呼吸抑制を起こすおそれがあり，リトナビル（HIVプロテアーゼ
  阻害薬）との併用は禁忌である
  ❑アルコールとの相互作用による鎮静効果増大や奇異反応には注意を要する

同種同効薬差分解説

ロラゼパム（ワイパックス®）
▶**副作用・禁忌**：リトナビル内服患者への投与禁忌はない
▶**その他**：肝臓で代謝を受けず，直接グルクロン酸抱合によって代謝される
  ため，肝機能障害のある患者でも比較的安全に使うことができる

アルプラゾラム（ソラナックス®，コンスタン®）
▶**代謝**：CYP3Aで代謝される
▶**併用注意薬**：HIVプロテアーゼ阻害薬インジナビルとの併用で，チトクロー
  ムP450に対する競合的阻害で，血中濃度が大幅に上昇して，過度の鎮静
  や呼吸抑制が起こる可能性があるため，併用禁忌である

解説 ベンゾジアゼピン系薬物の中でも，抗不安作用の強いアルプラゾラムやロラゼパムなどが抗不安薬と呼ばれ，臨床で多く使用されている。すべてのベンゾジアゼピン系薬剤は程度の差こそあれ，催眠・鎮静，抗不安，筋弛緩，抗痙攣の4つの作用を持つため，期待と異なる作用が発生し，日中の眠気や倦怠感など副作用につながることが多い。また，不安障害，パニック障害などに対して，SSRIなど抗うつ薬より効果の立ち上がりが早いため，抗不安作用を期待して，頓用で処方されることも多い。

抗不安薬・睡眠薬

03 非ベンゾジアゼピン系薬

代表的薬剤　ゾルピデム
同種同効薬　ゾピクロン，エスゾピクロン

特徴　非ベンゾジアゼピン系睡眠薬ゾルピデムは，GABA_A受容体のベンゾジアゼピン結合部位のω_1受容体への選択性が高く，筋弛緩作用などの副作用が少なく，高齢者の不眠などにも使いやすいとされる。また，中断による離脱症状や反跳性不眠などの退薬症候も少なく，連用による耐性形成はないとされる。

ゾルピデム（マイスリー®）

作用機序：なぜ効くか？　どこに効くか？

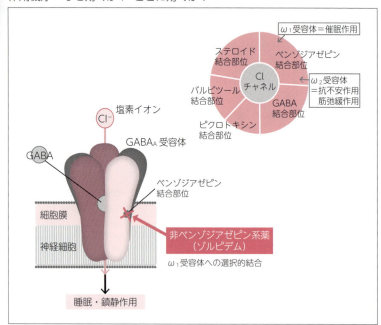

ベンゾジアゼピン系と同様に，中枢神経系のおける主要な抑制系神経伝達物質GABAの後シナプスのGABA_A受容体のベンゾジアゼピン結合部位に結合することで薬理作用を発揮する。脳内のGABA受容体に存在するベンゾジアゼピン結合部位に作用することでCl$^-$の流入を促し，脳の働きを抑制し，催眠作用を生じる。脳内ベンゾジアゼピン受容体はさらにω_1受容体（α_1受容体）とω_2受容体（α_2，α_3， α₅受容体)の二つに分けられ,ω₁受容体は睡眠作用,ω₂受容体は抗不安作用や筋弛緩作用に関与しているとされる。非ベンゾジアゼピン系睡眠薬は,ω₁受容体への選択性が高く,催眠・鎮静作用を生じる用量では,抗不安,筋弛緩,抗痙攣作用は生じないとされる。

吸収経路と吸収率

吸収経路 ▶ 腸管
吸収率 ▶ バイオアベイラビリティは **66.6**%

代謝・排泄経路

代謝 ▶ 肝臓(主にCYP3A4,一部は2C9,1A2)

排泄 ▶ 腎臓:尿中 **55.8**%
　　　　　糞中 **36.5**%

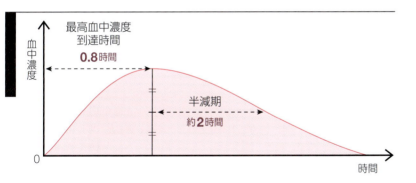

最高血中濃度到達時間 **0.8**時間
半減期 約**2**時間

適応症と投与法

〔不眠症(統合失調症および躁うつ病に伴う不眠症は除く)〕

▶1回5〜10mgを就寝直前に経口投与。高齢者には1回5mgから投与を開始。年齢,症状,疾患により適宜増減も,1日10mgを超えない

—— 作用機序から理解する副作用と禁忌

❏ 急性狭隅角緑内障のある患者には，抗コリン作用により眼圧が上昇するおそれ，重症筋無力症のある患者には筋弛緩作用で症状が悪化するおそれがあるため，それぞれ禁忌である

❏ 二酸化炭素ガスナルコーシスを起こしやすいため，肺性心，肺気腫，気管支喘息および脳血管障害の急性期などで呼吸機能が高度に低下している患者には原則禁忌

—— 吸収・代謝経路から理解する相互作用と併用注意薬剤・食品

❏ 代謝機能の低下により血中濃度が上昇し，作用が強くあらわれるおそれがあるため，重篤な肝機能障害のある患者には禁忌

❏ リファンピシンなどCYP3A4誘導薬やアルコールとの相互作用がある

▎同種同効薬差分解説

ゾピクロン (アモバン®) ➡494頁

▶ **投与法**：7.5〜10mgを就寝前に経口投与。年齢・症状で適宜増減，10mgを超えない

▶ **その他**：錠剤が比較的大きく，高齢者などに嫌がられる。唾液内に濃縮・排泄され，口の中の苦味を感じることがある

エスゾピクロン (ルネスタ®) ➡492頁

▶ **投与法**：2〜3mgを就寝前に経口投与。高齢者，高度肝障害・腎障害は1〜2mg

▶ **その他**：唾液内に濃縮・排泄され，口の中の苦味を感じることがある

解説 主に睡眠薬として使われるベンゾジアゼピン系の薬剤と比較して，「安全な薬」という言い方がされることが多い薬剤であるが，平行機能障害による高齢者のふらつき・転倒・骨折のリスク，服薬後のもうろう状態や睡眠随伴症状（夢遊症状など），入眠前あるいは中途覚醒時の出来事の記憶障害などを生じることはあるので注意が必要である。ベンゾジアゼピン系薬剤と同様に，漫然とした長期投与は行うべきではない。

04 セロトニン作動薬

代表的薬剤　タンドスピロン

特徴　セロトニン5-HT$_{1A}$受容体作動薬であるタンドスピロンは，ベンゾジアゼピン系抗不安薬に比較して，依存性がなく，安全性が高く，記憶機能など認知機能，運動機能への影響が少ない一方で，即効性はなく，効果が全体的に弱いとされる。

タンドスピロン（セディール®）

作用機序：なぜ効くか？　どこに効くか？

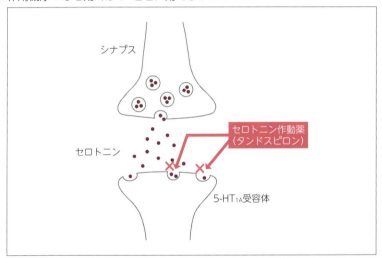

アザピロン系薬物は，セロトニン作動性神経細胞体に存在する5-HT$_{1A}$受容体（前シナプス受容体）と，後シナプス5-HT$_{1A}$受容体に対する部分アゴニストとして働く。前シナプス5-HT$_{1A}$受容体に働くとセロトニンの遊離は抑制され，後シナプス5-HT$_{1A}$受容体に働くとセロトニン作動性神経細胞活性は増強される。部分アゴニストのため，理論的にはセロトニン神経の活動性が高すぎる場合には抑制し，低すぎる時には高めると考えられる。

代謝・排泄経路

代謝 ▶ CYP3A4およびCYP2D6が代謝に関与

排泄 ▶ 尿中 **70**％，糞中に **21**％が排泄

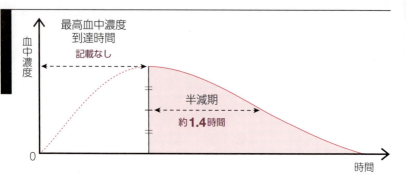

最高血中濃度到達時間 記載なし

半減期 約 **1.4** 時間

適応症と投与法

〔不眠症（統合失調症および躁うつ病に伴う不眠症は除く）〕
〔神経症における抑うつ，恐怖〕
〔心身症における身体症候ならびに抑うつ，不安，焦燥，睡眠障害〕

▶ 1日30mgを3回に分け経口投与。年齢・症状により適宜増減も1日60mgまで

── 作用機序から理解する副作用と禁忌

- ベンゾジアゼピン系誘導体とは交差依存性がないため，ベンゾジアゼピン系誘導体から直ちに切り替えると，ベンゾジアゼピン系誘導体の退薬症候が引き起こされ，症状が悪化することがあるので，前薬を中止する場合は徐々に減量する等注意する

── 吸収・代謝経路から理解する相互作用と併用注意薬剤・食品

- フルボキサミンやパロキセチンなどセロトニン再取り込み阻害作用を有する薬剤と併用するときは，セロトニン作用が増強して，セロトニン症候群を生じる可能性が高まる

解説 全般性不安障害や身体表現性障害，心気症など連続投与を余儀なくされる慢性不安には適するが，パニック障害や強迫性障害など急性の強い不安症状には即効性がないため，ベンゾジアゼピン系抗不安薬と比較すると，効果の立ち上がりが遅いため，使いづらいと思われる。耐性やベンゾジアゼピン系の副作用がないと思われ，理論上は使いやすいが，臨床における立ち位置の難しい薬である。

抗不安薬・睡眠薬

05 メラトニン受容体作動薬

代表的薬剤　ラメルテオン

 特徴　わが国で開発された世界で最初のメラトニン受容体作動薬で，内因性メラトニンよりも高い親和性を持って，2つのメラトニン受容体（MT₁およびMT₂）に結合し，睡眠覚醒リズムを持つ不眠症に適応がある。

ラメルテオン（ロゼレム®）

作用機序：なぜ効くか？　どこに効くか？

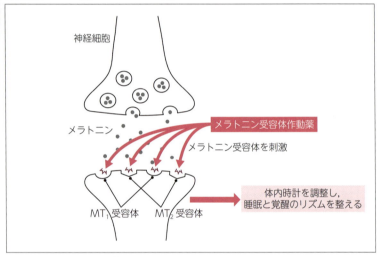

主に松果体から概日リズムに応じて分泌されるメラトニンは，朝の起床時に太陽光などの光を浴びると分泌が止まり，夜中に分泌のピークがあり，朝まで持続する。視交差上核（SCN）に作用して睡眠覚醒リズムを調節する。メラトニン受容体には3つのサブタイプがあり，メラトニン（MT₁）受容体の刺激は体温の低下で睡眠を促し，メラトニン（MT₂）受容体の刺激は体内時計を同調して概日リズムの位相を変化させる。ラメテルオンは，MT₁/MT₂受容体の両方に作用し，睡眠覚醒リズムを持つ不眠症に適応がある。

代謝・排泄経路

 代謝 肝臓：酸化（ママ），グルクロン抱合　主にCYP1A2で代謝，CYP2Cサブファミリーおよび CYP3A4

 排泄 腎臓：尿中に**80%**以上排泄

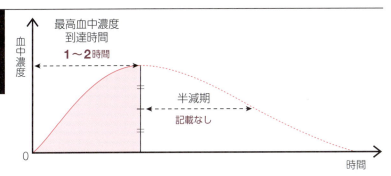

最高血中濃度到達時間 1～2時間

半減期 記載なし

適応症と投与法
〔不眠症における入眠困難の改善〕
▶1回8mgを就寝前に経口投与

―→ 吸収・代謝経路から理解する相互作用と併用注意薬剤・食品
- フルボキサミンは強いCYP1A2阻害作用があるので併用は禁忌である
- 食直後や食事中の投与では，空腹時投与に比べ，血中濃度が低下することがある

解説 ベンゾジアゼピン系薬剤など従来の睡眠薬と異なり，鎮静作用や抗不安作用はないとされ，向精神薬指定はなく，処方日数制限もないが，臨床において，一定割合の患者が，内服当初の眠気で服薬中断に至るため，注意を要する。臨床試験では，12カ月間連用後の断薬でも反跳性不眠を生じることはなく，習慣性医薬品指定もない。即効性はないため，効果が自覚できなくても数週間は内服してもらう必要がある。副交感神経系を優位にするため，COPDや急性狭隅角緑内障の患者にも使用できる。意外と翌日の眠気やだるさを訴える患者が多いので注意と事前の説明が必要と思われる。

06 オレキシン受容体拮抗薬

代表的薬剤　スボレキサント

特徴　これまでのGABA受容体作動薬のベンゾジアゼピン系薬剤とは根本的に薬理作用が異なり，覚醒物質であるオレキシンの受容体を阻害することで睡眠作用を持つ。副作用としてふらつきや脱力がなく，せん妄の予防効果も持っているため，高齢者にも使いやすい。

スボレキサント（ベルソムラ®）

作用機序：なぜ効くか？　どこに効くか？

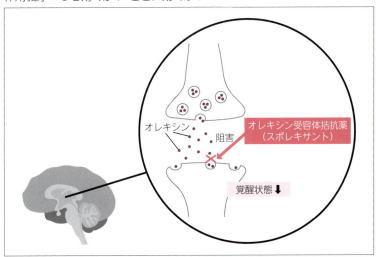

過眠症であるナルコレプシーでは欠損しているペプチド性神経伝達物質であるオレキシンは，視床下部外側野の限局した部位に神経細胞から分泌され，オレキシンAとオレキシンBの2種類がある。

抗不安薬・睡眠薬

代謝・排泄経路

代謝 ▶ 肝臓：主にCYP3A
CYP2C19もわずかに関与

排泄 ▶ 腎臓：糞便中に約**66**％尿中に約**23**％

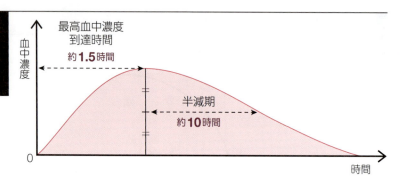

適応症と投与法
〔不眠症〕
▶就寝直前に20mgを経口投与（高齢者では15mg）

── 作用機序から理解する副作用と禁忌
- ナルコレプシーまたはカタプレキシーのある患者は症状を悪化させるおそれがあり，慎重投与を有する

── 吸収・代謝経路から理解する相互作用と併用注意薬剤・食品
- CYP3Aを強く阻害する薬剤（イトラコナゾール，クラリスロマイシン，リトナビル，サキナビル，ネルフィナビル，インジナビル，テラプレビル，ボリコナゾール）を投与中の患者には投与は禁忌である

解説 ラメルテオンと機序は異なるも，近年発売されたベンゾジアゼピン系薬剤以外の睡眠薬であり，習慣性医薬品指定はあるも，向精神薬指定のない薬剤である。認知障害や筋弛緩作用は作用機序より考え難く，転倒や骨折のリスクが少なく，高齢者にも使いやすいと思われる。また，薬理機序から，COPDや急性狭隅角緑内障にも比較的安全に使用できると思われる。しかし，まだ，臨床使用経験が限られており，ラメルテオンとの使い分けは模索されている最中と思われる。意外と悪夢の訴えが多い印象である。

抗不安薬・睡眠薬

07 エスゾピクロン

代表的薬剤　エスゾピクロン
同種同効薬　ゾピクロン

特徴　2012年に発売されたゾピクロンのS体のみを抽出して作られた超短時間型の非ベンゾジアゼピン系睡眠薬で，入眠障害に主に使用される。ゾピクロン同様に，口の中の苦味が残ることがある。

エスゾピクロン（ルネスタ®）

作用機序：なぜ効くか？　どこに効くか？

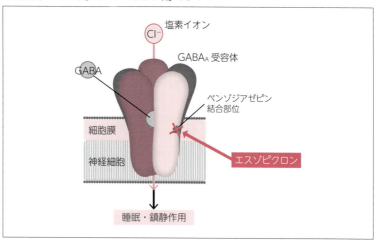

ベンゾジアゼピン系と同様に，中枢神経系のおける主要な抑制系神経伝達物質GABAの後シナプスのGABA_A受容体のベンゾジアゼピン結合部位に結合することで薬理作用を発揮する。GABA_A受容体のベンゾジアゼピン結合部位は，リガンド特異性および脳内分布により，ω_1，ω_2受容体に細分化される。エスゾピクロンは，ω_1受容体への選択性が高く，催眠・鎮静作用を生じる用量では，抗不安，筋弛緩，抗痙攣作用は生じないとされる。

代謝・排泄経路

 肝臓：主として肝薬物代謝酵素CYP3A4で代謝

 排泄 腎臓

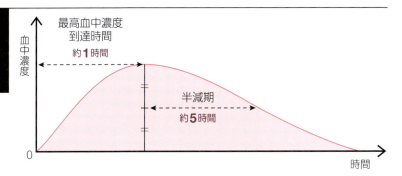

適応症と投与法
〔不眠症〕

▶1回2mgを就寝前に経口投与（高齢者，高度の肝機能障害や腎機能障害のある患者は1回1mg）。症状で適宜増減も，成人では最大1回3mg（高齢者，高度の肝機能障害や腎機能障害のある患者は1回2mg）

作用機序から理解する副作用と禁忌

- 急性狭隅角緑内障のある患者には，抗コリン作用により眼圧が上昇するおそれ，重症筋無力症のある患者には筋弛緩作用で症状が悪化するおそれがあるため，それぞれ禁忌である
- 二酸化炭素ガスナルコーシスを起こしやすいため，肺性心，肺気腫，気管支喘息および脳血管障害の急性期などで呼吸機能が高度に低下している患者には原則禁忌

吸収・代謝経路から理解する相互作用と併用注意薬剤・食品

- 代謝機能の低下により血中濃度が上昇し，作用が強くあらわれるおそれがあるため，重篤な肝機能障害のある患者には禁忌

❑リファンピシン，イトラコナゾールなどCYP3A4誘導薬の肝代謝酵素阻害作用により，本剤の代謝が阻害され，本剤の血漿中濃度が増加するおそれがある

❑アルコールとの相互作用で中枢神経抑制作用が増強されることがある

❑食直後や食事中の投与では，空腹時投与に比べ，血中濃度が低下することがある

同種同効薬差分解説

ゾピクロン（アモバン®）

▶**投与法**：7.5〜10mgを就寝前に経口投与。年齢・症状で適宜増減，10mgを超えない

▶**副作用・禁忌**：ゾルピデムと同様

▶**相互作用・併用注意薬**：リファンピシンなどCYP3A4誘導薬，アゾール系抗真菌薬やエリスロマイシンなどCYP3A4阻害薬による相互作用

▶**その他**：錠剤が比較的大きく，高齢者などに嫌がられる。唾液内に濃縮・排泄され，口の中の苦味を感じることがある

解説 ゾピクロンのS体のみを抽出して作られた薬剤がエスゾピクロンであり，ゾピクロンの難点である錠剤の大きさは改善したが，苦味の副作用自体はあまり変化はなかったと思われ，注意と説明が必要である。

なぜ効く? どう違う? を理解し処方するための
治療薬の臨床薬理データブック

抗うつ薬

01 三環系抗うつ薬・四環系抗うつ薬

代表的薬剤　イミプラミン
同種同効薬　クロミプラミン，アミトリプチリン，アモキサピン，ドスレピン，
　　　　　　セチプチリン，ミアンセリン，マプロチリン

特徴　効果は強力であるが，副作用も強い。特に抗コリン性の副作用（口渇，便秘，せん妄）が非常に強く，高齢者には使いにくい。基本的には用量依存性に効果も副作用もあらわれるため，投与量の調整が必要である。SSRIやSNRIで効果不十分なときに使用される。

イミプラミン（トフラニール®，イミドール®）

作用機序：なぜ効くか？　どこに効くか？

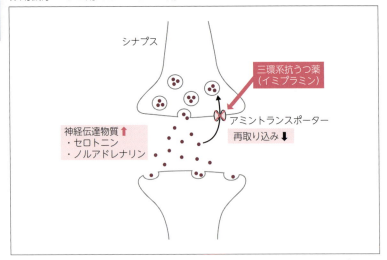

セロトニンやノルアドレナリンの再取り込みを阻害する作用によってシナプス間隙内のモノアミンを増加させ，脳内の神経伝達を改善し抗うつ作用をあらわす。

吸収経路と吸収率

吸収経路 ▶ 腸管

吸収率 ▶ **95**%以上

代謝・排泄経路

代謝 ▶ 肝臓
（CYP2D6, CYP2C19, CYP3A, CYP1A2などで代謝）

排泄 ▶ 尿**70**%，糞便**30**%

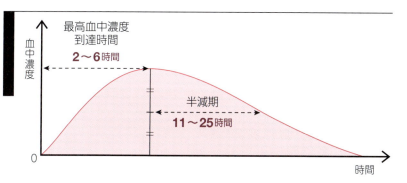

最高血中濃度到達時間 **2～6**時間

半減期 **11～25**時間

適応症と投与法

〔うつ病・うつ状態〕

▶ 1日25～75mgを初期用量とし，1日200mgまで漸増，分割経口投与。まれに300mgまで増量することもある

〔遺尿症〕

▶ 幼児は1日量25mgを1回，学童は1日量25～50mgを1～2回経口投与

— • 作用機序から理解する副作用と禁忌

❏ アセチルコリンを阻害する作用（抗コリン作用）がある。抗コリン作用に

より口渇, 倦怠感, 脱力感, 集中力低下, 眠気, 頭痛, めまい, 立ちくらみ, 便秘, 頻脈, 尿閉などの副作用が出る。尿閉を逆に利用して遺尿症などに使用する

❑ 抗コリン作用から緑内障がある患者, 尿閉 (前立腺疾患等) のある患者には禁忌である

❑ MAO阻害薬であるセレギリン (エフピー®) との併用は禁忌

→ 吸収・代謝経路から理解する相互作用と併用注意薬剤・食品

❑ CYP1A2, CYP3A4, CYP2C19により代謝を受けるため, これらの酵素阻害薬, 時にSSRIとの併用時に血中濃度の増加のおそれがあり注意が必要である

❑ 一方, カルバマゼピンなどの抗てんかん薬はこれらの酵素の誘導薬なので血中濃度の低下の可能性があり, 注意を要する

❑ またCYP1A2の誘導作用がある喫煙で効果が変化する可能性もある

❑ ただし, 多種多様な代謝経路と活性代謝物の存在から薬物動態的に併用に注意を有する薬物は明らかではない

同種同効薬差分解説

クロミプラミン (アナフラニール®)

▶ **適応症**：ナルコレプシーに伴う情動脱力発作の適応もある

▶ **その他**：片頭痛, 群発頭痛, 神経痛に使用されることもある

アミトリプチリン (トリプタノール®)

▶ **適応症**：末梢性神経障害性疼痛の適応もある

▶ **その他**：神経障害性疼痛や頭痛発作予防などにも効果がある

アモキサピン (アモキサン®)

▶ **適応症**：うつ病・うつ状態のみ

▶ **その他**：同系統の抗うつ薬の中では効果発現までの要する時間が短いとされる, 細粒剤があり, 嚥下能力の低下した患者などへのメリットが考えられる

ドスレピン (プロチアデン®)

▶ **適応症**：うつ病・うつ状態のみ

▶**その他**：尿閉のある患者などにも原則として使用しない。副作用は少ないほうである

セチプチリン (テシプール®)

▶**適応症**：うつ病・うつ状態のみ
▶**その他**：主に脳内のα_2受容体へ作用し脳内のノルアドレナリン量を増やす，不眠を伴ううつ症状へも有効。作用はやや劣るが，抗コリン作用などによる副作用が軽減されている。効果の発現は早いほうである

ミアンセリン (テトラミド®)

▶**適応症**：うつ病・うつ状態のみ
▶**その他**：主に脳内のα_2受容体へ作用し脳内のノルアドレナリン量を増やす，不眠を伴う，うつ症状へも有効とされている。作用はやや劣るが，抗コリン作用などによる副作用が軽減されている。効果の発現は早いほうである

マプロチリン (ルジオミール®)

▶**適応症**：うつ病・うつ状態のみ
▶**禁忌**：てんかんなどの痙攣性疾患の既往歴を持つ患者には原則として使用できない
▶**その他**：主に脳内のα_2受容体へ作用し脳内のノルアドレナリン量を増やす

解説 クロミプラミンは注射製剤があり，経口摂取できない患者や即効性を期待するときにはこれを使う。三環系抗うつ薬の中では最もSSRIに近い薬理学的特徴を持つため，不安症状にも使用できる。アミトリプチリンは，強い抗コリン系副作用を逆用し夜尿症に使用できる。また鎮痛効果がある。アモキサピンは抗ドパミン作用があり，抗精神病薬と三環系抗うつ薬の両方の性格を持つ。したがって，重症うつ病や微小妄想を持つ患者には良い適応となる。ドスレピンは，ドパミン，セロトニン，ノルアドレナリンの再取り込み阻害抑制作用があり，ユニークな薬理作用を持つ。セチプチリンは心毒性が弱く，三環系抗うつ薬より副作用が少ない。抗うつ作用もやや弱い。ミアンセリンを改良した薬物である。ミアンセリンは心毒性が弱く，三環系抗うつ薬より副作用が少ない。鎮静作用があり，せん妄に使われることが多い。また薬理学的にはNaSSAと近い。マプロチリンは最初の四環系抗うつ薬。心毒性が弱く，三環系抗うつ薬より副作用が少ない。抗うつ作用もやや弱い。

02 SSRI（選択的セロトニン再取り込み阻害薬）

代表的薬剤　エスシタロプラム
同種同効薬　フルボキサミン，パロキセチン，セルトラリン

特徴　基本的に安全な抗うつ薬である。三環系抗うつ薬の問題となる抗コリン作用が最小限に抑えられているため，高齢者にも使用しやすい。一方，脳内セロトニンを急激に高めるため，セロトニン症候群がまれではあるが発生する。また，消化器症状，特に嘔気が出る頻度が高い。不安障害にも適応があり使用できる。

エスシタロプラム（レクサプロ®）

作用機序：なぜ効くか？　どこに効くか？

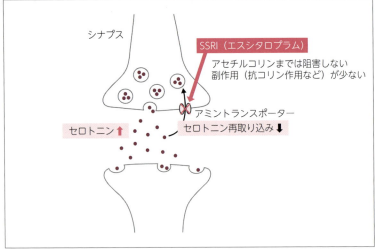

セロトニンの再取り込みを阻害すると脳内のセロトニンを増加させることで抗うつ作用をあらわす。またセロトニンは脳内で神経伝達物質ノルアドレナリンの作用を抑える働きを持っている。

吸収経路と吸収率

吸収経路 腸管

吸収率 良好だが，詳細は不明

代謝・排泄経路

代謝 CYP2C19，CYP2D6，CYP3A4で代謝

排泄 尿：**35.1**%

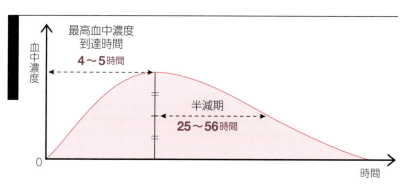

最高血中濃度到達時間 **4〜5**時間

半減期 **25〜56**時間

適応症と投与法

〔うつ病・うつ状態〕

▶10mgを1日1回夕食後に経口投与。1日最高用量は20mgを超えないこととする

〔社会不安障害〕

▶10mgを1日1回夕食後に経口投与。1日最高用量は20mgを超えないこととする

作用機序から理解する副作用と禁忌

❏エスシタロプラムはセロトニンにしか作用しないためセロトニン刺激症状である吐き気，下痢，不眠傾向，性機能障害がみられる

- ❏ MAO阻害薬であるセレギリン（エフピー®）との併用は禁忌
- ❏ 抗精神病薬ピモジドとの併用で不整脈を起こす危険性がある
- ❏ 先天性QT延長症候群の患者には禁忌である

吸収・代謝経路から理解する相互作用と併用注意薬剤・食品

- ❏ CYP2D6，CYP3A4，CYP2C19により代謝を受けるためこれらの酵素阻害薬，時にSSRIとの併用時に血中濃度の増加のおそれがあり注意が必要である
- ❏ 一方，カルバマゼピンなどの抗てんかん薬はこれらの酵素の誘導薬なので血中濃度の低下の可能性があり，注意を要する

同種同効薬差分解説

フルボキサミン（ルボックス®，デプロメール®）

- ▶ **適応症**：強迫性障害の適応もある
- ▶ **禁忌**：筋緊張緩和薬チザニジンとの併用で血圧低下のため併用禁忌
- ▶ **相互作用・併用注意**：CYP1A2，CYP2C19，CYP3A4に強力な阻害作用があるため数多くの薬物で薬物動態的相互作用が認められる

パロキセチン（パキシル®）

- ▶ **適応症**：パニック障害，強迫性障害，外傷後ストレス障害の適応もある
- ▶ **投与法**：剤形としてCR錠（徐放性製剤）がある。CR錠は普通剤に比べ体内へ緩やかに吸収される特徴を持つため，投与初期の副作用などの発現が抑えられるなどの効果が期待できる
- ▶ **相互作用・併用注意**：CYP2D6に強力な阻害作用があるため数多くの薬物で薬物動態的相互作用が認められる。特にβ遮断薬は作用を増強させる。抗がん剤タモキシフェンに対しては逆に作用を減弱させる

セルトラリン（ジェイゾロフト®）

- ▶ **適応症**：パニック障害，外傷後ストレス障害の適応もある
- ▶ **投与法**：OD錠があり，嚥下機能の低下した患者などへのメリットが考えられる

フルボキサミンは世界で最初に認可されたSSRI。焦燥・不安感の強いうつ病に有効。しかし嘔気が強い。パロキセチンは，抗うつ効果はSSRIの中で比較的強い。副作用として体重増加や性機能障害が多く，急に薬を止めると中断症候群が高頻度に出現する。セルトラリンは，軽いドパミンの再吸収抑制効果もあり，過眠や過食を伴うような非定型うつ病に対する第一選択薬である。本邦では海外の半量しか使用できない。

03 SNRI（セロトニン・ノルアドレナリン再取り込み阻害薬）

代表的薬剤　デュロキセチン
同種同効薬　ミルナシプラン，ベンラファキシン

 基本的に安全な抗うつ薬である。三環系抗うつ薬の問題となる抗コリン作用が最小限に抑えられているため，高齢者にも使用しやすい。最近では痛みに効果があることが明らかになり，線維筋痛症などに適応が広がっており，ペインクリニックでは主力になっている。

デュロキセチン（サインバルタ®）

作用機序：なぜ効くか？ どこに効くか？

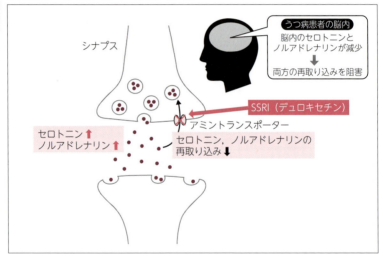

セロトニンやノルアドレナリンの再取り込みを阻害する作用によってシナプス間隙内のモノアミンを増加させ，脳内の神経伝達を改善し抗うつ作用をあらわす。痛みを抑える神経「下行性疼痛抑制神経」には，ノルアドレナリン作動性神経とセロトニン作動性神経の2系統がある。その2つの神経機能を高めることで，一次求心性神経から二次求心性神経への痛みの伝達を抑制する。

吸収経路と吸収率

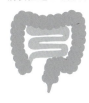

吸収経路 ▶ 腸管

代謝・排泄経路

代謝 ▶ CYP3A4で代謝

排泄 ▶ 尿中：**72**％，糞中：**18.5**％

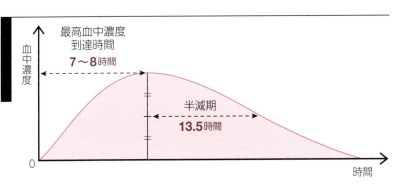

適応症と投与法

〔うつ病・うつ状態，糖尿病性神経障害に伴う疼痛〕

▶20mgを初期用量とし，1日1回朝食後40mgまで漸増する．効果が不十分な場合は最大60mgを限度として増減

〔線維筋痛症，慢性腰痛症，変形性関節症に伴う疼痛〕

▶20mgを初期用量とし，1日1回朝食後60mgまで漸増

── 作用機序から理解する副作用と禁忌

❏セロトニン刺激症状である吐き気，下痢，不眠傾向，性機能障害がみられ

る

❑ ノルアドレナリン再取り込み阻害作用により前立腺肥大症等の排尿困難を悪化させることがある

❑ さらに高血圧や心疾患のある患者にも慎重に投与する必要がある

❑ MAO阻害薬であるセレギリン（エフピー®）との併用は禁忌

❑ 抗精神病薬ピモジドとの併用で不整脈を起こす危険性がある

── ▶ 吸収・代謝経路から理解する相互作用と併用注意薬剤・食品

❑ CYP1A2, CYP2D6により代謝を受けるためこれらの酵素阻害薬，時にSSRIフルボキサミンやパロキセチンとの併用時に血中濃度の増加のおそれがあり注意が必要である

❑ 一方，カルバマゼピンなどの抗てんかん薬はこれらの酵素の誘導薬なので血中濃度の低下の可能性があり，注意を要する

❑ またCYP1A2の誘導作用がある喫煙で効果が変化する可能性もある

❑ 腎障害や肝障害のある患者には慎重投与を要する。

同種同効薬差分解説

ミルナシプラン（トレドミン®）

疼痛に適応なし。前立腺肥大などの尿閉のある患者へは原則として使用しない。CYPが関与しないため薬物相互作用は少ない。

ベンラファキシン（イフェクサー®SR）

疼痛に適応なし。

> **解説** ミルナシプランは日本で最初に認可されたSNRI抗うつ薬。ベンラファキシンは，低用量ではセロトニンのみ，高用量でセロトニンとノルアドレナリンの再取り込み阻害作用を発揮する。CYP2D6で代謝される。

04 NaSSA（ノルアドレナリン作動性・特異的セロトニン作動性抗うつ薬）

代表的薬剤　ミルタザピン

特徴　抗うつ薬の中ではユニークな薬理作用を持ち，抗うつ効果の発現が早い。一方，抗ヒスタミン作用が強く，眠気や食欲亢進といった副作用がみられる。これらの副作用はうつ病の随伴症状（不眠や食欲低下）の改善と直結する。

ミルタザピン（レメロン®，リフレックス®）

作用機序：なぜ効くか？　どこに効くか？

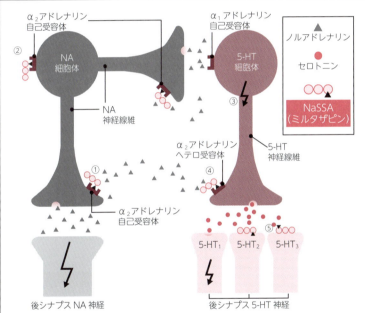

①NA神経シナプス前α₂アドレナリン自己受容体を遮断することによりNA遊離を促進
②NA細胞体に存在するα₂アドレナリン自己受容体を遮断することにより，NA神経を活性化し，NAの遊離を促進
③NA遊離の促進による5-HT神経細胞体α₁受容体を介した5-HT神経活動の活性化
④5-HT神経シナプス前α₂アドレナリンヘテロ受容体を遮断することにより5-HT遊離を促進
⑤シナプス後5-HT₂および5-HT₃受容体を遮断することにより，遊離された5-HTは5-HT₁受容体を特異的に刺激

脳内のα₂受容体の阻害作用と5-HT₂および5-HT₃受容体阻害作用により，抗うつ効果をあらわす。α₂受容体を刺激することによりノルアドレナリンの放出が抑制

され，逆にα₂受容体を阻害することでノルアドレナリンの放出を促進する。5-HT₁受容体はセロトニンによる抗うつ作用に関わっている。5-HT₂受容体と5-HT₃受容体を阻害すると，残った抗うつ作用に関わっている5-HT₁受容体の作用が増強され，セロトニンによる抗うつ作用が増強される。

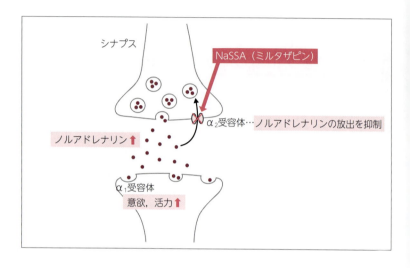

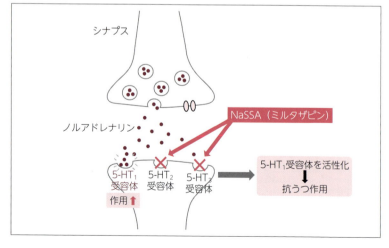

吸収経路と吸収率

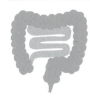

吸収経路 ▶ 腸管

代謝・排泄経路

代謝 ▶ CYP1A2, CYP3A4, CYP2D6で代謝

排泄 ▶ 尿中：**75**％, 糞中：**15**％

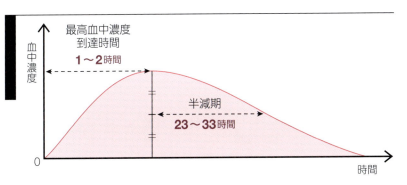

最高血中濃度到達時間 **1〜2**時間
半減期 **23〜33**時間

適応症と投与法
〔うつ病・うつ状態〕
▶1日15mgを初期用量とし，15〜30mgを1日1回就寝前に経口服用する。1日45mgを超えない範囲で適宜増減

―→ 作用機序から理解する副作用と禁忌
　　❏ 5-HT₂受容体と5-HT₃受容体の遮断作用を持つため，SSRIと比較して嘔気・嘔吐, 性機能障害等の副作用が少ない
　　❏ 一方，H₁受容体遮断作用が強いため鎮静系と食欲亢進，体重増加の副作

用が目立つ

❏ MAO阻害薬であるセレギリン（エフピー®）との併用は禁忌

❏ 抗精神病薬ピモジドとの併用で不整脈を起こす危険性がある

━━● 吸収・代謝経路から理解する相互作用と併用注意薬剤・食品

❏ CYP3A4阻害薬（HIVプロテアーゼ阻害薬，アゾール系抗真菌薬，エリスロマイシン等）はミルタザピンの血漿中濃度が増大する可能性がある

❏ CYP3A4誘導剤（カルバマゼピン，フェニトイン，リファンピシン等）はミルタザピンの血漿中濃度が減少する可能性がある

❏ シメチジンはCYP1A2，CYP2D6，CYP3A4等への阻害作用によりミルタザピンの血漿中濃度が増大する可能性がある

❏ 鎮静薬（ベンゾジアゼピン系薬剤等）は相加的な鎮静作用が考えられる

❏ 飲酒は相加的・相乗的な鎮静作用が考えられる

❏ またCYP1A2の誘導作用がある喫煙で効果が変化する可能性もある

❏ 腎障害や肝障害のある患者には慎重投与を要する

05 SARI (トリアゾロピリジン系抗うつ薬)

代表的薬剤　トラゾドン

 抗うつ作用は強くない。米国では抗うつ薬より睡眠補助薬として使用されることが多い。本邦ではせん妄対策として高齢者に投与されることがある。

トラゾドン (レスリン®, デジレル®)

作用機序：なぜ効くか？　どこに効くか？

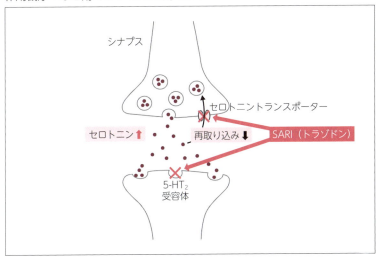

セロトニンの再取り込み阻害と5-HT$_2$受容体阻害の2つの作用によってうつ病の症状を治療する。

吸収経路と吸収率

　吸収経路　腸管

代謝・排泄経路

代謝 CYP2D6, CYP3A4で代謝

排泄 尿中：**80**％，糞中：**20**％

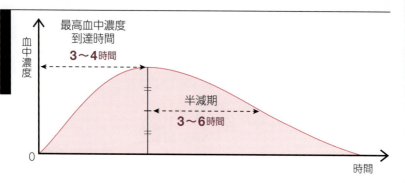

適応症と投与法
〔うつ病・うつ状態〕
▶1日75〜100mgを初期用量とし，1日200mgまで増量し，1〜数回に分割経口服用

── **作用機序から理解する副作用と禁忌**
- セロトニン刺激症状である吐き気，下痢，不眠傾向，性機能障害がみられる
- MAO阻害薬であるセレギリン（エフピー®）との併用は禁忌
- 抗精神病薬ピモジドとの併用で不整脈を起こす危険性がある

── **吸収・代謝経路から理解する相互作用と併用注意薬剤・食品**
- CYP3A4阻害作用のあるサキナビル（インビラーゼ®）との併用は禁忌である

06 情動安定剤

抗うつ薬

代表的薬剤　リチウム
同種同効薬　バルプロ酸，カルバマゼピン，ラモトリギン

特徴　激しい持続的な気分の変化を特徴とする気分障害，典型的には双極性障害の治療に用いられる精神科の薬である。どのような作用機序かはまだ完全に解明されていないが，複合的に中枢神経に作用し，感情の高まりや行動を抑え，気分を安定化する作用をあらわすとされる。

リチウム (リーマス®)

作用機序：なぜ効くか？　どこに効くか？

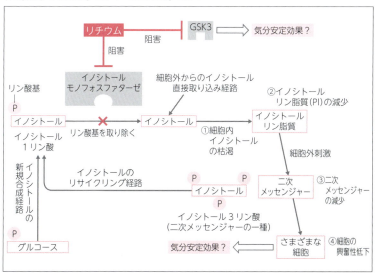

正確な作用機序は不明。細胞内の神経伝達に関わるイノシトールと呼ばれる物質を枯渇させることで，躁病に効果があると考えられている。

513

吸収経路と吸収率

吸収経路 ▶ 腸管

代謝・排泄経路

代謝 ▶ 肝で代謝は受けない

排泄 ▶ 尿中：**100**％

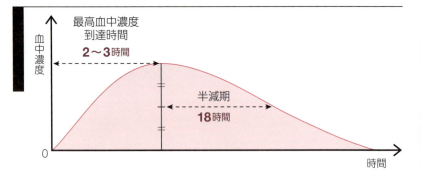

最高血中濃度到達時間 **2～3**時間

半減期 **18**時間

適応症と投与法
〔躁病および躁うつ病の躁状態〕
▶通常1日400～600mgより開始し，1日2～3回に分割経口投与する。1日1,200mgまでの治療量に漸増

—— 作用機序から理解する副作用と禁忌
❏リチウムは体内で電解質として作用する。ナトリウムと同様にアルカリ金属であり価電子が1個で，1価の陽イオンになりやすく，水と激しく反応する性質を持っている

□ 重篤な心疾患のある患者は，心疾患を増悪し，重篤な心機能障害を引き起こすおそれがある

□ リチウムの体内貯留を起こしやすい状態にある患者は，リチウムの毒性を増強するおそれがある

□ ①腎障害のある患者，②衰弱または脱水状態にある患者，③発熱，発汗または下痢を伴う疾患のある患者，④食塩制限患者は禁忌となっている

──• 吸収・代謝経路から理解する相互作用と併用注意薬剤・食品

□ 100%腎排泄である。チアジド系利尿薬，ループ利尿薬などの利尿薬はリチウム濃度を高め，リチウム中毒を引き起こした報告がある

□ アンジオテンシン変換酵素阻害薬，アンジオテンシンⅡ受容体拮抗薬，非ステロイド性消炎鎮痛薬も同様にリチウム濃度を高め，リチウム中毒を引き起こした報告がある

同種同効薬差分解説

バルプロ酸 (デパケン®，セレニカ®R)

▶ **適応症**：てんかん，片頭痛発作の適応もある
▶ **投与法**：徐放製剤とシロップがある
▶ **禁忌**：重篤な肝障害のある患者，尿素サイクル異常症の患者
▶ **相互作用・併用注意**：カルバペネム系抗生物質との併用は禁忌
▶ **その他**：双極性障害うつ状態には効果がない

カルバマゼピン (テグレトール®)

▶ **適応症**：てんかん，統合失調症の興奮状態，三叉神経痛の適応もある
▶ **副作用**：発疹，眠気，めまい，けん怠感，頭痛，吐き気，口の渇き
▶ **相互作用・併用注意**：抗真菌薬のボリコナゾール（ブイフェンド®）と肺高血圧症治療薬のタダラフィル（アドシルカ®），エイズ治療薬のリルピビリン（エジュラント®）などとの併用は禁止。多くの薬剤の血中濃度を低下させる
▶ **その他**：双極性障害うつ状態には効果がない

ラモトリギン (ラミクタール®)

▶ **適応症**：てんかん
▶ **副作用**：薬疹
▶ **相互作用・併用注意**：バルプロ酸を併用している場合，血中濃度が増加す

るため投与方法が異なる。別の抗てんかん薬のフェニトインやカルバマゼ
ピン，フェノバルビタールは，この薬の血中濃度を低下させる
▶その他：双極性障害うつ状態には効果がある。再発予防効果が高い

> **解説** バルプロ酸について日本うつ病学会の双極性障害治療ガイドラインは，躁
> 病エピソードと維持期の治療で最も推奨されるリチウムに続く，いくつか
> の推奨される薬剤の一つと位置づけている。催奇形性や小児での神経障害が多く，
> 妊娠可能年齢女性には使用を避けたほうがよい。カルバマゼピンは，三叉神経痛治
> 療薬として承認されている唯一の薬剤である。双極性障害における有効血中濃度は
> 不明であるが，てんかんにおける有効濃度である5〜9μm/mLを目安として治療
> を行うことが多い。ラモトリギンは，うつ状態の予防効果が最も確立しているが，
> 躁状態の予防効果もあり，また，急性期のうつ状態に対する効果も示唆されている。
> 急速な増量は発疹やStevens-Johnson症候群を引き起こすが，ゆっくり増量する
> ことにより，発症の可能性をある程度減らすことができる。催奇形性が少ないため，
> 妊娠可能年齢女性には使いやすい。

なぜ効く？どう違う？を理解し処方するための
治療薬の臨床薬理データブック

抗精神病薬

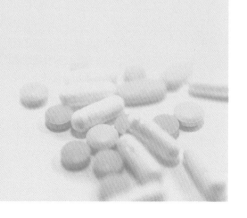

01 セロトニン・ドパミン拮抗薬（SDA）

代表的薬剤　リスペリドン
同種同効薬　パリペリドン，ペロスピロン，ブロナンセリン

特徴　ドパミンD_2受容体拮抗作用とセロトニン5-HT_2受容体拮抗作用を有し，強い抗精神病作用を示すが，錐体外路系の副作用が少なく，陰性症状にも有効とされる。

リスペリドン（リスパダール®）

作用機序：なぜ効くか？　どこに効くか？

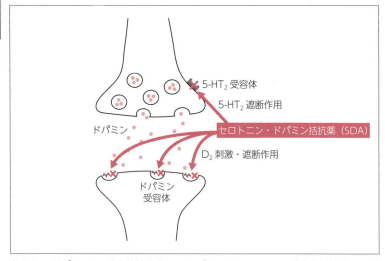

主としてドパミンD_2受容体拮抗作用およびセロトニン5-HT_2受容体拮抗作用に基づく。中脳辺縁系でのD_2遮断により陽性症状を抑え，黒質線条体系では5-HT_2受容体遮断によりD_2遮断を緩和し錐体外路症状を軽減する。また，前頭皮質のセロトニン受容体遮断により不安や抑うつ症状などの陰性症状が軽減するとされる。

吸収経路と吸収率

吸収経路 腸管
吸収率 100%

代謝・排泄経路

代謝 肝臓（CYP2D6）：**100%**
主代謝物の9-ヒドロキシリスペリドン（パリペリドン）はリスペリドンとほぼ同程度の活性を持つ

排泄 腎臓

リスパダール®錠

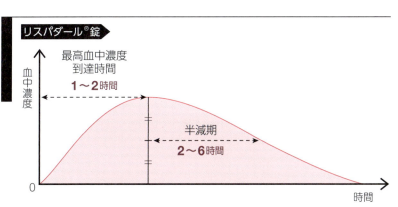

最高血中濃度到達時間 **1〜2時間**
半減期 **2〜6時間**

適応症と投与法

〔統合失調症〕

▶初回量：1回1mg，1日2回より開始し漸増

▶維持量：1日2〜6mg，2回分服。適宜増減。1日最大量12mg

〔小児期の自閉スペクトラム症に伴う易刺激性（5歳以上18歳未満）〕

体重15kg以上20kg未満

▶初回量：1日1回0.25mg，4日目より1日0.5mg，2回分服。適宜増減

▶増量の場合：1週間以上の間隔をあけ1日量0.25mgずつ。1日最大量1mg

体重20kg以上

▶初回量：1日1回0.5mg，4日目より1日1mg，2回分服。適宜増減

▶増量の場合：1週間以上の間隔をあけて1日量0.5mgずつ。1日最大量は体重20kg以上45kg未満では2.5mg，45kg以上では3mg

──● 作用機序から理解する副作用と禁忌

❏他の抗精神病薬も同様であるが，本剤のα受容体遮断作用によりβ受容体刺激作用が優位となり，血圧降下作用が増強されるため，アドレナリンとは併用禁忌である

❏そのほか，昏睡状態の患者や中枢神経抑制薬の強い影響下にある患者，本剤の成分およびパリペリドンに対し過敏症の既往歴のある患者も禁忌である

❏また，セロトニン受容体遮断作用により錐体外路症状は軽減されるが，高容量では他剤同様に出現しやすくなるので注意を怠ってはいけない

❏他の抗精神病薬に比べ高プロラクチン血症をきたしやすいため，女性の月経異常や男性の勃起・射精機能障害にも注意が必要である

❏眠気や注意力・集中力の低下，血糖やコレステロールの上昇などの比較的よく見られる副作用に加え，悪性症候群や遅発性ジスキネジア，麻痺性イレウスなどの重大な副作用についても他の抗精神病薬と同様に注意を要する

──● 吸収・代謝経路から理解する相互作用と併用注意薬剤・食品

❏本剤は肝臓で主としてCYP2D6により代謝されるため，CYP2D6を阻害する薬剤（パロキセチン等）との併用で，血中濃度が上昇する可能性がある

❏またCYP2D6によりパリペリドンに代謝されるため，パリペリドンの併用により作用が増強するおそれがある

❏CYP2D6を誘導する薬剤（カルバマゼピン，フェニトイン，リファンピシン等）と併用した場合，本剤の代謝が促進され，本剤および活性代謝物

の血中濃度が低下することがある

❑ 活性代謝物（パリペリドン）が腎排出型のため，腎機能が低下している患者でも血中濃度の上昇に注意が必要である

同種同効薬差分解説

パリペリドン (インヴェガ®)

▶**適応症**：統合失調症

▶**投与法**

初回量：1日1回6mg朝食後に経口投与。適宜増減

増量の場合：5日間以上の間隔をあけ1日量3mgずつ。1日最大量12mg

▶**相互作用・併用注意薬**：作用増強の可能性があるためリスペリドンとの併用を避ける

▶**その他**：リスペリドンの主活性代謝物であるパリペリドンの徐放性製剤。CYP2D6の代謝を受けないため，リスペリドンより安定した効果が期待できる

ペロスピロン (ルーラン®)

▶**適応症**：リスペリドンと同じ

▶**投与法**

初回量：1回4mg，1日3回食後に経口投与。徐々に増量

維持量：1日12〜48mg，3回分服食後に経口投与。症状により適宜増減。1日最大量48mg

▶**副作用**：基本的にはリスペリドンと同様。本剤のD_2親和性は非常に高いため，高プロラクチン血症に一層の注意を要する

▶**相互作用・併用注意薬**：肝臓で主としてCYP3A4によって代謝。CYP3A4の選択的阻害薬であるマクロライド系抗生物質や同酵素で代謝されるトリアゾラムなどと併用した場合，血中濃度が上昇し副作用が強くあらわれる可能性がある。本剤の吸収は食事の影響を受けやすいので，食後に服用する（空腹時投与の吸収は，食後投与と比較して低下する）。またグレープフルーツがCYP3A4の阻害作用を持つので注意

▶**排泄**：便約80%

▶**その他**：抗不安薬であるタンドスピロン (セディール®) と類似構造を持つ

ブロナンセリン (ロナセン®)

- ▶**適応症**：統合失調症
- ▶**投与法**

  初回量：1回4mg, 1日2回食後に経口投与。徐々に増量

  維持量：1日8〜16mg, 2回分服食後に経口投与。適宜増減。1日最大量24mg
- ▶**禁忌**：リスペリドンの禁忌に加え，アゾール系抗真菌薬，HIVプロテアーゼ阻害薬を投与中の患者も禁忌。これは本剤が肝臓で主としてCYP3A4で代謝されることによる
- ▶**相互作用・併用注意薬**：ペロスピロンと同様の注意が必要である
- ▶**排泄**：便約59%
- ▶**その他**：ブロナンセリンの受容体結合特性はSDAの中でも特にD_2受容体と5-HT_2受容体に特化している。錐体外路症状は出やすいが，体重増加は少ない

解説 　適応は統合失調症のみであるが，適応外使用で幻覚や妄想などを認める他の疾患や，認知症に伴う幻覚や興奮といった周辺症状に対して使用されることもある。精神病症状を有する高齢患者に非定型抗精神病薬を投与すると非投与群よりも死亡率が1.6〜1.7倍高かったという報告があり，投与前に慎重に患者の状態評価を行い，投与時には家族への十分な説明と同意の上で行うべきである。

02 多元受容体標的化抗精神病薬 (MARTA)

代表的薬剤　オランザピン
同種同効薬　クエチアピン，クロザピン，アセナピン

特徴　5-HT₂，D₂のほか，ヒスタミンH₁，アドレナリンα₁，D₃，D₄などより多くの神経伝達物質受容体に親和性を持つ。このことから陽性症状や陰性症状に対する作用のほか，認知症状への効果，抗不安作用，情動安定作用などが期待できる。一方で，眠気や体重増加，糖尿病や高脂血症などの代謝疾患への影響などが問題となることがある。

オランザピン (ジプレキサ®)

作用機序：なぜ効くか？　どこに効くか？

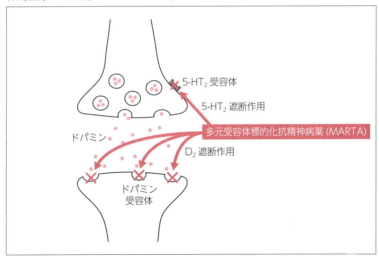

ドパミンD₂タイプ (D₂, D₃, D₄)，セロトニン5-HT₂A，5-HT₂B，5-HT₂C，5-HT₆，アドレナリンα₁およびヒスタミンH₁受容体へほぼ同じ濃度範囲で高い親和性を示すが，ドパミンD₁タイプ (D₁, D₅) やセロトニン5-HT₃受容体へはやや低い親和性で結合する。オランザピンはこれらの受容体に対し拮抗薬として働く。さらに大脳皮質前頭前野でのドパミンとノルアドレナリンの遊離増加や，グルタミン酸神経系の伝達障害の回復も，オランザピンと複数の受容体との相互作用より引き起こされている可能性がある。

吸収経路と吸収率

吸収経路 消化管
オランザピンの薬物動態に食事の影響は認められない

代謝・排泄経路

代謝 UDPグルクロン酸転移酵素，フラビン含有モノオキシゲナーゼ，CYP1A2，CYP2D6などで代謝

排泄 21日間の放射活性の平均回収率は**87**％であり，尿中**57**％，糞中**30**％

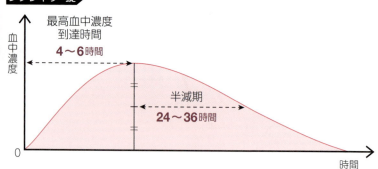

適応症と投与法

〔統合失調症〕
▶初回量：1日1回5〜10mg
▶維持量：1日1回10mg。1日最大量20mg

〔双極性障害における躁症状の改善〕
▶初回量：1日1回10mg。1日最大量20mg

〔双極性障害におけるうつ症状の改善〕
▶初回量：1日1回5mg。その後1日1回10mgに増量。いずれも就寝前に投与す

ること。1日最大量20mg

抗精神病薬

作用機序から理解する副作用と禁忌

❏ リスペリドンの禁忌に加え，糖尿病の患者，糖尿病の既往歴のある患者が禁忌となる

❏ MARTAは他の系統の薬剤よりも代謝系への影響が強く，高血糖のほかにも高脂血症や体重増加などにも注意が必要である

❏ また，眠気や過鎮静などにも注意が必要である

吸収・代謝経路から理解する相互作用と併用注意薬剤・食品

❏ アドレナリンは，本剤のα受容体遮断作用によりβ受容体刺激作用が優位となり，血圧降下作用が増強されるため併用禁忌である

❏ 本剤の代謝には肝薬物代謝酵素CYP1A2が最も関与しているといわれ，CYP1A2の阻害作用を持つフルボキサミンとの併用で本剤の作用が増強し，またCYP1A2誘導作用を持つカルバマゼピンやオメプラゾール等の併用および喫煙で本剤の作用が減弱することがある

▍同種同効薬差分解説

クエチアピン（セロクエル®）

▶**適応症**：統合失調症のみ

▶**投与法**

初回量：1回25mg，1日2〜3回，漸増

維持量：1日150〜600mg，2〜3回分服。1日最大量750mg

▶**相互作用・併用注意薬**：本剤の主な代謝酵素はCYP3A4である。そのためCYP3A4誘導作用を有するフェニトインやカルバマゼピンなどと併用すると本剤の作用が減弱する。CYP3A4阻害作用を有するエリスロマイシン，イトラコナゾールのなどと併用すると作用が増強されることがある

▶**その他**：日本では双極性障害に対しては適応外であるが，米国などでは躁病相およびうつ病相ともに使用が認可されている

クロザピン（クロザリル®）

▶**適応症**：他の抗精神病薬治療に抵抗性を示す統合失調症の患者

▶**投与法**

初日：1日1回12.5mg（25mg錠の半分）

2日目：1日1回25mg

3日目以降：症状に応じて1日25mgずつ増量し，3週間かけて1日200mgまで増量。1日量50mg以上は2～3回分服

維持量：1日200～400mg，2～3回分服。適宜増減。ただし，1回の増量は4日以上の間隔をあけ，増量幅は1日100mgを超えない。1日最大量600mg

▶**副作用・禁忌**：前述のオランザピンやクエチアピン以上に心血管系や代謝系，体重増加，流涎などの副作用を認めやすい。また本剤は顆粒球減少という重篤な副作用があるため，投与開始前4週間以内の血液検査で，白血球数が4,000/μL未満または好中球数が2,000/μL未満の患者は禁忌となる

▶**相互作用・併用注意薬**：他の抗精神病薬同様アドレナリンのほかに，骨髄抑制を起こす可能性のある薬剤，放射線療法，化学療法は無顆粒球症のリスクを増加させるため併用禁忌である。また持効性抗精神病薬も副作用発現に対し速やかに対応できないため禁忌である

▶**その他**：本剤は1958年にスイスで合成，臨床試験を経て1969年にオーストリアにおいて最初に承認された。その後，無顆粒球症の発現およびその危険性が示唆され，世界各国において本剤の一時販売停止または開発中止の措置が行われた。しかしながら，既存薬では治療困難な統合失調症に対する本剤の有効性が再び着目され，血液内科医，糖尿病の専門知識を有する内科医等との連携が十分であるクロザリル患者モニタリングサービス（Clozaril Patient Monitoring Service：CPMS）登録医療機関では使用が認可されるようなった。開始後は定期的な血液モニタリングが義務付けられている

アセナピン（シクレスト®）

▶**適応症**：統合失調症のみ

▶**投与法**：1回5mgを1日2回舌下投与から開始。維持用量は1回5mgを1日2回，最高用量は1回10mgを1日2回までとする。本剤の舌下投与後10分間は飲食を避ける（バイオアベイラビリティが低下する可能性がある）

▶**相互作用**：本剤は肝薬物代謝酵素CYP1A2の基質である。また，CYP2D6を軽度に阻害する

解説 MARTAを使用するときは糖尿病リスクを考える。使用前に既往歴，家族歴を聴取。さらに，身体的なモニタリング，耐糖能異常や脂質代謝異常がないか確認しておく必要がある。また，定期的な体重測定や，採血による血糖，脂質のモニタリングを行い，糖尿病になりそうなときは栄養指導や食事指導，場合によっては専門医へ紹介することが必要となる。

抗精神病薬

03 ドパミン受容体部分作動薬

代表的薬剤　アリピプラゾール
同種同効薬　ブレクスピプラゾール

特徴　既存の抗精神病薬とは異なり，ドパミンD_2受容体部分アゴニスト作用を有することから，ドパミン作動性神経伝達が過剰活動状態の場合には，ドパミンD_2受容体のアンタゴニストとして作用し，ドパミン作動性神経伝達が低下している場合には，ドパミンD_2受容体のアゴニストとして作用する。このことから，ドパミン受容体部分作動薬（Dopamine receptor partial agonist：DPA）やドパミン・システムスタビライザー（Dopamine System Stabilizer：DSS）とも呼ばれる。また，セロトニン5-HT_{1A}受容体部分アゴニスト作用およびセロトニン5-HT_{2A}受容体アンタゴニスト作用を併せ持っており，これらの薬理学的な性質から，アリピプラゾールは，統合失調症に対する有効性を示しながら，錐体外路系の副作用が少ない，プロラクチン値が上昇しない等の特性を持つ。

アリピプラゾール（エビリファイ®）

作用機序：なぜ効くか？　どこに効くか？

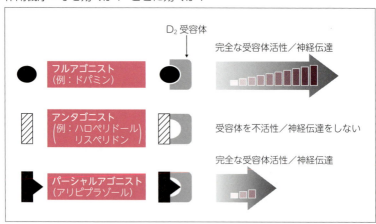

ドパミンD_2受容体部分アゴニスト作用，ドパミンD_3受容体部分アゴニスト作用，セロトニン5-HT_{1A}受容体部分アゴニスト作用およびセロトニン5-HT_{2A}受容体アンタゴニスト作用を併せ持つ薬剤である。明確な機序は不明であるが，これらの薬理作用によりドパミン神経系を遮断しすぎないという特性を持ち，臨床における有用性に寄与しているものと考えられる。

吸収経路と吸収率

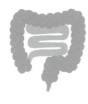

吸収経路 ▶ 腸管

吸収率 ▶ **100**%
3mg錠および1%散ともに，C_{max}および$AUC168hr$には食事の影響はみられない。T_{max}については，1%散では食事による経口吸収の遅延がみられる

代謝・排泄経路

代謝 ▶ 肝臓（CYP2D6，CYP3A4）
UDPグルクロン酸転移酵素，フラビン含有モノオキシゲナーゼ，CYP1A2，CYP2D6などで代謝

排泄 ▶ 尿中および糞中

錠剤

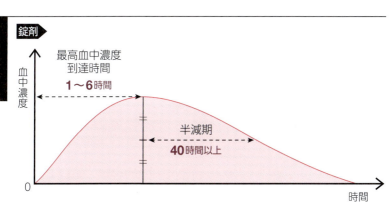

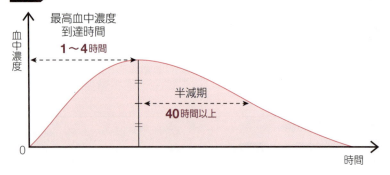

適応症と投与法

〔統合失調症〕

▶初回量：1日6〜12mg

▶維持量：1日6〜24mg，1〜2回分服。適宜増減。1日最大量30mg

〔双極性障害における躁症状の改善〕

▶初回量：1日1回24mg。適宜増減。1日最大量30mg

〔うつ病・うつ状態（既存治療で十分な効果が認められない場合に限る）〕

▶（OD錠の24mgは除く）SSRIまたはSNRIと併用して初回量1日1回3mg。適宜増減。増量幅は1日量3mg。1日最大量15mg

—— 作用機序から理解する副作用と禁忌

- 他の抗精神病薬同様，昏睡状態，中枢神経抑制薬の強い影響下にある患者，アドレナリン投与中，本剤の成分に対し過敏症の既往歴のある患者が禁忌となる
- 他の非定型抗精神病薬よりも代謝系への影響や眠気，錐体外路症状などの副作用は少ないとされる
- リスペリドン使用者の高プロラクチン血症が本剤の併用により改善したという報告もある
- 一方で，アカシジアは本剤の使用時に比較的よくみられ，注意が必要である

—— 吸収・代謝経路から理解する相互作用と併用注意薬剤・食品

- 本剤の代謝は，主として肝代謝酵素CYP3A4およびCYP2D6によると考えられており，CYP2D6阻害作用を有するキニジン，パロキセチン等と本剤を併用した場合，本剤の代謝が阻害され，本剤の血中濃度に影響を及

ぼす可能性がある

❏ またCYP3A4阻害作用を有するイトラコナゾール，クラリスロマイシン，プロテアーゼ阻害薬（リトナビル等），ボリコナゾール等と本剤を併用した場合，本剤の代謝が阻害され，本剤の血中濃度に影響を及ぼす可能性が考えられる

❏ 肝代謝酵素（特にCYP3A4）誘導作用を有するカルバマゼピン等と本剤を併用した場合，本剤の代謝が促進され，本剤の血中濃度に影響を及ぼす可能性がある

同種同効薬差分解説

ブレクスピプラゾール（レキサルティ®）

▶ **適応症**：統合失調症のみ

▶ **投与法**：1日1回1mgから投与開始。4日以上の間隔をあけて増量し，1日1回2mgを経口投与。1日量4mgを超える用量での安全性は確立していない

▶ **相互作用・併用注意**：CYP2D6阻害薬（キニジン，パロキセチン等）および／または強いCYP3A4阻害薬（イトラコナゾール，クラリスロマイシン等）を併用する場合や，CYP2D6の活性が欠損していることが判明している患者（Poor Metabolizer）では，本剤の血漿中濃度が上昇するおそれがあるため，用法・用量の調節を行う

解説　適応疾患は統合失調症だけでなく，双極性障害の躁状態あるいは難治性うつ病など気分障害および自閉性スペクトラム障害など幅広い。鎮静効果が弱いため極度の興奮状態には適さない一方，認知機能の低下が少なく，就労や学業に影響を与えにくい。総じて，肥満や糖尿病，高プロラクチン血症などの副作用も少なく，軽症の精神障害のQOLを向上させる薬物である。

なぜ効く？どう違う？を理解し処方するための
治療薬の臨床薬理データブック

その他

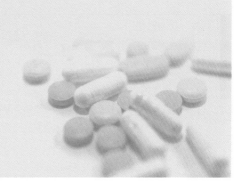

01 抗めまい薬

代表的薬剤　ベタヒスチンメシル
同種同効薬　ジフェニドール

特徴 メニエール病および眩暈症に伴う回転性めまいの治療に頻用される。重篤な副作用もなく，使用しやすい薬剤である。

ベタヒスチンメシル (メリスロン®)

作用機序：なぜ効くか？ どこに効くか？

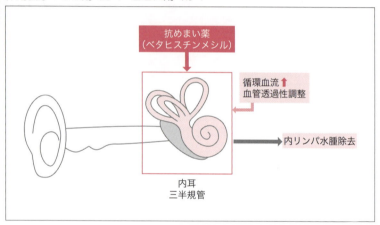

内耳の循環血流を改善させ血管透過性を調整することにより，めまいの原因である内リンパ水腫を除去する。また脳循環を改善してめまいを消退させる。

代謝・排泄経路

代謝 肝臓

排泄 投与量の大部分は代謝物として尿中に排泄

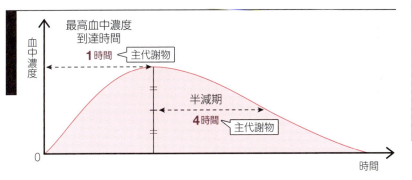

適応症と投与法
〔メニエール病，メニエール症候群，眩暈症に伴うめまい，めまい感〕
▶1回6〜12mg，1日3回食後経口投与

——•作用機序から理解する副作用と禁忌
❏副作用として悪心・嘔吐があるが，頻度は低く，安全性の高い医薬品である
❏また，ヒスタミン類似作用を有するため，消化性潰瘍，気管支喘息，褐色細胞腫の患者に対しては慎重に投与する

同種同効薬差分解説

ジフェニドール（セファドール®）
▶**作用機序**：前庭系機能障害側の椎骨動脈の血流を増加させ，左右差を是正しめまいを改善する。また前庭神経路の調整作用により，平衡系のバランスを改善させる
▶**適応症**：内耳障害に伴うめまい
▶**投与法**：1回25〜50mg，1日3回経口投与
▶**半減期**：約4時間
▶**排泄**：主として尿中
▶**副作用**：抗コリン作用を持つため，主に口渇が出る。他に，食欲不振，浮動感・不安定感がある
▶**その他**：緑内障，前立腺肥大，胃腸管に閉塞のある患者には慎重に投与する

めまいに対し、ベタヒスチンメシルは「内リンパ水腫の除去」「脳循環改善」、ジフェニドールは「椎骨動脈血流の左右差是正」「前庭神経路の調整、ノイズ抑制」といったそれぞれ異なるメカニズムで作用する。そのため、めまいの種類および原因により使い分けを行う必要がある。また他の治療薬として、アデノシン三リン酸（アデホスコーワ®）やイソソルビド（イソバイド®）も使用される。

02 鉄欠乏性貧血治療薬

代表的薬剤　クエン酸第一鉄

特徴　鉄欠乏性貧血は，貧血の中で最も頻度が高く，鉄分の吸収低下（胃切除，食生活の偏り等），需要増大（妊娠，成長期等），喪失亢進（月経，婦人科疾患等）により起きる。クエン酸第一鉄は，それらに対する鉄分の補給に用いられる。広いpH域で溶解するため，胃酸分泌の低下している高齢者や，低酸症および胃切除者でも吸収率が高い。

クエン酸第一鉄（フェロミア®）

作用機序：なぜ効くか？　どこに効くか？

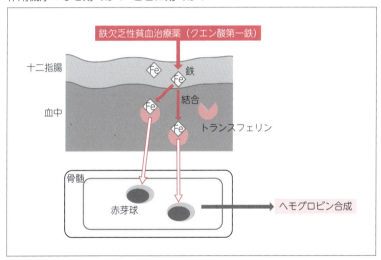

主に十二指腸部位から吸収され，血漿トランスフェリンと結合して体内を循環する。トランスフェリンに結合した鉄は骨髄にて赤芽球に取り込まれ，ヘモグロビン合成に利用される。

吸収経路と吸収率

吸収経路 主に十二指腸

吸収率 鉄欠乏状態により異なる

代謝・排泄経路

排泄 消化管粘膜や表皮の剥離，毛髪，爪

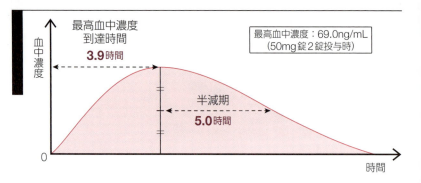

最高血中濃度到達時間 **3.9**時間

半減期 **5.0**時間

最高血中濃度：69.0ng/mL（50mg錠2錠投与時）

適応症と投与法
〔鉄欠乏性貧血〕
▶1日100〜200mgを1〜2回に分けて食後経口投与

—— **作用機序から理解する副作用と禁忌**
  ❏ 主な副作用に嘔気・悪心，腹部不快感，腹痛等の消化管障害があるが，半数以上は軽度であり，服薬中止により速やかに回復する

—— **吸収・代謝経路から理解する相互作用と併用注意薬剤・食品**
  ❏ 鉄剤は，併用時に高分子鉄キレートを形成しセフジニルの吸収を著しく阻害するので，3時間以上間隔を開けて投与する
  ❏ また，キノロン系抗菌薬，テトラサイクリン系抗生物質，甲状腺ホルモン

製剤の吸収を阻害させるので注意が必要である

❏ 一方，制酸薬およびタンニン酸含有食品（紅茶，緑茶，コーヒー等）は，鉄剤の吸収を阻害する

> **解説** 鉄欠乏性貧血は，鉄剤（クエン酸第一鉄）の投与が著効する。血清フェリチン値が正常化するまで投与を行う。鉄剤を2週間以上継続しても症状の改善がみられない場合は，慢性疾患に伴う貧血などと識別する必要がある。また，未吸収の鉄剤により便が黒色を呈したり，口中に残った鉄により歯が一時的に着色したりすることがあるので，患者にはあらかじめ説明しておく必要がある。

その他

03 肥満症治療薬

代表的薬剤　マジンドール
同種同効薬　セチリスタット

特徴　肥満症治療薬（食欲抑制薬）は，食事療法および運動療法の補助療法として用いられる。摂食中枢に作用することで食欲を抑制し，有酸素運動との併用により効率のよい減量が期待できる。約2カ月頃から耐性が出現するため，処方は最長3カ月までである。

マジンドール（サノレックス®）

作用機序：なぜ効くか？　どこに効くか？

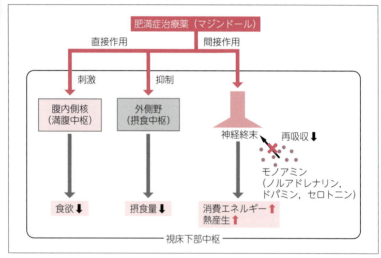

摂食調節中枢である視床下部腹内側核（満腹中枢）および視床下部外側野（摂食中枢）への直接作用や，神経終末におけるモノアミン（ノルアドレナリン，ドパミン，セロトニン）の再吸収抑制を介した機序により，摂取エネルギー抑制（摂食抑制），消化吸収抑制および消費エネルギー促進（グルコース利用，熱産生促進）をもたらし，さらに肥満時にみられる代謝変動を改善することにより肥満症を是正するものと考えられる。

吸収経路と吸収率

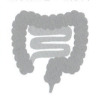

吸収経路 ▶ 消化管

吸収率 ▶ ほぼ完全に吸収される（0〜48時間の糞中排泄は極めて少量）

代謝・排泄経路

代謝 ▶ 主として肝臓

排泄 ▶ 尿および糞中
（未変化体は約 **4.5**％）

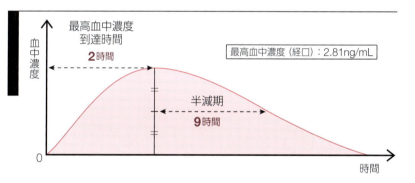

最高血中濃度到達時間 **2**時間

最高血中濃度（経口）：2.81ng/mL

半減期 **9**時間

適応症と投与法

〔食事療法および運動療法をあらかじめ適用し，その効果が不十分な高度肥満症患者〕

- ▶ 1日1回0.5mgを昼食前に経口投与
- ▶ 1日最高投与量は1.5mgまで，2〜3回に分けて食前に経口投与（できる限り最小有効量を用いる）
- ▶ 投与期間はできる限り短期間とし，3カ月を限度とする。なお，1カ月以内に効果のみられない場合は投与を中止すること

━━━ 作用機序から理解する副作用と禁忌

❑ アンフェタミン類似の薬理学的特性を有するので，依存性や乱用に対して十分な注意をはらう必要がある。また，3カ月を超える長期投与により肺高血圧症発症の危険性が増加するとの疫学報告がある。主な副作用として口渇，便秘，脱力感がある

❑ 交感神経亢進および副交感神経抑制作用により，症状が悪化するおそれがあるため，緑内障，重症の心障害患者には禁忌である

❑ また，モノアミン酸化酵素（MAO）阻害薬投与中または投与中止後2週間以内の患者，重度の膵障害，腎・肝障害，重症高血圧症，脳血管障害，不安・抑うつ・異常興奮状態および統合失調症等の精神障害，薬物・アルコール乱用歴のある患者には禁忌である

❑ 小児，妊婦にも禁忌である

━━━ 吸収・代謝経路から理解する相互作用と併用注意薬剤・食品

❑ マジンドールは，交感神経刺激作用を有するため，MAO阻害薬と併用禁忌である

❑ また，昇圧アミン，グアネチジン系薬剤，ラウオルフィア製剤，インスリン，アルコールなど交感神経を介して薬効を発現する薬剤との併用に注意する

▎同種同効薬差分解説

セチリスタット（オブリーン®）

▶ **適応症**：肥満症

▶ **投与法**：1回120mg，1日3回毎食直後に経口投与

▶ **禁忌**：慢性吸収不良症候群，胆汁うっ滞の患者

※日本国内では，厚生労働省による製造販売承認後，薬価収載保留のまま製造・販売されていない。

肥満症治療薬は，食事療法や運動療法の効果が不十分な高度肥満症患者（肥満度が＋70％以上，またはBMIが35以上）に対して，食事療法および運動療法の補助療法として用いられる（図）。

現在，国内で承認されている肥満治療薬はマジンドールのみであるが，新たにセチリスタットが開発された。セチリスタットは，脂質（トリグリセリド）を脂肪酸とグリセロールに分解する酵素（リパーゼ）を阻害し，吸収を抑えることで内臓脂肪の蓄積を抑制し，肥満症を改善する。

図 肥満症診療ガイドラインにおける治療薬の位置づけ

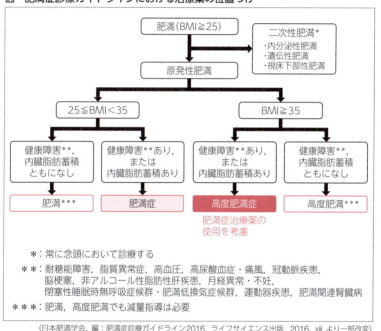

＊：常に念頭において診療する
＊＊：耐糖能障害，脂質異常症，高血圧，高尿酸血症・痛風，冠動脈疾患，脳梗塞，非アルコール性脂肪性肝疾患，月経異常・不妊，閉塞性睡眠時無呼吸症候群・肥満低換気症候群，運動器疾患，肥満関連腎臓病
＊＊＊：肥満，高度肥満でも減量指導は必要

（日本肥満学会，編：肥満症診療ガイドライン2016．ライフサイエンス出版，2016, xiii より一部改変）

04 禁煙補助薬

代表的薬剤　ニコチン（ニコチンパッチ，ニコチンガム）
同種同効薬　バレニクリン

特徴　ニコチン製剤（ニコチンパッチ，ニコチンガム）は，ニコチン置換療法に使用する。ニコチンを段階的に減らしながら摂取することで，ニコチン離脱症状をやわらげ禁煙の成功率を高める。パッチは使用が簡便で目立たない，ガムは口寂しさを紛らわせるため喫煙欲求に対する効果が速いといった利点があり，基本的に患者の希望に合わせて剤形を選択する。

ニコチンパッチ（ニコチネルTTS®），ニコチンガム（ニコレット®）

作用機序：なぜ効くか？　どこに効くか？

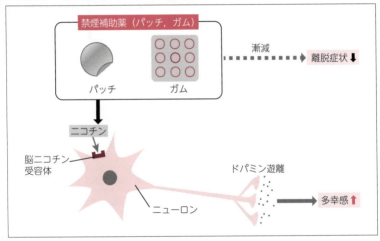

ニコチン製剤から摂取されたニコチンは，脳内のニコチン受容体に結合し，主として交感神経に作用し，カテコールアミンの分泌を促進する。その結果，ドパミン神経の機能亢進により多幸感をもたらす。このニコチンを段階的に減らしながら摂取することで，ニコチン離脱症状をやわらげ禁煙の成功率を高める。

吸収経路と吸収率

吸収経路 皮膚

吸収率 バイオアベイラビリティ **82%**

代謝・排泄経路

代謝 主にCYP2A6で代謝される

排泄 尿中ニコチン排泄率 **8〜10%**

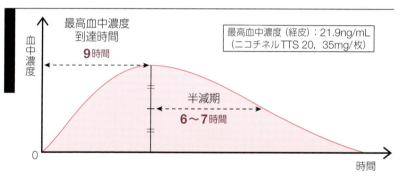

最高血中濃度到達時間 **9時間**

半減期 **6〜7時間**

最高血中濃度（経皮）：21.9ng/mL
（ニコチネルTTS 20, 35mg/枚）

適応症と投与法
〔ニコチン（タバコ）依存症〕
ニコチンパッチ（ニコチネル®TTS®）
- ▶1日1回1枚, 24時間貼付
- ▶ニコチン高含量の規格から始め, 漸減
- ▶最初の4週間はニコチネルTTS30から貼付し, 次の2週間はニコチネルTTS20を貼付し, 最後の2週間はニコチネルTTS10を貼付。なお, 最初の4週間に減量の必要が生じた場合には, ニコチネルTTS20を貼付
- ▶10週間を超えて継続投与しないこと

ニコチンガム（ニコレット®）

▶1回1個，1日4～12個から始めて適宜増減

▶1日の総使用個数は24個を超えないこと

──▶ 作用機序から理解する副作用と禁忌

❏ニコチンは主として交感神経に作用し，血管収縮，血圧上昇，心悸亢進を
もたらす。このため，ニコチンは心臓に基礎疾患のある患者および脳血管
障害回復初期の患者には，増悪因子として働く可能性があるため禁忌であ
る

❏また，非喫煙者，妊婦または妊娠している可能性のある婦人，授乳婦への
使用は禁忌となる

──▶ 吸収・代謝経路から理解する相互作用と併用注意薬剤・食品

❏喫煙によりCYP1A2が活性化されるため，喫煙中にCYP1A2で代謝され
る薬剤（フェナセチン，カフェイン，テオフィリン，イミプラミン，ペン
タゾシン，フロセミド等）を服用している場合，本剤による禁煙により作
用が増強される可能性がある

❏併用注意はアドレナリン遮断薬および作動薬（ニコチンにより血中コルチ
ゾール，カテコラミン量が増加するため）

■ 同種同効薬差分解説

バレニクリン（チャンピックス®）

▶**適応症**：ニコチン（タバコ）依存症

▶**作用機序**：ニコチン受容体部分アゴニストとして作用しニコチンの作用を
遮断すると同時に，少量のドパミンを放出させニコチン離脱症状を軽減さ
せる

▶**投与法**

1～3日目：0.5mgを1日1回食後に経口投与

4～7日目：0.5mgを1日2回朝夕食後に経口投与

8日目以降：1mgを1日2回朝夕食後に経口投与

▶**投与期間**：12週間

▶**吸収率**：バイオアベイラビリティは80.5%

▶**代謝**：ほとんど肝代謝されず，主に未変化体として尿中に排泄（80.5%）

▶**排泄**：尿中（87.1%）

▶**最高血中濃度**：5.94ng/mL（0.5mg錠），11.95ng/mL（1mg錠）

▶**半減期**：28時間（0.5mg錠），24時間（1mg錠）

▶**副作用**：嘔気，不眠症，異常な夢，頭痛

解説 禁煙補助薬を利用すると，自力の禁煙に比べて3〜4倍禁煙成功率が上がり，国内の禁煙保険治療においても治療の一環として禁煙補助薬が使用されることが多い。治療成績報告によると，12週間の禁煙治療を5回すべて行った患者において，約8割が治療終了時点で少なくとも4週間以上の禁煙に成功し，約5割が治療終了後9カ月の継続禁煙に成功している。

その他

◆薬剤名索引◆

薬剤名索引

●印が付いている薬剤は，本文中で代表的薬剤として扱われているものを表す。

ア

- ●アイトロール ································ 105
- アカルディ ······························· 117
- ●アカルボース ····························· 9
- ●アクチバシン ····························· 142
- ●アクトス ································· 15
- アクトネル ······························· 344
- ●アクラトニウム ··························· 235
- ●アコチアミド ····························· 230
- ●アコファイド ····························· 230
- ●アザクタム ······························· 367
- ●アサコール ······························· 246
- ●アシクロビル ····························· 398
- アジスロマイシン ··························· 385
- アシドフィルス菌 ··························· 267
- アシノン ································· 203
- 亜硝酸薬 ································· 105
- ●アジルサルタン ··························· 51
- ●アジルバ ································· 51
- ●アズトレオナム ··························· 367
- ●アスパラCA ······························· 332
- アスパルト ······························· 31
- アスピリン ······························· 462
- ●アスピリン・ダイアルミネート配合
  ································· 118
- アスペノン ······························· 96

- アズレンスルホン酸ナトリウム
  水和物・L-グルタミン配合 ····· 229
- アセチルコリンエステラーゼ阻害薬
  ································· 230, 434
- アセチルコリン作動薬 ··············· 235
- ●アセトアミノフェン ········· 454, 456
- アセナピン ······························· 526
- ●アゼルニジピン ··························· 37
- アゾール系抗真菌薬 ··············· 415
- アゾセミド ······························· 76
- アダラートCR ····························· 36
- ●アーチスト ······························· 66
- アデノシンA$_{2A}$受容体拮抗薬 ····· 446
- アデノシン三リン酸 ··············· 536
- アテノロール ······························· 61
- アデホスコーワ ··············· 536
- ●アテレック ······························· 39
- ●アドエア ································· 183
- アドソルビン ······························· 264
- アトルバスタチン ··············· 150
- アナグリプチン ··············· 20
- アナフラニール ··············· 498
- アノーロ ································· 175
- アピキサバン ··············· 140
- アピドラ ································· 31
- アブストラル ··············· 466
- アプリンジン ··············· 96

549

アプルウェイ	27	
●アボビス	235	
アポモルヒネ	444	
●アボルブ	298	
●アマリール	2	
アマンタジン	445	
●アミオダロン	100	
●アミサリン	91	
●アミティーザ	256	
アミトリプチリン	498	
アミノ安息香酸エチル	218	
アミノグリコシド系薬	376	
アムビゾーム	413	
●アムホテリシンB	411	
アムホテリシンBリポソーム	413	
●アムロジピン	34	
●アムロジン	34	
アモキサピン	498	
アモキサン	498	
アモキシシリン水和物・		
クラブラン酸配合	358	
アモバン	482, 494	
●アリスキレン	55	
●アリセプト	434	
●アリピプラゾール	528	
アルギン酸ナトリウム	229	
アルサルミン	229	
●アルダクトンA	80	
アルタット	203	
アルチバ	467	
●アルテプラーゼ	142	
●アルファカルシドール	338	
αグルコシダーゼ阻害薬	9	
α-GI	9	
α遮断薬	70	
●アルファロール	338	
アルプラゾラム	475, 478	

アルロイドG	229	
●アレグラ	188	
アレビアチン	427	
アレロック	190	
●アレンドロン酸	341	
アログリプチン	20	
アロチノロール	68	
●アロプリノール	314	
●アンカロン	100	
アンジオテンシンII受容体拮抗薬		
	51	
アンジオテンシン変換酵素阻害薬		
	47	
●アンピシリンナトリウム・スルバクタ		
ムナトリウム配合	356	
●アンプラーグ	129	
アンブロキソール	167	

イ

イグザレルト	140	
イクセロン	437	
イーケプラ	429	
●イーシー・ドパール	441	
●イスコチン	405	
●イストラデフィリン	446	
イソソルビド	536	
●イソニアジド	405	
イソバイド	536	
イダルシズマブ	137	
●一硝酸イソソルビド	105	
ED治療薬	306	
イトプリド	241	
イトラコナゾール	418	
イトリゾール	418	
イナビル	397	
イノバン	114	
イバンドロン酸	344	

イフェクサーSR	506	エクア	20
イーフェン	466	エクセグラン	428
イブプロフェン	462	SERM	345
●イプラグリフロジン	25	SARI	511
イミダフェナシン	291	SSRI	500
イミダプリル	50	SNRI	504
●イミドール	496	SGLT2阻害薬	25
●イミプラミン	496	●エスシタロプラム	500
イリボー	264	ACE阻害薬	47
イルソグラジン	228	●エスゾピクロン	482, 492
陰イオン交換樹脂	159	エスタゾラム	472
インヴェガ	521	SDA	518
●インスリン	29	ST合剤	391
インスリンヒト	31	SU薬	2
●インタール	194	●エゼチミブ	154
インダカテロール	171	●エソメプラゾール	205
インダパミド	79	●エタンブトール	407
インテバンSP	462	エチゾラム	472
●インデラル	62	エチドロン酸	344
インドメタシン	462	エディロール	340

ウ

ウリアデック	317	●エドキサバン	138
ウリトス	291	エトスクシミド	427
ウリナスタチン	280	エトドラク	462
●ウルソ	275	●エナラプリル	47
●ウルソデオキシコール酸	275	NMDA受容体拮抗薬	434
ウルティブロ	175	NSAIDs	454, 459
ウロキナーゼ	144	●エビスタ	345
ウロナーゼ	144	●エビリファイ	528

エ

		エピレオプチマル	427
		エフオーワイ	280
ARB	51	FOY	280
HMG-CoA還元酵素阻害薬	148	●エブトール	407
H₂受容体拮抗薬	200	エプレレノン	83
エカベトナトリウム	229	●MSコンチン	463
エキセナチド	24	エリキュース	140
		●L-アスパラギン酸カルシウム水和物	332

エルゴタミン製剤		453
L-スレオドプス		447
エルデカルシトール		340
●エレトリプタン		450
●エロビキシバット		259
●塩酸バンコマイシン		372
炎症性腸疾患治療薬		246
エンタカポン		445
エンパグリフロジン		28

オ

オイグルコン		4
オキシコドン		466
オキシコンチン		466
●オキシブチニン		286
●オキセサゼイン		216
オキノーム		466
オーグメンチン		358
●オセルタミビル		394
オノン		193
オピアト作動薬		242
オピオイド		463
●オプソ		463
オブリーン		542
オマリグリプチン		20
オメプラール		208
オメプラゾール		208
●オランザピン		523
●オリベス		95
オルメサルタン		53
オルメテック		53
オレキシン受容体拮抗薬		489
オロパタジン		190
オングリザ		20
オンブレス		171

カ

過活動膀胱治療薬		289
●ガスコン		268
●ガスター		200
ガストローム		229
●ガストロゼピン		213
カスポファンギン		422
●ガスモチン		233
ガスロンN		228
活性型ビタミンD₃製剤		338
●カディアン		463
カテコラミン製剤		112
カナグリフロジン		27
カナグル		27
ガナトン		241
ガバペン		430
ガバペンチン		430
カプトプリル		50
ガベキサート		280
カベルゴリン		444
●カモスタット		278
ガランタミン		437
カリウム競合型アシッドブロッカー		
		209
カリウム保持性利尿薬		80
カルシウム拮抗薬		453
カルシウム製剤		332
カルシトリオール		340
カルテオロール		65
●カルデナリン		70
カルバペネム系薬		364
●カルバマゼピン		424, 515
●カルブロック		37
●カルベジロール		66
●カルペリチド		88
●カルボシステイン		166

ガレノキサシン	389
肝機能改善薬	272
カンサイダス	422
肝庇護薬	272

キ

キサンチン誘導体	176
●キプレス	191
キャンディン系抗真菌薬	420
吸入ステロイド薬	179
キュバール	181
●強力ネオミノファーゲンシー	272
去痰薬	166
禁煙補助薬	544

ク

クアゼパム	472
●クエストラン	159
クエチアピン	525
●クエン酸第一鉄	537
クエン酸マグネシウム	252
●グーフィス	259
●グラクティブ	18
●グラケー	335
●クラビット	387
●クラリシッド	383
●クラリスロマイシン	383
クラリチン	190
グラルギン	31
クリアクター	144
グリクラジド	4
グリコピロニウム	174
グリコペプチド系薬	372
●グリチルリチン製剤	272
グリベンクラミド	4
グリミクロン	4
●グリメピリド	2

●グルコバイ	9
グルファスト	8
グルリジン	31
クレストール	150
クロザピン	525
クロザリル	525
クロナゼパム	428
●クロピドグレル	121
クロミプラミン	498
●クロモグリク酸ナトリウム	194

ケ

経口抗凝固薬	132, 135
月経困難症治療薬	309
血栓溶解薬	142
●ゲンタシン	376
●ゲンタマイシン	376

コ

抗アルドステロン薬	80
抗インフルエンザウイルス薬	394
抗ガストリン薬	216
抗結核薬	403
抗血小板薬	118
抗甲状腺薬	328
抗コリン薬	172, 289, 445
甲状腺機能亢進症治療薬	328
甲状腺機能低下症治療薬	325
甲状腺ホルモン製剤	325
抗ヒスタミン薬	188
抗不整脈薬	91
抗めまい薬	534
抗RANKLモノクローナル抗体	351
●コデインリン酸塩	162
●コニール	41
COMT阻害薬	445
●コルヒチン	322

コレスチミド	**160**
●コレスチラミン	**159**
コレステロール異化促進薬	**157**
コレバイン	**160**
コンスタン	**478**

サ

サイアザイド系利尿薬	**77**
●サイトテック	**225**
●ザイロリック	**314**
●サインバルタ	**504**
サキサグリプチン	**20**
ザナミビル	**396**
●サノレックス	**540**
ザファテック	**20**
●サムスカ	**84**
サラゾスルファピリジン	**249**
サラゾピリン	**249**
●サルタノール	**168**
●ザルティア	**300**
●サルブタモール	**168**
●サルポグレラート	**129**
●サルメテロール	**170**
●サルメテロール・フルチカゾン	**183**
ザロンチン	**427**
●酸化マグネシウム	**224, 250**
三環系抗うつ薬	**496**
ザンタック	**203**
●サンリズム	**97**

シ

●ジアゼパム	**428, 476**
シアリス	**308**
ジェイゾロフト	**502**
ジェニナック	**389**
GLP-1受容体作動薬	**22**
ジギタリス製剤	**109**

シクレスト	**526**
ジクロフェナック	**462**
持効型インスリン	**31**
●ジゴキシン	**109**
●ジゴシン	**109**
ジスロマック	**385**
ジソピラミド	**94**
●シタグリプチン	**18**
●シダトレン	**197**
ジヒドロピリジン系カルシウム拮抗薬	**34**
ジフェニドール	**535**
シーブリ	**174**
●ジプレキサ	**523**
ジベトス	**14**
シムビコート	**184**
●ジメチコン	**268**
シメチジン	**203**
ジャディアンス	**28**
●ジャヌビア	**18**
シュアポスト	**8**
重曹	**224**
消化管ガス駆除薬	**268**
小腸コレステロールトランスポーター阻害薬	**154**
情動安定剤	**513**
上皮機能変容薬	**256**
止痢薬	**262**
●ジルチアゼム	**44**
●シルデナフィル	**306**
●シルニジピン	**39**
●シロスタゾール	**124**
シロドシン	**297**
●シングレア	**191**
神経因性膀胱治療薬	**286**
浸透圧性下剤	**250**
シンビット	**104**

心房性Na利尿ペプチド製剤 ……… 88
新レシカルボン ………………… 255
●シンレスタール ………………… 157

ス

●水酸化アルミニウムゲル・水酸化マグ
　ネシウム配合 ………………… 222
　膵消化酵素補充薬 ……………… 281
　スイニー ………………………… 20
●スーグラ ………………………… 25
●スギ花粉舌下液 ………………… 197
　スクラルファート ……………… 229
●スターシス ……………………… 6
　ステーブラ ……………………… 291
　ストレプトマイシン …………… 378
●ストロカイン …………………… 216
　スピオルト ……………………… 175
●スピリーバ ……………………… 172
●スピロノラクトン ……………… 80
●スボレキサント ………………… 489
●スマトリプタン ………………… 450
　スルカイン ……………………… 218
●スルファメトキサゾール・トリメトプ
　リム製剤 ………………………… 391
　スルホニル尿素薬 ……………… 2

セ

　制酸薬 …………………………… 222
　整腸薬 …………………………… 266
　セイブル ………………………… 10
●ゼチーア ………………………… 154
　セチプチリン …………………… 499
　セチリスタット ………………… 542
　舌下免疫療法治療薬 …………… 197
●セディール ……………………… 483
　セトラキサート塩酸塩 ………… 229
●セファゾリン …………………… 359

　セファドール …………………… 535
●セファメジンα ………………… 359
　セフェピム ……………………… 361
　セフェム系薬 …………………… 359
　セフカペンピボキシル ………… 362
　セフジトレンピボキシル ……… 363
　セフトリアキソン ……………… 361
　セララ …………………………… 83
●セルシン ………………… 428, 476
　セルトラリン …………………… 502
　セルベックス …………………… 228
●セレキノン ……………………… 242
　セレギリン ……………………… 446
　セレコキシブ …………………… 462
　セレコックス …………………… 462
　セレニカR ……………………… 515
●セレベント ……………………… 170
　セロクエル ……………………… 525
　セロトニン作動薬 ……………… 483
　セロトニン受容体作動薬 ……… 233
　セロトニン・ドパミン拮抗薬 … 518
　セロトニン・ノルアドレナリン再取り
　　込み阻害薬 …………………… 504
　選択的α₁遮断薬 ……………… 295
　選択的エストロゲン受容体モジュレー
　　ター …………………………… 345
　選択的セロトニン再取り込み阻害薬 …
　　500
　選択的ムスカリン受容体拮抗薬　213
●センノシド ……………………… 253
　前立腺肥大症治療薬 …………… 295

ソ

　ゾシン …………………………… 358
●ソセゴン ………………………… 468
　ソタコール ……………………… 104
　ソタロール ……………………… 104

速効型インスリン ················· 31
速効型インスリン分泌促進薬 ········· 6
ゾニサミド ················· 428, 447
ゾピクロン ················· 482, 494
●ゾビラックス ··················· 398
ゾフルーザ ····················· 397
ゾメタ ························· 344
ソラナックス ··················· 478
●ソリフェナシン ················· 289
●ゾルピデム ··················· 480
●ゾルミトリプタン ··············· 450
ゾレドロン酸 ··················· 344

タ

ダイアート ····················· 76
ダイアップ ····················· 428
耐性乳酸菌 ····················· 267
大腸刺激性下剤 ················· 253
ダイドロネル ··················· 344
ダオニール ······················· 4
タガメット ····················· 203
●タケキャブ ··················· 209
タケプロン ··················· 208
多元受容体標的化抗精神病薬 ····· 523
タゴシッド ····················· 374
タゾバクタム・ピペラシリン配合 ······
358
●タダラフィル ············· 300, 308
タナトリル ····················· 50
ダパグリフロジン ················· 27
●ダビガトラン ··················· 135
タペンタ ····················· 467
タペンタドール ················· 467
タミフル ····················· 394
●タムスロシン ··················· 295
炭酸カルシウム ················· 224
炭酸水素ナトリウム ············· 224

炭酸水素ナトリウム・無水リン酸二
水素ナトリウム配合 ············· 255
炭酸マグネシウム ··············· 224
短時間作用型 β_2 刺激薬 ········· 168
胆汁酸製剤 ····················· 275
胆汁酸トランスポーター阻害薬 259
●タンドスピロン ················· 483
タンナルビン ··················· 264
タンニン酸アルブミン ··········· 264
蛋白分解酵素阻害薬 ············· 278
タンボコール ···················· 99

チ

チアゾリジン系薬 ················· 15
●チアトン ················· 219, 264
●チアマゾール ··················· 328
チウラジール ··················· 330
●チオトロピウム ················· 172
●チキジウム（臭化物）····· 219, 264
●チクロピジン ··················· 127
チャンピックス ················· 546
中間型インスリン ················· 31
中間作用型ベンゾジアゼピン系睡眠薬
················· 475
長時間作用型 β_2 刺激薬 ········· 170
超速効型インスリン ··············· 31
超短時間型ベンゾジアゼピン系睡眠薬
················· 475
●チラーヂンS ··················· 325
チロナミン ····················· 327
鎮咳薬 ························· 162
沈降炭酸カルシウム・コレカルシフェ
ロール・炭酸マグネシウム配合
················· 353

ツ

痛風発作治療薬 ················· 322

テ

テイコプラニン	374
D-ソルビトール	252
t-PA	142
DPP-4阻害薬	18
●テオドール	176
●テオフィリン	176
●デキストロメトルファン	164
デグルデク	31
●テグレトール	424, 515
テシプール	499
●デジレル	511
●デスモプレシン	303
鉄欠乏性貧血治療薬	537
デテミル	31
テトラサイクリン系薬	379
テトラミド	499
デトルシトール	291
テネリア	20
テネリグリプチン	20
テノーミン	61
●デノスマブ	351
デノタス	353
デパケン	427, 515
テプレノン	228
デプロメール	502
デベルザ	27
●デュオドーパ	441
●デュタステリド	298
デュラグルチド	24
●デュロキセチン	504
デュロテップ	466
●テリパラチド	348
テリパラチド酢酸塩	350
テリボン	350
テルミサルタン	53

テレミンソフト	254
Xa阻害薬	138
天然ケイ酸アルミニウム	264

ト

DOAC	135
糖化菌	267
●ドキサゾシン	70
ドキシサイクリン	382
ドスレピン	498
●ドネペジル	434
●ドパコール	441
●ドパストン	441
●ドパゾール	441
ドパミン	114
ドパミン作動薬	444
ドパミン受容体拮抗薬	238
ドパミン受容体部分作動薬	528
ドパミン遊離促進薬	445
トビエース	291
トピナ	429
トピラマート	429
トピロキソスタット	317
トピロリック	317
●ドブタミン	112
●ドブトレックス	112
●トフラニール	496
トホグリフロジン	27
トラセミド	76
トラゼンタ	20
●トラゾドン	511
トラニラスト	196
トラマール	470
トラマドール	470
トラムセット	470
トランコロン	221, 264
トリアゾラム	475

トリアゾロピリジン系抗うつ薬
.... **511**

トリアムテレン **83**

●トリクロルメチアジド **77**

トリテレン **83**

トリプタノール **498**

●トリプタン系薬 **450**

トリヘキシフェニジル **445**

ドリペネム **366**

●トリメブチンマレイン酸塩 **242**

トルテロジン **291**

●トルバプタン **84**

トルリシティ **24**

トレシーバ **31**

トレドミン **506**

トレラグリプチン **20**

トロンビン阻害薬 **135**

●ドンペリドン **238**

ナ

ナイキサン **462**

●ナウゼリン **238**

NaSSA **507**

●ナテグリニド **6**

ナトリックス **79**

ナファモスタット **280**

ナフトピジル **297**

ナプロキセン **462**

●ナラトリプタン **450**

ニ

●ニコチネルTTS **544**

●ニコチンガム **544**

●ニコチンパッチ **544**

●ニコレット **544**

ニザチジン **203**

ニトラゼパム **472**

ニトログリセリン **107**

ニトロダームTTS **107**

ニトロペン **107**

ニフェカラント **104**

ニフェジピン **36**

ニューキノロン系薬 **387**

ニューロタン **53**

尿酸産生抑制薬 **314**

尿酸排泄促進薬 **318**

ネ

●ネオドパストン **441**

●ネオドパゾール **441**

●ネキシウム **205**

ネシーナ **20**

粘膜防御因子増強薬 **227**

ノ

NOAC **135**

ノイエル **229**

ノイラミニダーゼ阻害薬 **394**

ノボラピッド **31**

ノボラピッド30 .... **31**

ノボラピッド50 .... **31**

ノボラピッド70 .... **31**

ノボリン30R **31**

ノボリンR **31**

ノボリンN **31**

ノルアドレナリン作動性・特異的セロ
トニン作動性抗うつ薬 **507**

●ノルエチステロン・エチニルエストラ
ジオール配合 **309**

ノルスパン **470**

●ノルバスク **34**

ハ

●バイアグラ **306**

バイアスピリン	462	
バイエッタ	24	
ハイペン	462	
パキシル	502	
パーキンソン病治療薬	440	
●バクタ	391	
●パシーフ	463	
バゼドキシフェン	347	
バソプレシン拮抗薬	84	
バップフォー	288	
●パナルジン	127	
●バファリン	118	
パミドロン酸	344	
バラシクロビル	401	
パラミヂン	321	
パリエット	208	
パリペリドン	521	
ハルシオン	475	
バルデナフィル	308	
バルトレックス	401	
●ハルナール	295	
バルプロ酸(ナトリウム)	427, 515	
パルミコート	181	
●パルモディア	151	
バレニクリン	546	
バロキサビル マルボキシル	397	
パロキセチン	502	
パンクレアチン	282	
●パンクレリパーゼ	281	
●バンコマイシン	372	
●ハンプ	88	

ヒ

●ピオグリタゾン	15
P-CAB	209
ビグアナイド系薬(BG薬)	12
●ビクトーザ	22

ピコスルファートナトリウム	254
ビサコジル	254
非ジヒドロピリジン系カルシウム拮抗薬	44
ヒスタミンH₁受容体拮抗薬	188
非ステロイド系抗炎症薬	459
非ステロイド抗炎症薬	454
ビスホスホネート製剤	341
●ビソプロロール	58
●ピタバスタチン	148
ビタミンK₂製剤	335
ヒダントール	427
PDE5阻害薬	300
ビデュリオン	24
ヒトイソフェンインスリン水性懸濁	31
PPI	205
ビビアント	347
非ピリン系解熱鎮痛薬	456
●ビフィズス菌	266
ビブラマイシン	382
ピペリジノアセチルアミノ安息香酸エチル	218
非ベンゾジアゼピン系薬	480
非麻薬性中枢性鎮咳薬	164
非麻薬性鎮痛薬	468
肥満症治療薬	540
ビムパット	430
ピメノール	94
ピモベンダン	117
ヒューマリン3/7	31
ヒューマリンR	31
ヒューマリンN	31
ヒューマログ	31
ヒューマログミックス25	31
ヒューマログミックス50	31
●ピラジナミド	409

薬剤名索引

559

●ピラマイド		409
●ピルシカイニド		97
ビルダグリプチン		20
ピルメノール		94
●ピレンゼピン		213
頻尿治療薬		284

フ

5α還元酵素阻害薬		298
●ファスティック		6
ファムシクロビル		401
ファムビル		401
●ファモチジン		200
●ファロペネム		369
●ファロム		369
●ファンガード		420
●ファンギゾン		411
フィコンパ		430
フィニバックス		366
●ブイフェンド		415
フィブラート系薬		151
フェカリス菌		267
●フェキソフェナジン		188
フェソテロジン		291
フェニトイン		427
フェノバール		428
フェノバルビタール		428
フェノフィブラート		153
フェブキソスタット		317
フェブリク		317
●フェロミア		537
フェンタニル		466
フェントス		466
●フオイパン		278
●フォサマック		341
フォシーガ		27
●フォルテオ		348

副交感神経遮断薬		219
副甲状腺ホルモン		348
ブコローム		321
フサン		280
ブデソニド		181
ブデソニド・ホルモテロール		184
ブプレノルフィン		470
ブホルミン		14
●プラザキサ		135
プラゾシン		72
●ブラダロン		284
●プラビックス		121
●フラボキサート		284
プラミペキソール		444
●プラリア		351
プランルカスト水和物		193
プリズバインド		137
フリバス		297
プリンペラン		241
●フルイトラン		77
●プルゼニド		253
●フルタイド		179
●フルチカゾン		179
フルチカゾン・ビランテロール		
		185
フルニトラゼパム		475
ブルフェン		462
フルボキサミン		502
フレカイニド		99
ブレクスピプラゾール		531
●プレタール		124
●プロカインアミド		91
プロカテロール		170
プログルミド		218
プロスタグランジン製剤		225
●フロセミド		73
プロチアデン		498

●ブロチゾラム ……………………… 473
　プロテカジン ……………………… 203
　プロトンポンプ阻害薬 …………… 205
　ブロナンセリン …………………… 522
　プロパジール ……………………… 330
　プロピベリン ……………………… 288
　プロピルチオウラシル …………… 330
●プロブコール ……………………… 157
●プロプラノロール …………………… 62
　プロベネシド ……………………… 321
　プロマック ………………………… 229
　プロミド …………………………… 218
　ブロモクリプチン ………………… 444
　フロモックス ……………………… 362

ヘ

　ベイスン ……………………………… 10
　ベクロメタゾン …………………… 181
　ベサコリン ………………………… 237
　ベザトールSR …………………… 153
　ベザフィブラート ………………… 153
●ベシケア …………………………… 289
　β遮断薬 ……………………………… 58
　$β_3$受容体刺激薬 ………………… 292
　$β_2$刺激薬 ………………………… 168
●ベタニス …………………………… 292
　ベタネコール塩化物 ……………… 237
●ベタヒスチンメシル ……………… 534
　ベナンバックス …………………… 393
●ベニジピン …………………………… 41
　ペニシリン系薬 …………………… 356
　ベネシッド ………………………… 321
　ベネット …………………………… 344
　ペネム系薬 ………………………… 369
●ペマフィブラート ………………… 151
　ペラミビル ………………………… 396
　ペランパネル ……………………… 430

　ペルゴリド ………………………… 444
●ベルソムラ ………………………… 489
　ヘルペスウイルス感染症治療薬 … 398
●ヘルベッサー ………………………… 44
　ペロスピロン ……………………… 521
●ベンズブロマロン ………………… 318
　ベンゾジアゼピン系抗不安薬 …… 476
　ベンゾジアゼピン系睡眠薬 ……… 472
●ペンタサ …………………………… 246
●ペンタゾシン ……………………… 468
　ペンタミジン ……………………… 393
　ベンラファキシン ………………… 506

ホ

　ボグリボース ………………………… 10
　ホスホジエステラーゼⅢ阻害薬　115
　勃起不全治療薬 …………………… 306
●ボナロン …………………………… 341
　ボノテオ …………………………… 344
●ボノプラザン ……………………… 209
●ポラキス …………………………… 286
　ポラプレジンク …………………… 229
　ポリエンマクロライド系薬 ……… 411
●ボリコナゾール …………………… 415
●ホリゾン ………………………… 428, 476
　ボルタレン ………………………… 462
　ポンタール ………………………… 462
　ボンビバ …………………………… 344

マ

●マイスリー ………………………… 480
　MAO-B阻害薬 …………………… 446
　マキシピーム ……………………… 361
　マグコロール ……………………… 252
　マクロライド系薬 ………………… 383
●マジンドール ……………………… 540
　マーズレンS ……………………… 229

薬剤名索引

561

●マドパー	441	
マプロチリン	499	
麻薬性中枢性鎮咳薬	162	
麻薬性鎮痛薬	463	
マリゼブ	20	
MARTA	523	
●マーロックス	222	

ミ

ミアンセリン	499
●ミカファンギン	420
ミカルディス	53
ミグリトール	10
ミケラン	65
●ミソプロストール	225
ミチグリニド	8
ミニプレス	72
●ミニリンメルト	303
●ミノサイクリン	379
ミノドロン酸	344
●ミノマイシン	379
宮入菌	267
ミラクリッド	280
●ミラベグロン	292
ミリスロール	107
●ミルタザピン	507
ミルナシプラン	506
●ミルリーラ	115
●ミルリノン	115

ム

●ムコスタ	227
ムコソルバン	167
●ムコダイン	166

メ

メイアクトMS	363

●メインテート	58
メキシチール	96
メキシレチン	96
メサドン	467
メサペイン	467
●メサラジン	246
●メジコン	164
メチルジゴキシン	111
メディエーター遊離抑制薬	194
●メトグルコ	12
メトクロプラミド	241
●メトホルミン	12
●メナテトレノン	335
●メネシット	441
メフェナム酸	462
メプチン	170
メペンゾラート(臭化物)	221, 264
メマリー	437
メマンチン	437
メラトニン受容体作動薬	486
●メリスロン	534
●メルカゾール	328
メロキシカム	462
●メロペネム	364
●メロペン	364

モ

モービック	462
●モサプリドクエン酸塩	233
モノバクタム系薬	367
●モルヒネ	463
●モルヒネ塩酸塩	463
モンテプラーゼ	144
●モンテルカスト	191
モンラック	252

562

ヤ

夜尿症治療薬 ……………………… 303

ユ

- ● ユナシンS ……………………… 356
- ユリーフ ……………………… 297
- ● ユリノーム ……………………… 318

ヨ

四環系抗うつ薬 ……………………… 496

ラ

- ライゾデグ ……………………… 31
- ラキソベロン ……………………… 254
- 酪酸菌 ……………………… 267
- ラクツロース ……………………… 252
- ラクトミン ……………………… 267
- ラコサミド ……………………… 430
- ● ラシックス ……………………… 73
- ● ラジレス ……………………… 55
- ラニチジン ……………………… 203
- ラニナミビル ……………………… 397
- ラニラピッド ……………………… 111
- LABA＋吸入ステロイド薬配合剤
  ……………………… 183
- ラピアクタ ……………………… 396
- ラフチジン ……………………… 203
- ラベプラゾール ……………………… 208
- ラミクタール ………………… 429, 515
- ● ラメルテオン ……………………… 486
- ラモセトロン ……………………… 264
- ラモトリギン ………………… 429, 515
- ● ラロキシフェン ……………………… 345
- ランソプラゾール ……………………… 208
- ランタス ……………………… 31
- ランタスXR ……………………… 31

- ランドセン ……………………… 428
- ● ランマーク ……………………… 351

リ

- ● リアルダ ……………………… 246
- リオチロニン ……………………… 327
- リカルボン ……………………… 344
- リキシセナチド ……………………… 24
- リキスミア ……………………… 24
- ● リクシアナ ……………………… 138
- リクラスト ……………………… 344
- ● リザトリプタン ……………………… 450
- リザベン ……………………… 196
- ● リスパダール ……………………… 518
- リスプロ ……………………… 31
- ● リスペリドン ……………………… 518
- リスモダン ……………………… 94
- リセドロン酸 ……………………… 344
- ● リチウム ……………………… 513
- ● リドカイン ……………………… 95
- リナグリプチン ……………………… 20
- リナクロチド ……………………… 257
- リバーロキサバン ……………………… 140
- ● リパクレオン ……………………… 281
- リバスタッチ ……………………… 437
- リバスチグミン ……………………… 437
- ● リバロ ……………………… 148
- リピディル ……………………… 153
- リピトール ……………………… 150
- ● リファジン ……………………… 403
- ● リファンピシン ……………………… 403
- ● リフレックス ……………………… 507
- リボトリール ……………………… 428
- ● リーマス ……………………… 513
- 硫酸マグネシウム ……………………… 252
- ● リラグルチド ……………………… 22
- リレンザ ……………………… 396

リン酸水素カルシウム	333
リンゼス	257

ル

ルジオミール	499
ルセオグリフロジン	27
ルセフィ	27
●ルナベル	309
●ルネスタ	482, 492
●ルビプロストン	256
ルプラック	76
ループ利尿薬	73
ルボックス	502
ルーラン	521

レ

レキサルティ	531
●レクサプロ	500
レグナイト	430
レジン	159
●レスリン	511
●レニベース	47
レニン阻害薬	55
レパグリニド	8
●レバミピド	227
レビトラ	308
レペタン	470
レベチラセタム	429
レベミル	31
●レボチロキシン	325
●レボドパ	441
レボドパ・カルビドパ・エンタカポン配合	445
●レボドパ・カルビドパ配合	441
●レボドパ・ベンセラジド配合	441
●レボフロキサシン	387
レミニール	437

レミフェンタニル	467
●レメロン	507
レルベア	185
●レンドルミン	473

ロ

ロイコトリエン受容体拮抗薬	191
ロカルトロール	340
ロキサチジン	203
●ロキソニン	459
●ロキソプロフェン	459
ロサルタン	53
ロスバスタチン	150
ロセフィン	361
●ロゼレム	486
ロチゴチン	444
ロートエキス	264
ロナセン	522
ロピニロール	444
ロヒプノール	475
●ロペミン	262
●ロペラミド	262
ロメリジン	453
ロラゼパム	475, 478
ロラタジン	190
ロルメタゼパム	472

ワ

●ワーファリン	132
ワイパックス	478
ワコビタール	428
●ワルファリン	132
●ワンアルファ	338
ワンデュロ	466
ワントラム	470

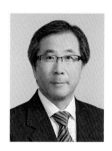

編者紹介

渡邉 裕司 (わたなべ ひろし)

浜松医科大学理事・副学長
国立国際医療研究センター臨床研究センター長

【略歴】

1983年	北海道大学医学部卒業
	浜松医科大学医学部附属病院研修医（第三内科）
1989年	デュッセルドルフ大学 循環生理学研究所留学
1994年	浜松医科大学医学部第三内科助手
1998年	浜松医科大学医学部臨床薬理学講座助教授
2005年	浜松医科大学医学部臨床薬理学講座教授
2007年	浜松医科大学医学部附属病院臨床薬理内科長兼任
2016年	国立国際医療研究センター臨床研究センター長兼任
2018年	浜松医科大学理事・副学長

学会活動では日本臨床薬理学会理事長（2014～2018年）などを歴任

【受賞歴】

1994年	第11回日本循環器学会 Young Investigator's Award 最優秀賞
1998年	第2回日本心脈管作動物質学会賞
1999年	第3回日本心脈管作動物質学会賞
1999年	浜松医科大学同窓会学術奨励賞
2002年	第13回日本臨床薬理学会臨床薬理研究振興財団学術奨励賞
2015年	2015 DIA Japan Award (Outstanding Contribution to Health Award)

【専門領域】

臨床薬理学，循環器内科学，血管病態学

【主な著書】

責任編集：『臨床薬理学 第4版』(医学書院)
監訳：『ハーバード大学講義テキスト 臨床薬理学 原書3版』(丸善出版)

【趣味】

読書，散歩，スキー，ゴルフ

なぜ効く？どう違う？を理解し処方するための
治療薬の臨床薬理データブック

定価（本体4,500円＋税）

2018年12月25日　第1版

編　　　集	渡邉裕司
発 行 者	梅澤俊彦
発 行 所	日本医事新報社　www.jmedj.co.jp
	〒101-8718　東京都千代田区神田駿河台2-9
	電話　03-3292-1555（編集・販売）
	振替口座　00100-3-25171
編集協力	株式会社ビーコム／上井優佳
印　　　刷	ラン印刷社

© Hiroshi Watanabe 2018 Printed in Japan
ISBN978-4-7849-4805-5　C3047　¥4500E

- 本書の複製権・翻訳権・上映権・譲渡権・公衆送信権（送信可能化権を含む）は（株）日本医事新報社が保有します。

JCOPY 〈（社）出版者著作権管理機構 委託出版物〉

本書の無断複写は著作権法上での例外を除き禁じられています。複写される場合は，そのつど事前に，（社）出版者著作権管理機構（電話03-3513-6969，FAX 03-3513-6979，e-mail:info@jcopy.or.jp）の許諾を得てください。

電子版のご利用方法

巻末の袋とじに記載された**シリアルナンバー**で，本書の電子版を利用することができます。

手順①：日本医事新報社Webサイトにて**会員登録（無料）**をお願い致します。
　　　　（既に会員登録をしている方は手順②へ）

> 日本医事新報社Webサイトの「Web医事新報かんたん登録ガイド」でより
> 詳細な手順をご覧頂けます。
> www.jmedj.co.jp/files/news/20170221%20guide.pdf

手順②：登録後**「マイページ」に移動**してください。
　　　　www.jmedj.co.jp/mypage/

「マイページ」
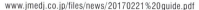

マイページ中段の「会員限定コンテンツ」より電子版を利用したい書籍を選び，
右にある「SN登録・確認」ボタン（赤いボタン）をクリック

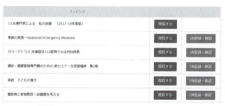

表示された「会員限定コンテンツ」欄の該当する書名の右枠にシリアルナンバーを入力

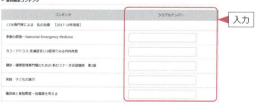

下部の「確認画面へ」をクリック

「変更する」をクリック

会員登録(無料)の手順

1 日本医事新報社Webサイト(www.jmedj.co.jp)右上の**「会員登録」をクリック**してください。

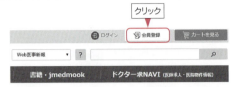

2 サイト利用規約をご確認の上(1)**「同意する」にチェック**を入れ,(2)**「会員登録する」をクリック**してください。

3 (1)**ご登録用のメールアドレスを入力**し,(2)**「送信」をクリック**してください。登録したメールアドレスに確認メールが届きます。

4 確認メールに示された**URL(Webサイトのアドレス)**をクリックしてください。

5 会員本登録の画面が開きますので,**新規の方は一番下の「会員登録」をクリック**してください。

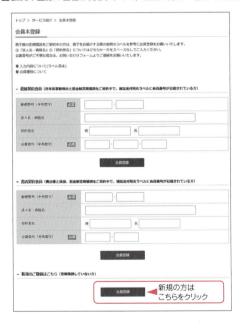

6 会員情報入力の画面が開きますので,(1)**必要事項を入力**し,(2)**「(サイト利用規約に)同意する」にチェック**を入れ,(3)**「確認画面へ」をクリック**してください。

7 会員情報確認の画面で入力した情報に誤りがないかご確認の上,**「登録する」をクリック**してください。